"十四五"河南重点出版物
国家自然科学基金面上项目资助
河南省中原科技创新领军人才项目资助

Novel Circulating Biomarkers in Lung Cancer

肺癌新型循环标志物研究

编著 代丽萍

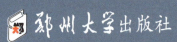
郑州大学出版社

图书在版编目（CIP）数据

肺癌新型循环标志物研究／代丽萍编著. — 郑州：郑州大学出版社，2022. 2
ISBN 978-7-5645-7974-6

Ⅰ.①肺… Ⅱ.①代… Ⅲ.①肺肿瘤－研究 Ⅳ.①R734.2

中国版本图书馆 CIP 数据核字（2021）第 130923 号

肺癌新型循环标志物研究
Novel Circulating Biomarkers in Lung Cancer

策划编辑	苗 萱	封面设计	胡晓晨	
助理策划	张 楠	版式设计	胡晓晨	
责任编辑	苗 萱 张 楠	责任监制	凌 青 李瑞卿	
责任校对	吕笑娟			

出版发行	郑州大学出版社	地 址	郑州市大学路 40 号（450052）	
出 版 人	孙保营	网 址	http://www.zzup.cn	
经 销	全国新华书店	发行电话	0371-66966070	
印 刷	河南瑞之光印刷股份有限公司			
开 本	787 mm×1 092 mm 1 / 16			
印 张	16.5	字 数	393 千字	
版 次	2022 年 2 月第 1 版	印 次	2022 年 2 月第 1 次印刷	

书 号	ISBN 978-7-5645-7974-6	定 价	168.00 元

编委会名单

主　编　代丽萍　郑州大学

副主编　李记天　河南省洛阳正骨医院(河南省骨科医院)
　　　　　欧阳松云　郑州大学第一附属医院
　　　　　张秀芝　河南省医学高等专科学校

编　委　(以姓氏笔画为序)
　　　　　马　言　河南省洛阳正骨医院(河南省骨科医院)
　　　　　王雨林　郑州大学
　　　　　代丽萍　郑州大学
　　　　　司秋芳　郑州大学
　　　　　吉龙涛　郑州大学
　　　　　刘　曼　郑州大学
　　　　　刘静静　郑州大学
　　　　　闫　苒　郑州大学第一附属医院
　　　　　苏　皎　郑州大学第一附属医院
　　　　　杜仁乐　河南省医药科学研究院
　　　　　李记天　河南省洛阳正骨医院(河南省骨科医院)
　　　　　李嘉琦　郑州大学
　　　　　杨　婷　郑州大学
　　　　　何宁洁　河南大学淮河医院
　　　　　张　雪　郑州大学
　　　　　张秀芝　河南省医学高等专科学校
　　　　　欧阳松云　郑州大学第一附属医院

前　言

　　近年来,精准医学成为医学科学的研究热点,其本质是通过各种组学技术,在分子水平提供更为精确的疾病预防、早期诊断、个体化治疗及预后判断的标志物,以最低成本获得最佳效益。以血液为主的循环标志物以其无创、易获得、动态、成本低等特点成为标志物研究的主力军,除了传统的蛋白、抗体标志物,液体活检标志物(主要包括循环肿瘤细胞、外泌体、非编码 RNA 等)显现出了广阔的应用前景。据最新癌症调查报告显示,肺癌仍是我国发病率和死亡率最高的恶性肿瘤,严重危害我国人民的健康。肺癌新型标志物不断被发现,在肺癌的靶向治疗和免疫治疗等方面取得了喜人的进展。因通过有创技术获得肺癌组织进行靶点的检测,制约了这些治疗方法的应用,而循环系统中标志物的检测成为很好的替代方法。另外,随着低剂量螺旋 CT 的广泛使用,肺结节患者被发现得越来越多,但大量的假阳性结果给患者带来不必要的精神和经济负担,而高灵敏、高特异的血液标志物可以辅助临床医生更加准确地判断和发现早期肺癌。

　　本书主要针对肺癌诊断、预后及耐药相关循环标志物的作用和检测手段进行综述归纳。相关标志物从循环蛋白、肿瘤相关抗原自身抗体、miRNA 等研究较为广泛的标志物进行展开,又进一步对循环肿瘤细胞、细胞外囊泡、DNA 甲基化分子等新型肺癌标志物进行深入探索和总结,并针对肺癌诊断中的具体问题——良、恶性肺结节的鉴别诊断进行深入分析,体现循环肿瘤标志物的临床转化应用前景,为循环标志物在肺癌诊断、预后和转归的临床应用提供指导依据。

　　本书共分十二章。第一章介绍了肿瘤标志物的定义、分类,并对循环标志物的概念和临床应用价值进行概述。第二章主要介绍肺癌常见的血液标志物和组织标志物。第三章概述新型标志物筛选的流程和评价方法。第四章介绍血浆/血清蛋白标志物的概念、筛选技术、检测方法和研究进展。第五章主要介绍肿瘤相关抗原自身抗体的筛选鉴定、验证方法以及临床应用和面临的挑战。第六章介绍非编码 RNA 的基础知识以及检测技术,并分别针对 miRNA、lncRNA 和 circRNA 的研究进展进行阐述。第七章介绍 ctDNA分离和检测方法以及研究进展。第八章介绍循环肿瘤细胞(CTCs)的概念、分离、富集和检测方法以及临床应用和前景。第九章针对外泌体的概念、分离鉴定和研究进展进行描述。第十章对甲基化的检测方法以及其在肺癌中的研究进展进行介绍。第十一章对单核苷酸多态性(SNP)的概念、筛选、检测以及应用和前景进行介绍。第十二章主要描述各种循环标志物在鉴定良、恶性肺结节中的研究进展。

　　本书读者对象主要为医学相关领域的研究生和科研工作者、临床医生以及检验科医生等。精准医学领域发展日新月异,新的知识和新的发现层出不穷,编写过程中难免有疏漏之处,恳请读者批评指正,以利于我们今后不断提高和完善。

代丽萍

2021 年 4 月

目　　录

第一章 概 述

肿瘤是全球范围内最常见的死因,而导致患者因肿瘤死亡最常见的原因是诊断和治疗的不及时。因此,早期诊断肿瘤并有效治疗对于患者的预后至关重要。肿瘤细胞是由正常细胞演变而来的,在肿瘤性转化和肿瘤生长的过程中,肿瘤细胞和组织会产生一些特异或相对特异性的改变,这就为肿瘤标志物的相关研究打下了基础。与肿瘤发生、发展相关的肿瘤标志物可以为肿瘤的早期发现和诊断以及早期有效治疗提供便利的条件。本章旨在对肿瘤标志物的概念、分类和临床应用等方面进行探讨。

第一节 肿瘤标志物的定义、分类

一、肿瘤标志物的定义

生物标志物(biomarker),简称标志物(marker)。1993 年,世界卫生组织(World Health Organization,WHO)将生物标志物定义为:任何能够反映生物系统和其潜在危险之间关联的测量指标都可以称为生物标志物,它们可以是物理性的、化学性的和生物性的。因此,广义上的肿瘤标志物是指所有与肿瘤出现或存在有关的特征,包括特异性地存在于恶性肿瘤细胞,或由肿瘤细胞产生,或是宿主对肿瘤的刺激反应而产生的物质,以及因此而出现的影像学(X 射线、CT、MRI)特征。2001 年美国国立卫生研究院对标志物(生物标志物)的定义在目前更为常用:生物标志物为一种可以被客观测量和评估的细胞、生化和(或)包括遗传学和表观遗传学在内的分子特征,这些特征在某种程度上反映了正常的生物过程、致病过程以及药物疗效。对于肿瘤而言,肿瘤标志物就是在肿瘤发生、发展和治疗过程中,由肿瘤细胞或正常组织因肿瘤刺激而产生的可以被客观测量的生物分子。

二、肿瘤标志物的分类和组成

根据存在部位的差别,通常将肿瘤标志物分为体液标志物和组织标志物两大类,前者主要存在于患者的血液、尿液、粪便以及其他体液中,其中以血液最为常见,而后者则多存在于肿瘤组织中。肿瘤标志物可以由肿瘤组织产生,也可由机体通过对肿瘤刺激的反应而产生。传统的肿瘤标志物主要为一些蛋白质,随着基因组学技术的发展,基因突变、拷贝数改变、基因多态性及基因表达异常也被证实可以作为某些肿瘤的标志物。如

图1-1,肿瘤标志物的存在形式是多种多样的,可以是细胞、蛋白质、基因及其产物、酶、激素及其他代谢产物等。

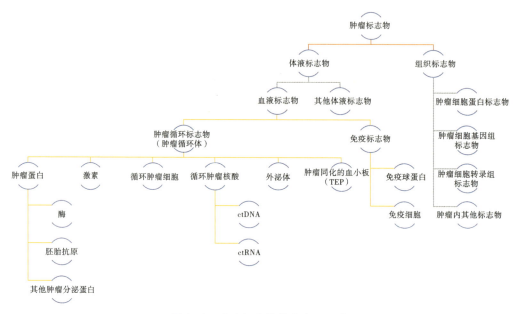

图1-1 肿瘤标志物的分类及组成

在肿瘤的发生发展过程中,肿瘤标志物的变化可以反映肿瘤的进展。例如,一些酶的非特异性升高,预示着肿瘤的快速增殖以及高水平的代谢状态,因此,酶的表达水平可以在一定程度上反映肿瘤的负荷。对于细胞表面蛋白如 β_2-微球蛋白来说,它存在于所有有核细胞的表面,但在增殖能力较高的肿瘤中表达水平升高。肿瘤细胞表面受体的异常表达可以为相应肿瘤的药物治疗提供参考。对于分泌型蛋白,除了肿瘤细胞异常表达的组织蛋白外,一些在人体正常发育中短暂表达的胚胎抗原,例如甲胎蛋白(AFP)和癌胚抗原(CEA)等,也可以在肿瘤患者的血液中检测到并呈现高表达的状态。此外,血清单克隆抗体不仅是多发性骨髓瘤的重要诊断指标,也与多发性骨髓瘤患者的骨质流失有关。在一些肿瘤中,机体对肿瘤的免疫反应会产生一些新的免疫球蛋白或导致原有免疫球蛋白水平的升高,如在多种肿瘤患者体内出现的自身抗体。另外,在内分泌性恶性肿瘤中,激素和激素代谢可作为相关肿瘤的特定标志物。比如,激素在诊断神经母细胞瘤以及甲状腺、垂体和肾上腺的肿瘤方面有重要价值。

近年来,多项研究发现肿瘤突变负荷和不同的基因表达模式与肿瘤的进展和预后有关,因此也归入了肿瘤标志物范畴。DNA是遗传物质的载体,某些重要基因的突变会导致相应基因的表达发生改变,继而引起信号通路的异常,从而导致机体功能紊乱甚至发生严重病变。比如 RAS 等原癌基因的激活突变或 P53 等抑癌基因的失活突变是引发机体癌变的重要因素,乳腺癌易感基因1(breast cancer susceptibility gene 1,BRCA1)的异常表达与遗传性乳腺癌的发生密切相关。此外,研究发现血清中循环微小RNA(microRNA,miRNA)可以作为一种稳定的重复性较好的非侵入性生物标志物,长链非编码 RNA(long noncoding RNA,lncRNA)也能够影响肿瘤的发生、发展,是一种应用前景较好的生物标志物。

　　除此之外,新型肿瘤循环标志物在体液标志物中的地位逐渐提高,其中最重要的是循环肿瘤细胞(circulating tumor cells,CTCs)和循环肿瘤 DNA(circulating tumor DNA,ctDNA)(图 1-2)。CTCs 是从原发肿瘤中分离出来的肿瘤细胞群,存在于患者的外周血中。这些细胞是肿瘤进展及转移的基础,主要通过血管内浸润、上皮-间充质转化(epithelial-mesenchymal transition,EMT)或原发性肿瘤的被动脱落而进入患者的血液中。ctDNA 是 DNA 的小片段,通常长度少于 200 个核苷酸,主要来源于恶性肿瘤细胞。在肿瘤生长的过程中,一些死亡的肿瘤细胞被分解,其内容物(包括 DNA)被释放到血液中。ctDNA 的数量因个体而异,并取决于肿瘤的类型、位置以及肿瘤的分期。

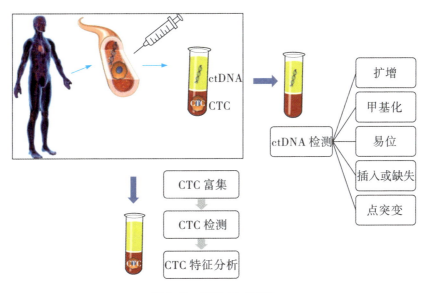

图 1-2　CTC 与 ctDNA

　　虽然体液标志物主要来自于血液,但几乎所有体液都可能含有肿瘤标志物。原发性或转移性肿瘤的解剖位置能够影响相应体液(尿液、唾液、痰、大便、脑脊液和胸腹腔积液等)中肿瘤衍生物质的产生。其中,多种体液已被证明是肿瘤生物标志物的潜在来源。比如,①尿液是泌尿生殖系统肿瘤(如前列腺癌、膀胱癌和宫颈癌)和非泌尿生殖系统恶性肿瘤(如肺癌、结直肠癌和胃癌)ctDNA 的重要来源,并且肿瘤中的外泌体(extracellular vesicle,EV)也是多种候选标志物的来源。早在 2012 年,第一个尿液液体活检试验 Progensa® PCA3 分析获得美国食品药品监督管理局(FDA)批准,用于首次前列腺活检结果阴性的决策性复检。该测试是测量前列腺癌抗原 3(*PCA3*)lncRNA 的水平,该指标在超过 95% 的原发性前列腺肿瘤的患者尿液中呈现出明显的高表达特征。另一个具有临床应用前景的尿液检测是 ExoDx® Prostate(IntelliScore)[iv],主要对高恶性前列腺癌中过表达的 3 种外显子相关 RNA 水平进行分析,用于"排除"非必须的前列腺活检。②唾液标记物包括用于头颈部鳞状细胞癌检测的 ctDNA 和用于口腔恶性肿瘤早期检测的 miRNA。

此外,EV 相关的 miRNA 有可能成为口腔鳞状细胞癌的标志物。③脑脊液(cerebrospinal fluid,CSF)与中枢神经系统直接接触,将成为中枢神经系统恶性肿瘤临床诊断的重要标志物来源。同时,CSF 检测克服了因血脑屏障而导致的循环标志物(尤其是 ctDNA)的缺乏。研究显示,CSF 中 ctDNA 比血浆 ctDNA 更能显示脑肿瘤的遗传学改变。在涉及脑或中枢神经系统的肺腺癌患者中,研究者对 CSF 作为液体活检的可能性也进行了评估,结果发现表皮因子生长受体(epidermal growth factor receptor,*EGFR*)激活突变与原发性肿瘤一致,但 CSF 检出率高于血浆。值得一提的是,在 CSF 中从游离 DNA(cell-free DNA,cfDNA)检测到的大多数拷贝数变异也是特异性的,其在原发组织中并不存在,这表明脑转移可能经历了一个特别的肿瘤克隆选择过程。在关于其他体液标志物来源的研究方面,也有许多报道。比如,粪便来源的 DNA 被证实是结直肠癌强有力的诊断依据;痰液中的 DNA 和蛋白质含量与肺癌有关;胸腔积液也是肺癌和恶性胸膜间皮瘤的 DNA 标志物来源。

第二节　肿瘤标志物的临床价值及应用

目前,恶性肿瘤已经成为全球性的公共卫生问题,带来了严重的经济和社会负担。恶性肿瘤的局部浸润和远处转移特性提示其早期诊断和早期治疗的重要性,合适的肿瘤标志物可以在肿瘤的预防、诊断和治疗过程中发挥重要的作用(图 1-3),这也是众多学者寻找和研究肿瘤标志物的目的所在。

具体而言,肿瘤标志物的临床价值主要表现在以下方面。

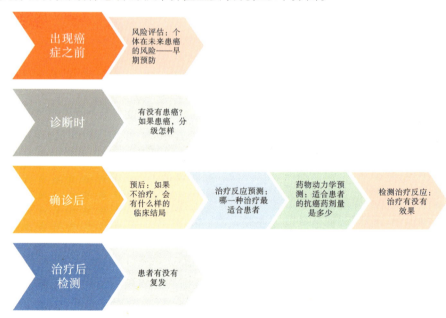

图 1-3　肿瘤标志物的临床价值和应用

一、风险评估与早期筛查

首先,对个体患恶性肿瘤的风险进行评估有助于制订肿瘤预防策略。事实证明,通过调整生活方式和化学干预来减少一些恶性肿瘤的发生是非常有效的。其次,在肿瘤筛查方面,相对于全部人群,选择性地对高风险人群进行肿瘤筛查的效率更高。

目前,已有部分标志物被证实能够用来评估个体的患癌风险。例如 BRCA1 突变是乳腺癌和卵巢癌的患病风险因子,有卵巢癌家族史的女性可以通过遗传学检测来确定她是否为这种突变的携带者。如果是,可以选择更深入的检查、三苯氧胺化学预防等以降低恶性肿瘤发生的概率。

在一项关于肿瘤免疫治疗的回顾性研究中,研究者们发现,治疗前血清促甲状腺素(thyroid stimulating hormone,TSH)和抗甲状腺抗体(antithyroid antibodies,ATAbs)水平可能有助于判定原发性甲状腺功能不全的高危患者,因此建议对使用免疫检查点抑制剂治疗的患者进行及时筛查和针对性的治疗。而在肿瘤筛查方面,针对 50 岁以上男性人群进行前列腺特异性抗原(prostate specific antigen,PSA)检测可提高前列腺癌的检出率,减少患者发生远处转移的风险。

二、诊断及鉴别诊断

恶性肿瘤的确诊主要还是依据活体组织检查,即组织标志物。虽然一般的肿瘤标志物无法单独对患者进行诊断,但可以作为预测疾病发生的指标,为进一步的检查提供依据,最终达到诊断和鉴别诊断的目的。例如,胸部 CT 显示肺部结节可能提示存在肺部病变,结合活检标本的组织学评估能够确定该结节是恶性肿瘤或是感染、炎症等良性病变。如果诊断为恶性肿瘤,可以使用特定的免疫组化标志物进一步确定属于哪种肺癌类别,如肺鳞癌、肺腺癌或其他肺部肿瘤。最新研究发现,表面活性剂蛋白 B(SP-B)、癌抗原 125(CA125)、细胞角蛋白 19 片段(CYFRA 21-1)和 CEA 4 种蛋白的血浆标志物组合,不仅可以区分肺癌和正常对照组,也能比较好地区分良、恶性肺结节。另外一项研究发现,3 种 miRNA(miR-1247-5p,miR-301b-3p 和 miR-105-5p)在非小细胞肺癌(non-small cell lung cancer,NSCLC)血浆和组织中表达升高,且与 CEA 联合以后,肺癌的诊断效能得到明显改善,表明这些 miRNA 在非小细胞肺癌的诊断方面具有潜在的应用价值。

三、预后评估和复发预测

对于已经确诊的肿瘤,肿瘤标志物可以帮助评估预后和复发的可能性。以往主要是利用肿瘤的临床病理特征来估算患者的预后。近年来,越来越多的新技术被用于检测肿瘤的分子特征,并发现多种标志物与患者的预后相关。例如,编码 β-连环蛋白(β-catenin)的基因 CTNNB1(catenin beta 1)突变和核 β-连环蛋白的表达与子宫内膜癌患者较好的无进展生存有关;基于多个基因的表达谱模式可用于评估肿瘤患者的预后;循环肿瘤细胞与转移性乳腺癌患者的总生存期有关。另外,研究发现 peroxisome 通路多个基因(*ACAA1*,*PXMP4* 和 *HSD17B4* 等)的表达异常与非小细胞肺癌的不良预后有关。

四、个体化治疗和疗效预测

某些特定的基因改变影响患者的治疗效果,因而,肿瘤标志物对于肿瘤的个体化治疗是非常有帮助的。肿瘤标志物可以作为肿瘤对特定治疗反应的预测因子,因此,可以通过肿瘤标志物的表达情况来设计最为有效的肿瘤治疗方案。*EGFR* 靶向治疗非小细胞肺癌时,对酪氨酸激酶抑制剂(tyrosine kinase inhibitors,TKIs)敏感的 *EGFR* 突变患者的无进展生存期(progression-free survival,PFS)更长,因此,检测晚期肺癌患者的基因突变情况对其选择治疗方案尤为重要。在结、直肠癌患者组织中,鼠类肉瘤病毒癌基因(kirsten rat sarcoma viral oncogene,*KRAS*)的体细胞突变比较常见,由于其与 *EGFR* 定向治疗的不良反应相关,因此可以作为结、直肠癌的治疗预测标志物。类似地,人表皮生长因子受体2(human epidermal growth factor receptor 2,*HER2*)基因在乳腺癌和胃癌中的过表达或扩增也可以预测抗 *HER2* 药物如曲妥珠单抗在这些肿瘤中的治疗效果。

第三节　肿瘤循环标志物、液体活检与精准医疗

一、肿瘤循环标志物和液体活检

液体活检主要是指通过对体液生物源(包括血液、尿液和其他体液,其中最主要的是血液)的取样和分析来辅助肿瘤的筛查、诊断、疗效评估、预后及复发监测。相对于传统的组织活检来说,液体活检是一种非侵入性的检查,可以克服传统组织活检的取样限制,同时具备无创、灵敏和动态性的特征,是目前精准肿瘤学中创新性的检测手段(表1-1)。

表1-1　液体活检相对于传统组织学检查的优势

特点	组织活检	液体活检
侵袭性	大	小/无
疼痛	明显	轻微
并发症风险	有	无
耗时	长	短
肿瘤异质性体现	不能体现	完整体现
肿瘤区域选择偏倚	是	否
动态性监测	不方便	方便

在肿瘤的发生发展过程中,一些来源于肿瘤组织的成分进入血液,称为肿瘤循环体(tumor circulome),它们可以直接或间接地作为液体活检的肿瘤标志物来源(图1-4)。目前,在这些肿瘤循环体中,只有CTCs和ctDNA获得了美国FDA的认证并在临床中应用。其他如EV、ctRNA和肿瘤同化的血小板(tumor-educated platelets,TEP)等较新的肿瘤循环标志物在癌症治疗的各个阶段也都有一定的潜在应用价值。

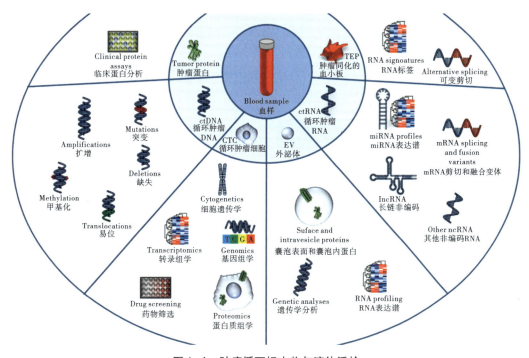

图1-4 肿瘤循环标志物与液体活检

(图片来源:DE R G, RAJEEV K S, BEBAWY M. Liquid biopsies in cancer diagnosis, monitoring, and prognosis[J]. Trends in Pharmacological Sciences, 2019, 40(3): 172-186.)

肺癌被发现时常处于晚期,手术治疗往往无法达到根治性切除的目的,因而迫切需要提高早期发现率以延长肺癌患者的生存周期,改善预后。目前,一些国家用于肺癌筛查的影像学方法是低剂量计算机断层扫描(low-dosed computed tomography,LDCT)。尽管根据美国国家肺癌筛查试验给出的LDCT阳性筛查的标准,肺癌患者的死亡率有所降低,但该方法仍存在大量的假阳性结果。因此,多项正在进行的研究试图找出能够用于肺癌早期检测的标志物,来辅助LDCT筛查或代替LDCT进行早期肺癌的诊断。Fiorelli等对肺部良、恶性病变的研究中发现,90%的恶性病变患者血浆中可以检测到CTCs,而在良性病变患者中仅有5%检测到CTCs,这表明CTCs的检测可能是肺癌早期检测的有效标志物。Chen等对中国NSCLC患者的ctDNA进行了检测,发现在NSCLC患者中,*EGFR*突变、女性、年龄(<65岁)和腺癌显著相关,NSCLC的基因组概况与治疗史有关,*TP53*突变在有放、化疗史的患者中更为频繁,并且可以观察到众多基因共突变现象,尤其是*EGFR*和*KRAS*双突变。在另一项关于ctDNA的研究中,Yang等人将Ⅰ~Ⅳ期的NSCLC和小细胞肺癌(small cell lung cancer,SCLC)纳入研究,分别对*TP53*、*EGFR*、*BRAF*、

CTNNB1、*ARID1A*、*ERBB2*、*PDGFRA* 和 *KRAS* 基因中的突变进行检测,结果发现在早期(Ⅰ期和Ⅱ期)和晚期(Ⅲ期和Ⅳ期)患者组织中的检测率基本相似,说明在肺癌的早期阶段就可以检测到相关基因的突变。

针对肺癌早期的高灵敏度检测对于肺癌筛查至关重要,肿瘤组织活检和血浆中的突变通常存在重叠,但 ctDNA 评估可以检测到更广泛的突变谱,因此,可能比组织活检更能反映患者肿瘤的异质性。此外,驱动基因(*EGFR*、*KRAS*、*ALK*、*BRAF*、*ERBB2*、*ROS1* 和 *RET*)的突变比非驱动基因突变更为常见,通过 ctDNA 进行突变检测具有重要的意义。除突变外,DNA 甲基化也被认为是肺癌的 ctDNA 标志物,对 NSCLC 和 SCLC 患者(Ⅰ~Ⅳ期)血浆进行实时荧光定量 PCR 分析,发现 *PTGER4/SHOX2* 甲基化对于区分肺癌患者和非肺癌患者具有较高的特异性和敏感性。

二、液体活检在精准医学中的应用

传统的医疗模式是针对大多数患者而制订的治疗方案,又称"大众医疗"。通常情况下,这种医疗模式对大部分患者有效,而对少数患者效果较差甚至无效。"精准医疗"是一种创新性的针对个体患者的医疗手段,又称"个体化医疗"。精准医疗充分考虑了患者之间基因、环境和心理及生活方式上的差异,根据患者的个体特征选择合适的预防和治疗方案,精准医学的目的就是"量体裁衣",在恰当的时间针对合适的患者进行正确的治疗。

得益于测序及组学技术的发展,基因突变的分子谱分析已经应用于许多癌症患者的突变分析,用于预测预后或选择治疗方案。从单纯的病理组织学诊断转变为基于分子的癌症诊断,使临床医生能够做出更准确、全面的预后疗效判定,并根据特定肿瘤的突变背景选择更合适的治疗方案。但是,目前肿瘤患者基因检测的标本主要来源仍是肿瘤手术病理切片或活检样本,取材困难导致其难以在肿瘤早期进行广泛开展,同时对肿瘤生长的监测也缺乏一定的连续性。因此,液体活检凭借其取样简便、创伤小、可重复性强等优势脱颖而出。血液中的 CTCs、ctDNA 和 EV 来自于不同的肿瘤克隆,可以反映肿瘤的异质性,从而动态地对它们进行检测也能够实时反映肿瘤的发展进程。另外,统计数据显示,血液检测与组织检测的一致性高达 60%~90%,这也反映了液体活检的可靠性,凸显了液体活检在精准医学实施中的潜在价值。预测性标志物不仅可以提示给定治疗药物对患者的潜在效果,还能够为临床医师提供疾病进展或复发风险的信息。另外,药物基因组标志物在提示患者对药物的毒性或疗效反应方面也具有一定的作用(图1-5)。

近年来,精准医学在肿瘤领域已经取得了很大进展。2016 年 6 月 1 日,美国 FDA 批准了 cobas *EGFR* 突变试验 v2,一种使用血浆样本作为检测 *EGFR* 基因第 19 外显子缺失或第 21 外显子(*L858R*)替代突变的配对诊断试验,目的是确定有资格接受 Tarceva®(厄洛替尼)治疗的转移性 NSCLC 患者。这项首次被批准的液体活检,使得通过 cfDNA 检测 NSCLC 患者的驱动基因突变成为现实。另有研究也表明在最初诊断时,通过对 NSCLC 患者进行 cfDNA 检测能够发现特定的突变(药物敏感相关位点或可控突变位点),有利于选择适合患者的靶向治疗方案。

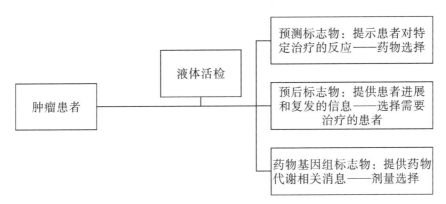

图 1-5　液体活检与肿瘤的精准医疗

在目前的临床实践中,单一肿瘤活检仍然是指导治疗过程的主要诊断方法。然而,一方面,这种侵入性的方法只代表着无数异质性肿瘤细胞群中的少数肿瘤细胞,会低估肿瘤突变负荷的大小。另一方面,由于组织活检的侵入性对患者的伤害和医疗成本较高,目前对很多肿瘤转移灶的活检率较低。相对而言,以 CTCs 和(或)ctDNA 等检测为主的液体活检不仅可以更好地提示肿瘤的异质性,还能为肿瘤治疗或进展过程中的连续监测提供便利的条件,有利于肿瘤患者的个体化治疗。因此,将液体活检方法纳入常规临床决策和监测领域,对于肿瘤的精准治疗是非常有意义的。

参考文献

[1]STRIMBU K,TAVEL J A. What are biomarkers?［J］. Curr Opin HIV AIDS,2010,5(6):463-466.

[2]Biomarkers Definitions Working Group. Biomarkers and surrogate endpoints:preferred definitions and conceptual framework［J］. Clin Pharmacol Ther,2001,69(3):89-95.

[3]FÜZÉRY A K,LEVIN J,CHAN M M,et al. Translation of proteomic biomarkers into FDA approved cancer diagnostics:issues and challenges［J］. Clin Proteomics,2013,10(1):13.

[4]EASTON D F,FORD D,BISHOP D T. Breast and ovarian cancer incidence in BRCA1-mutation carriers. breast cancer linkage consortium［J］. Am J Hum Genet,1995,56(1):265-271.

[5]BRILLI L,DANIELLI R,CAMPANILE M,et al. Baseline serum TSH levels predict the absence of thyroid dysfunction in cancer patients treated with immunotherapy［J］. J Endocrinol Invest,2020(44):1719-1726.

[6]GUIDA F,SUN N,BANTIS L E,et al. Assessment of lung cancer risk on the basis of a bio-marker panel of circulating proteins［J］. JAMA Oncol,2018,4(10):e182078.

[7]OSTRIN E J,BANTIS L E,WILSON D O,et al. Contribution of a blood-based protein biomarker panel to the classification of indeterminate pulmonary nodules［J］. J Thorac Oncol,2021,16(2):228-236.

［8］DONG X,CHANG M,SONG X,et al. Plasma miR－1247－5p,miR－301b－3p and miR－105－5p as potential biomarkers for early diagnosis of non－small cell lung cancer［J］. Thorac Cancer,2021,12(4):539－548.

［9］ZHANG X,YANG H,ZHANG J,et al. HSD17B4,ACAA1,and PXMP4 in peroxisome pathway are down－regulated and have clinical significance in non－small cell lung cancer［J］. Front Genet,2020,11:273.

［10］COSTA C,MOLINA M A,DROZDOWSKYJ A,et al. The impact of EGFR T790M mutations and BIM mRNA expression on outcome in patients with EGFR－mutant NSCLC treated with erlotinib or chemotherapy in the randomized phase Ⅲ EURTAC trial［J］. Clin Cancer Res,2014,20(7):2001－2010.

［11］DE RUBIS G,RAJEEV K S,BEBAWY M. Liquid biopsies in cancer diagnosis, monitoring,and prognosis［J］. Trends Pharmacol Sci,2019,40(3):172－186.

［12］KWAPISZ D. The first liquid biopsy test approved. Is it a new era of mutation testing for non－small cell lung cancer? ［J］. Ann Transl Med,2017,5(3):46.

［13］BUSTAMANTE A J G,JANSE S,OWEN D H,et al. Treatment of non－small－cell lung cancer based on circulating cell－free DNA and impact ofvariation allele frequency［J］. Clin Lung Cancer,2020,22(4):e519－e527.

［14］MERKER J D,OXNARD G R,COMPTON C,et al. Circulating tumor DNA analysis in patients with cancer:American society of clinical oncology and college of American pathologists joint review［J］. J Clin Oncol,2018,36(16):1631－1641.

［15］YANG M,TOPALOGLU U,PETTY W J,et al. Circulating mutational portrait of cancer: manifestation of aggressive clonal events in both early and late stages［J］. J Hematol Oncol,2017,10(1):100.

第二章　肺癌常见肿瘤标志物

环境污染的加重及生活习惯的改变导致肺癌的发病率居高不下,而作为"金标准"的病理诊断因其过程繁琐、花费高、创伤大等造成大部分患者确诊时已为肺癌进展期。正是肺癌的高发病率及高死亡率使得肿瘤标志物的研究迫在眉睫。肿瘤标志物是存在于肺癌患者血清或组织中的一大类化学物质,它的出现使得肺癌的诊断尤其是早期诊断有了希望。然而目前有关肺癌特异标志物的研究尚停留在探索阶段,本章旨在对肺癌的概况、常见的组织标志物及血清标志物的研究现状做一介绍。

第一节　肺癌概述

一、肺癌的概念与分类

肺癌(lung cancer,LC),又称支气管肺癌,是指起源于支气管黏膜上皮或腺体的恶性肿瘤。根据肿瘤发生位置的不同,可分为周围型肺癌和中心型肺癌。前者多为男性、吸烟人群、肺鳞状细胞癌(squamous cell carcinoma,SCC)患者;后者则多见于女性、非吸烟及肺腺癌(adenocarcinoma,AD)患者。而临床最常用的分类方法是,根据组织病理学的差异,将其分为小细胞肺癌(small cell lung cancer,SCLC)和非小细胞肺癌(non-small cell lung cancer,NSCLC)两大类,其中后者占肺癌总数的85%左右,又可细分为肺腺癌、肺鳞癌、大细胞肺癌等。

二、流行病学特征

现阶段,癌症仍是我国乃至世界范围内严重威胁人类生命安全的公共问题之一。自20世纪50年代始,肺癌在癌症相关死亡病例中占据的比例逐年升高。随着人类社会的进步与工业化的发展,癌症相关死亡病例数也逐渐超过心血管疾病死亡病例数,成为首位死亡原因,而肺癌又长期稳居癌症死因的首位。2020年最新数据显示,乳腺癌新增人数达226万,肺癌为220万,乳腺癌已取代肺癌,成为全球第一大癌症。但是,全球癌症死亡病例996万例,其中肺癌死亡180万例,远超其他癌症类型,位居癌症死亡人数第一。2020年中国癌症新发病例457万例,肺癌以新发病例82万位居第一;2020年我国癌症死亡人数300万,肺癌死亡人数遥遥领先,高达71万,占癌症死亡总数的23.8%,亦位居第一。肺癌已经成为我国疾病负担最严重的恶性肿瘤。此外,肺癌的发病率和死亡率也存在着明显的区域差异。例如,城市多于农村;东部地区多于中西部地区。

三、危险因素

肺癌的发生、发展是一个长期、多阶段的复杂过程,发生过程中有多种因素参与。目前已知比较明确的危险因素有吸烟、环境污染、职业暴露、慢性肺部疾病和家族史等。此外,性格特征、饮食习惯、性激素水平、电离辐射等对肺癌的发生也起着一定的作用。

(一)吸烟

起初,香烟中的主要成分是干烟草,对人体所造成的危害相对较小。后来,为满足人们的消费需求,几经加工与发展之后,香烟中被添加了多种化学物质。经过燃烧,香烟可释放出含有上千种有毒物质、致突变物质及致癌物质的烟雾,进而经过呼吸系统进入人体。自20世纪20年代,人们逐渐认识到了香烟对人体的危害。目前为止,已有多项研究证实吸烟可诱发多种癌症的形成,并且与肺癌的关系最为密切。男性人群最多见的肺鳞状细胞癌便与吸烟有着紧密关联。此外,吸烟强度在肺癌的发生中也起着至关重要的作用。研究指出开始吸烟的年纪越小、吸烟时间越长、每天吸烟量越大,发生肺癌的危险度越高。但是,在临床工作中不难发现,肺癌发生的高峰期通常晚于吸烟高峰期,所以,戒烟是可以降低肺癌发生风险的。同样,对于那些不能做到完全戒烟的患者,也可以通过减少每天的吸烟数量从而在降低肺癌发生风险方面获得一定利益。值得注意的是,这里所讲的吸烟不仅包括抽烟者的一手烟,而且还包括二手烟、三手烟的吸入者。美国20世纪60年代开始禁烟以来肺癌的发生率及死亡率大幅下降。

(二)环境污染

环境污染不仅包括室外大环境的污染,还包括了室内小环境的污染。近年来,多项研究证实工农业废气、汽车尾气、粉尘等能够经过口鼻进入呼吸系统,进而诱发呼吸系统疾病,并可能加速肺癌的发生。暴露时间、暴露剂量的增加也将导致肺癌发病风险的增加。女性、非吸烟者肺癌发病率的增加使得室内污染在肺癌发生、发展中的作用逐渐得到关注。包括室内用煤气、煤炭等燃料燃烧时所产生释放的一氧化碳、苯并芘,以及室内建材释放出的氡、甲醛等有毒气体,均可导致肺癌发病率的升高。因此,长时间烹饪的女性长期暴露在严重空气污染的室内环境中,无疑增加了此类女性罹患肺癌的风险。

(三)职业暴露

石棉、氡、砷的暴露是肺癌发生的另一类重要危险因素。长期接触铀、镭等放射性物质和石棉、氡、砷及其化合物等高致癌性物质者,较正常人群更易罹患肺癌。有报道指出,职业暴露工人的肺癌发病率较正常人显著升高,且发病风险随暴露时间的延长而增加,因肺癌死亡的风险也增加3.6倍。对于发达国家的非吸烟人群而言,氡是仅次于被动吸烟的室内致肺癌的主要危险因素。石棉粉尘可经呼吸道进入肺,随着吸入剂量的累积,发生石棉肺及肺癌的风险也随之增加。目前研究认为,每增加1f-y/mL的石棉暴露,发生肺癌的相对危险度则增加1%~4%。另外,经常接触柴油废气者罹患肺癌的风险也会有所升高。

(四)慢性肺部疾病

慢性支气管炎、慢性阻塞性肺疾病(chronic obstructive pulmonary disease,COPD)、肺结核等慢性肺部基础疾病,不仅是导致肺部组织炎症反应的重要原因,也是肺癌发生的又一危险因素。有研究表明,肺结核、COPD 和肺尘埃沉着病等慢性肺部疾病患者的肺癌发病率远远高于正常人,可能是因为肺支气管慢性炎症及肺纤维瘢痕病变提高了致癌物的敏感性,或其在愈合的过程中能够诱导周围组织的鳞状上皮化生或增生,进而发展形成肺癌。国际肺癌协作组的数据发现,肺气肿患者发生肺癌的相对危险度较正常人群增加 2.44 倍,较慢性支气管炎患者增加 1.47 倍,较肺结核患者增加 1.48 倍。

(五)家族遗传史

早在半个世纪之前,就有国外学者发现了肺癌的家族聚集现象,并提出肺癌患者的亲属更易患肺癌这一推测。目前已有证据表明,肺癌患者的一级亲属相对正常人群而言罹患肺癌的风险明显升高,这可能是因为此类人群携带有异常改变的基因所致。因此,在进行肺癌患者筛查时,更要密切关注患者的肺癌家族史及既往罹患肿瘤病史。

四、诊断现状

肺癌死亡率居高不下的主要原因是肺癌患者在早期缺乏足够典型的临床特征,且目前尚无有效的早期筛查手段,以致多数患者确诊时已经处于疾病进展期而错失最佳手术治疗时机。目前,临床工作中常用的诊断方法有低剂量断层扫描 CT(low-dose computed tomography,LDCT)、高分辨 CT(high resolution computed tomography,HRCT)、痰脱落细胞、胸膜活检、胸腔积液沉渣包埋、经 CT 引导下或支气管镜下肺穿刺活检等。其中肺组织穿刺活检病理在肺癌诊断中"金标准"的地位不可撼动,然而,有创、高花费及患者耐受性差是其不能在早期肺癌筛查中广泛开展的主要原因。

与胸部 X 射线片相比,对肺癌高危人群每年进行 1 次 LDCT 检查可使肺癌的死亡率下降 20%,其总体死亡率也可降低约 6.7%。但是,影像学检查同样也因存在一些弊端而难以应用于肺癌的早期诊断。LDCT 筛查虽然提高了肺部结节的检出率,但高达 96.4% 的患者均为良性结节。另外,重复多次进行 LDCT 检查也会增加辐射暴露的累积,进而增加肺癌发生的风险。因此,寻找无创、操作简便、重复性好、接受度高的血液标志物在肺癌早期诊断方面的作用不可估量。尤其是对于那些需要严密监测和进行组织活检的患者来说,生物标志物检测是非常必要的。

第二节 肺癌常见组织标志物

一、肺癌常见组织标志物的种类

临床治疗方案的不断更新及靶向药物的发展应用,使得肺癌组织病理学的具体分型格外重要,其不仅影响治疗方案的选择,更是影响患者预后的独立危险因素。在既往的临床诊断中,对于高/中分化肿瘤通过苏木精-伊红(HE)染色可对肿瘤类型起到鉴别作用,但对于低分化肿瘤类型的鉴别,则需要借助于免疫组化染色。现阶段常见的肺癌组织标志物主要有以下5种:甲状腺转录因子1(thyroid transcription factor 1,TTF-1)、细胞角蛋白7(cytokeratin 7,CK7)、天冬氨酸蛋白酶(Napsin A)、细胞角蛋白5/6(cytokeratin,CK5/6)以及P63。

TTF-1是一种分子量为40 kD的甲状腺特异性增强子结合蛋白,是NKx2转录基因家族的成员之一,主要表达于胚胎、甲状腺上皮、成人Ⅱ型肺泡上皮。TTF-1在肺泡上皮细胞及甲状腺上皮细胞的分化中发挥着重要作用,参与调控肺泡表面蛋白A、B以及支气管无纤毛分泌细胞(Clara细胞)抗原基因的表达。有研究指出,原发性肺腺癌起源于Ⅱ型肺泡上皮细胞和Clara细胞,因此TTF-1基因的表达有助于原发性肺腺癌和转移性肺腺癌的鉴别。

CK7是一种分子量为54 kD的碱性细胞角蛋白,广泛表达于肺、乳腺、卵巢、胰腺、子宫内膜和膀胱,这些组织中发生的腺癌其CK7通常过表达,而在鳞状上皮细胞中不表达,因此可用于肺腺癌的诊断。

Napsin A属于天门冬氨酸蛋白酶,由Hirano等人于2000年在肺腺癌患者组织中所发现。通常分布于肺泡Ⅱ型上皮细胞中,对于维持正常的肺形态及功能起重要作用。

CK5/6包含CK5和CK6两种高分子量的角蛋白,广泛存在于鳞状上皮细胞或鳞癌细胞的细胞膜和细胞质中,可作为肺鳞癌诊断的组织标志物。

P63位于3q27-29号染色体,是P53的基因产物,广泛而有选择性地表达于人体皮肤、肺、乳腺和泌尿生殖系统等,在肿瘤的发生、发展中起着重要的作用,是肺鳞癌常用的组织标志物。

二、肺癌常见组织标志物的检测技术

抗原在组织中的表达通常使用免疫组织化学的方法进行检测。具体操作步骤如下。首先将活检取出的组织标本用10%中性福尔马林缓冲固定液固定,然后依次经70%、80%、90%、95%的乙醇和无水乙醇脱水、二甲苯透明,最后用石蜡包埋组织块,切成2~3 μm的切片。再以S-P法用全自动免疫组化染色仪严格按照每种抗体所对应的说明书进行操作。

判断标准:蛋白CK5/6、CK7的阳性表达主要定位于细胞质和细胞膜,Napsin A定位于细胞质,P63和TTF-1主要在细胞核呈阳性表达。随机挑选5个背景干净、清晰的高倍视野(×400)以观察每个视野中细胞染色情况,并计算每个视野中阳性细胞的数量及所占百分比。阳性细胞数占视野细胞总数低于10%时为阴性表达,反之则视为阳性表达。

三、肺癌常见组织标志物在辅助诊断及鉴别诊断中的应用

以往病理类型的判定主要采用显微镜检查,然而部分肺癌的亚型单纯依靠光镜检查

无法确定,因此免疫组化在确定病理亚型方面发挥着重要的作用。总结多项研究结果得出,TTF-1、CK7 和 Napsin A 是诊断肺腺癌的常用组织标志物,CK5/6 和 P63 是诊断肺鳞癌的特异性标志物。

TTF-1 是肺腺癌常用的免疫标志物之一,75%~85% 的肺腺癌表达该指标,且常呈弥漫一致性的强阳性,由于肺腺癌表达水平明显高于肺鳞癌,故该指标通常用于肺腺癌和肺鳞癌的鉴别诊断。Farzin 等人研究指出,TTF-1 在肺腺癌患者组织中表达的阳性率为 85.4%(129/151),在肺鳞癌患者中表达的阳性率为 17.1%(12/70)。Mukhopadhyay、Katzenstein 等人也指出,20 例肺腺癌患者中有 16 例患者组织中的 TTF-1 呈过表达,而在 15 例鳞癌患者中无表达,其在肺腺癌患者中阳性率为 80%,特异度为 89%。国内学者发现,TTF-1 诊断肺腺癌的灵敏度高达 96.7%,特异度达 97.1%。以上结果均表明,TTF-1 在肺腺癌患者组织中常呈过表达,可能成为肺腺癌诊断或鉴别诊断的组织标志物。另有文献报道,TTF-1 在女性、不吸烟及无症状腺癌患者中升高最为明显,与其主要表达于肺腺癌相吻合,其诊断灵敏度和特异度分别达 84.1% 和 89.8%,且阳性表达率可随腺癌分化程度的增加而增加。与既往研究不同的是,有部分学者认为 TTF-1 在小细胞肺癌患者组织中的阳性表达率最高,达 82.5%~95%,其余依次是肺腺癌、大细胞肺癌及肺鳞癌。在小细胞肺癌患者组织中 TTF-1 的阳性表达率为 90.5%,肺鳞癌的阳性率为 18.2%。此外,TTF-1 在小细胞肺癌患者中的表达高于低分化鳞癌,与 P63 联合检测对鉴别小细胞肺癌和低分化鳞癌具有重要的临床意义。

Napsin A 是继 TTF-1 之后新发现的一种用于肺腺癌诊断的组织标志物,灵敏度为 73.8%~93.6%,其灵敏度和特异度均优于 TTF-1。Napsin A 和 TTF-1 联合是目前诊断肺腺癌的常用指标。两者在肺组织中存在特异性的表达,是鉴别原发性肺腺癌和转移性腺癌常用的标志物。另外,在小细胞肺癌患者组织中 TTF-1 往往是阳性表达,而 Napsin A 为阴性表达,为临床病理亚型的诊断提供了参考依据。

CK7 参与了乳腺癌和肺癌的发生及发展,在肺腺癌组织中高度表达,尤其是女性、不吸烟者的肺癌组织中 CK7 的阳性率升高更为显著,但其在鳞状上皮细胞中无表达,可以作为肺腺癌诊断的免疫标志物。郑姮等的研究显示,CK7 诊断肺腺癌的灵敏度高达 97.3%,而特异度仅有 69.4%。综合多项研究发现,CK7 在几乎 100% 的肺腺癌中表达阳性,但 30%~60% 肺鳞癌特别是周围型鳞癌患者组织中也有不同程度的表达。CK7 具有较高的灵敏度,因此常被看作是肺腺癌诊断和鉴别诊断的免疫标志物,然而因其特异度较差,CK7 在用于肺腺癌的诊断和鉴别诊断时必须联合应用 TTF-1、Napsin A。此外,CK7 在中低分化、临床分期高且有远处转移、无淋巴结转移的肺癌患者组织中阳性表达率显著升高,这可能与 CK7 的表达能够抑制淋巴转移、促进远处转移相关,但具体机制尚不明确。

CK5/6 是肺鳞癌最常用的免疫标志物,与鳞癌的分级、分化无关,但有研究显示,CK5/6 在 20% 的低分化鳞癌中不表达或仅低表达,而在肺腺癌中未见表达。CK5/6 在肺鳞癌诊断中的灵敏度和特异度分别为 79.7%、89.2%。据文献报道,CK5/6 在肺鳞癌中的灵敏度范围是 70%~100%。因此 CK5/6 是诊断肺鳞癌并与肺腺癌相鉴别的最佳标志物之一。

P63 是重要的细胞周期蛋白依赖性蛋白激酶,其浓度的升高能够诱导并激活下游的肿瘤信号通路,进而促进癌基因的转录等病理过程发生。P63 是国外研究肺鳞癌诊断时的常用标志物。据文献统计,P63 在肺鳞癌患者中的阳性表达率为 97%,并具有较高的灵敏度(97%)和特异度(74.8%),诊断的准确性为 85.5%。在肺鳞癌诊断中,P63 的灵敏度和特异度分别为 100%、84.7%。此外,肺鳞癌发病率及 P63 阳性表达率在男性、吸烟人群中较高,两者的高发人群高度重合。

免疫组化分析结果显示,单独一种组织标志物对于病理类型的判定来说往往难以进行,因此寻找两种或多种标志物的联合应用对于肺癌病理学类型的诊断尤其重要。研究显示,CK5/6、P63 对肺鳞癌有较高的灵敏度和特异度,而 TTF-1、CK7、Napsin A 则对肺腺癌有较高的灵敏度和特异度。TTF-1 与 CK7 联合检测对肺腺癌诊断的灵敏度为 96.1%,特异度为 79.5%。TTF-1 在小细胞肺癌患者的组织中表达,而 CK7 几乎不表达,因此两者联合应用有助于小细胞肺癌的诊断。CK5/6(+)/CK7(-)、CK5/6(-)/CK7(+)、P63(+)/TTF-1(-)、P63(+)/CK7(-) 4 种组合对肺腺癌及肺鳞癌鉴别诊断的灵敏度和特异度均较单一标志物检测升高。此外,Terry 等通过检测 9 种免疫标志物在肺腺癌及肺鳞癌患者组织中的表达证明,TTF-1、Napsin A、CK5/6、CK7、P63 及 mucicarmine 6 种组织标志物联合应用,对鉴别肺鳞癌和肺腺癌最有价值。

第三节　肺癌常见血液标志物

一、肺癌常见血液标志物的种类

肿瘤标志物是由肿瘤细胞中的促癌基因表达而产生的一类化学物质,通常以细胞内物质的形式存储于组织中,也可释放到血液、体液和组织间质中,并能反映肿瘤的存在和生长。由于该类物质在正常人群或良性疾病患者中几乎不产生或含量极小,因此该类物质的血清水平与肿瘤疾病的发生、发展密切相关,对肿瘤的早期诊断有重要的意义。

临床常见的肿瘤标志物根据成分的不同可以分为以下几大类。①癌胚蛋白:癌胚抗原(carcino-embryonic antigen,CEA)、甲胎蛋白等。②酶:神经元特异性烯醇化酶(neurospecific enolase,NSE)、碱性磷酸酶、前列腺特异性抗原等。③肿瘤相关糖类蛋白抗原:糖类抗原 CA19-9、CA125、CA72-4、SCC-Ag 等。④激素:降钙素、人绒毛膜促性腺激素等。⑤肿瘤基因类标志物:*RAS* 基因蛋白、*MYC* 基因蛋白等。其中 CEA、CA125、CYFR21-1、NSE 以及 SCC-Ag 这 5 种是临床工作中常用于诊断肺癌的血液标志物。

二、肺癌常见血液标志物的发现历程

CEA 是 1965 年由国外学者 Gold 和 Freedman 从胎儿及结肠癌患者的组织中提取出来而发现的。后来研究发现,CEA 作为一种具有胚胎抗原特异性决定簇的广谱肿瘤标志物,除了存在于胚胎原性的肿瘤组织外,在成人多种恶性肿瘤如结肠癌、乳腺癌及肺癌等患者的组织中过度表达。因 CEA 在正常健康人群或非癌症患者血清中的表达水平极低或几乎检测不到,所以是目前临床工作中常用的肿瘤标志物之一。

1981 年,Bast 等人通过将卵巢浆液性囊腺癌细胞免疫的小鼠与骨髓瘤细胞杂交发现,在上皮性卵巢癌抗原中可检测出一种能够被单克隆抗体 OC125 识别并结合的糖蛋白,并将其命名为 CA125。经最初的研究发现,CA125 主要来源于胚胎发育期的体腔上皮,而在正常人的卵巢组织中检测不到。CA125 在上皮性卵巢肿瘤(浆液性肿瘤)患者的血清中最为常见,通常被看作是卵巢癌的肿瘤标志物。近年来,也有研究指出,在肺癌患者血清中同样可以检测到 CA125 的存在,并可能用于肺癌的诊断。

细胞角蛋白 19 在细胞破裂后可在血清中形成一种可溶性片段,称之为 CYFRA21-1,常高表达于上皮细胞和来自恶性肿瘤的上皮细胞。因其来源的特殊性,在肺泡上皮细胞凋亡时,其细胞中所含有的角蛋白碎片可通过降解转变成可溶性的物质进入血液循环。尤其是在癌细胞发生坏死或脱落时,细胞角蛋白可释放出大量的 CYFRA21-1 进入血液循环,从而引起该标志物的血液浓度随肿瘤的进展而升高,因此被认为是肺癌的最佳肿瘤标志物之一。

NSE 是一种特殊的酸性蛋白酶,由 2 个 γ 亚单位而组成,主要由神经元细胞和神经内分泌细胞所产生。小细胞肺癌是神经内分泌肿瘤的一种特殊类型,因此,NSE 可看作是诊断小细胞肺癌的特异性标志物。

SCC-Ag 又被称为扁平上皮癌相关抗原,是由 Kato 和 Torigoe 于 1977 年通过硫酸铵沉淀、凝胶过滤、离子交换色谱及聚丙烯酰氨凝胶电泳从宫颈鳞状细胞癌中提取、纯化获得的。SCC-Ag 是一种丝氨酸蛋白酶抑制物,可分为 SCC-Ag1 和 SCC-Ag2 两种类型。研究表明,SCC-Ag1 和 SCC-Ag2 在结构上具有高达 98% 的同源性,均存在于鳞状上皮细胞的胞浆中,在鳞状上皮细胞癌患者的外周血中能够检测出 SCC-Ag。作为一种肿瘤标志物,SCC-Ag 与全身多种器官发生的鳞状细胞癌息息相关,例如食管、肺及宫颈的鳞状细胞癌患者的血清中可检测到较高水平的 SCC-Ag,因此其在肺癌,尤其是肺鳞癌的诊断方面具有重要价值。

三、肺癌常见血液标志物在临床诊断中的应用

(一)诊断界值

文献报道 CEA 的正常值为 0~5 ng/mL,CA125 的正常参考范围是 0.01~35 U/mL,CYFRA21-1 的正常值是 0.1~3.3 ng/mL,NSE 通常处于 0~25 ng/mL,SCC-Ag 则低于 1.5 ng/mL,所有患者该项指标高于此参考值则定义为阳性,低于此标准则为阴性。

(二)单项检测

血清学肿瘤标志物检测是在临床中较为常见的一种相对无创、价格低廉、操作简便且重复性好的肺癌检测方法,肿瘤标志物在肺癌患者血清中的异常表达为临床诊断提供了重要的参考价值。

广谱肿瘤标志物 CEA 已经成为临床中用于诊断肺腺癌的首选标志物。研究发现,与在肺鳞癌患者血清中表达的阳性率相比,CEA 在肺腺癌患者血清中表达的阳性率远远高于 70%。Jiang 等人研究指出,CEA 诊断腺癌的灵敏度和特异度分别高达 66.1% 和 92.5%,这表明 CEA 在鉴别肺腺癌及肺鳞癌方面具有重要作用,或许能够成为肺腺癌诊断的最佳标志物。

CA125 最早被看作是卵巢癌的特异性肿瘤标志物,后研究发现在肺癌患者血清中,CA125 也有不同程度的表达,且其表达水平较正常人群相比明显升高。Wang 等指出,CA125 在肺腺癌患者血清中表达的阳性率(73.5%)与在肺鳞癌(36.7%)及小细胞肺癌(56.6%)患者血清中表达的阳性率相比显著升高,提示 CA125 在肺腺癌的诊断方面具有一定的潜力。然而也有文献表明,CA125 用于诊断肺癌的灵敏度仅为 44.3%。随着研究的深入和样本量的扩大,发现 CA125 诊断肺癌的灵敏度和特异度可达 70.8% 和 73.2%。CA125 在肺癌组的阳性率虽能达到 70% 以上,但在其他患者血清中同样也有高达 74.2% 的阳性率,所以部分学者认为 CA125 在肺癌筛查中的高假阳性导致其在肺癌诊断中的价值不高。

CYFRA21-1 在临床中被认为是诊断非小细胞肺癌最为敏感的生物标志物,有关文献指出,CYFRA21-1 诊断肺癌的灵敏度为 60% ~ 85%。此外,CYFRA21-1 还可用来区分非小细胞肺癌的病理亚型,且对肺鳞癌具有较好的诊断价值。在同一研究中,CYFRA21-1 对肺腺癌诊断的灵敏度和特异度是 61.6% 和 86.4%,而对肺鳞癌诊断的灵敏度和特异度为 88.6% 和 86.4%,提示 CYFRA21-1 对肺鳞癌的诊断价值较高,为肺癌不同病理亚型的鉴别诊断提供了一定的参考依据。

NSE 为烯醇化酶同工酶的一种,在小细胞肺癌患者血清中的表达水平升高较为明显。多项研究指出,NSE 在 72% 的小细胞肺癌患者血清中表达水平升高,而在其他病理类型的肺癌患者中所占比例仅为 8%。另外,综合相关文献分析得出,NSE 诊断小细胞肺癌的灵敏度为 40% ~ 70%、特异度为 65% ~ 80%,因此 NSE 可作为小细胞肺癌诊断最有价值的血清肿瘤标志物之一。

SCC-Ag 是鳞状上皮肿瘤的常见标志物,与肿瘤的局部浸润、远处转移、复发等密切相关。Qu 等人的研究结果表明,SCC-Ag 诊断肺癌的灵敏度为 64.6%、特异度为 76%。SCC-Ag 在肺鳞癌患者血清中的表达水平明显高于肺腺癌及小细胞肺癌患者,且在所有 SCC-Ag 升高的患者中约 67.5% 为鳞状细胞癌患者,表明 SCC-Ag 可能是诊断肺鳞癌的最优标志物。

(三)联合检测

尽管已有多种肿瘤标志物应用于临床,但目前尚无任何一种标志物能够满足诊断所需要的足够高的灵敏度和特异度。为了提高诊断的准确率,临床工作中常通过多种标志物联合检测的方法以弥补灵敏度和(或)特异度的不足,从而提高标志物对肺癌的诊断价值。

Wu 等学者通过 Meta 分析发现,肿瘤标志物 CEA 与 CA125 联合检测对肺癌的诊断价值显著优于单项标志物,其曲线下面积(area under the curve,AUC)值可由 0.73 明显升高至 0.90。同样,CEA 和 CYFRA21-1 联合检测用于诊断肺癌时,其诊断效能也能得到明显改善,特异度可达92.7%。Jia等人通过分析比较235例肺癌患者与224例肺结核患者血清中肿瘤标志物的表达水平发现,CEA、CYFRA21-1、NSE均可将肺癌与肺部良性疾病区分开来,且三者联合诊断肺癌的灵敏度和特异度分别为89.9%、94.9%,诊断效能AUC值可高达0.972。也有学者指出,CEA与CYFRA21-1、NSE联合检测诊断肺癌的灵敏度虽升高至80.4%,但其特异度与单项标志物相比下降到54.5%。将CEA、CYFRA21-1、NSE、SCC-Ag 4项肿瘤标志物联合评估其对肺癌诊断能力时发现,4项指标联合后灵敏度、准确度虽升高至94.1%、89.6%,但其特异度下降至79.6%。由此可见,多种标志物联合后灵敏度虽有提高,但特异度有所下降,所以并非联合检测的标志物越多对诊断越有利,临床中应注意筛选最佳的生物标志物联合。

四、肺癌常见血液标志物在疗效评估及预后监测中的应用

最初发现肿瘤标志物仅仅是为了用于疾病的诊断,随着研究的不断深入及生物分子化学、免疫学的发展,临床检测肿瘤标志物的目的也从疾病的诊断逐渐扩展到了疗效评估及预后监测等。

CEA在血清中的表达水平与非小细胞肺癌患者的TNM分期呈正相关,分期越高则表达水平越高,处于疾病进展期的肺癌患者血清CEA水平明显升高。监测肺癌患者治疗前、后CEA表达水平可发现,治疗后CEA表达水平比治疗前显著降低,提示治疗后CEA的表达水平可作为评估疾病缓解的敏感指标。Okada等通过对1 000例Ⅰ期非小细胞肺癌患者术前和术后的CEA水平进行连续监测并分析5年生存率发现,术后血清CEA水平降至正常值组与高水平组的5年生存率分别为62.6%和35.2%,进一步通过多因素分析得出,术前、术后的CEA水平均是非小细胞肺癌患者独立的预后因素,其中术后正常CEA水平对患者生存是有利因素,而术后高水平CEA则是危险因素,因此需对此类患者进行密切跟踪随访。此外,有学者认为CEA水平下降幅度达14%的肺癌患者更能够在无进展生存期获益。不能手术治疗的晚期非小细胞肺癌患者,如果在治疗前CEA血清水平就明显较高,则提示严重预后不良。

CA125同样与临床分期密切相关,因其半衰期短,所以能够更为及时地反映肿瘤的发展状态。CA125水平与肺癌患者病情严重程度、生存期之间的相关性最早于1990年由Kimura等人提出。有研究指出,在化疗后部分缓解的肺癌患者血清中,CA125水平较化疗前下降。CA125超过15 000 U/L并行手术治疗的肺癌患者,术后复发的可能性升高了3.25倍,死亡风险也增加了4.27倍,且此类患者治疗后36个月无瘤生存期也显著降低,提示术前CA125水平与患者的生存期呈负相关。

Boulmier等报道,在靶向治疗反应良好的晚期非小细胞肺癌患者血清中,CYFRA21-1水平显著低于反应差者。另有研究发现,肺癌患者术后CYFRA21-1的表达水平较术前相比明显降低,且CYFRA21-1 ≥ 3.5 μg/L是影响非小细胞肺癌患者预后的独立危险因素,由此可见CYFRA21-1是监测非小细胞肺癌预后最具价值的血清标志物。Pang等通过连续检测并分析276例术后的非小细胞肺癌患者CEA、CA125、CYFRA21-1、NSE和CA19-9在化疗2个周期前后的表达水平发现,CYFRA21-1是预测化疗反应最为敏感的

肿瘤标志物,对非小细胞肺癌患者化疗方案的选择具有一定的指导意义。Wang 等发现血清 CYFRA21-1 高表达的患者完全缓解率和部分缓解率均较低,提示 CYFRA21-1 可能是非小细胞肺癌患者放、化疗疗效评估的重要指标。

与局限期的小细胞肺癌相比,广泛期患者的 NSE 水平更高。治疗前后 NSE 水平的动态演变能够反映疾病的进展以及对治疗的反应。Bonner 等分析了 71 例广泛期小细胞肺癌患者和 50 例局限期小细胞肺癌患者经过 4～6 个周期化疗前后 NSE 水平的变化与预后的相关性指出,治疗前后 NSE 的浓度均是疾病进展和预后监测的独立影响因子。NSE 低表达组的总生存时间是高水平组的 1.74 倍,因此,NSE 表达水平的升高往往提示小细胞肺癌患者预后不良。

经过放化疗、靶向治疗或手术且疗效显著的患者血清 SCC-Ag 水平明显降低,所以 SCC-Ag 对监测肺癌疗效及评估预后方面具有重要作用。Kagohashi 等指出,SCC-Ag 的半衰期很短,在手术后第 1～3 天即开始下降,因此临床诊断肺癌复发或转移前 SCC-Ag 水平就已升高。Vassilakopoulos 还指出,SCC-Ag 水平在术前、术后降低对小细胞肺癌患者的预后均有重要意义,其中术后 SCC-Ag 下降的患者 3 年生存率显著高于术后升高者。

第四节　肺癌早期诊断的局限及展望

肺癌的具体发病机制尚不十分明确,而高发病率及高死亡率使得肺癌的早期筛查仍面临着许多未知的挑战。随着我国经济水平的快速提升,越来越多的人开始意识到定期体检的重要性,但这种现象在农村及偏远地区并不明显。临床工作中面向肺癌高危人群的筛查,常首先进行胸片或胸部 CT 检查以初步判断是否为肺癌。不可否认的是,胸部 CT 检查在早期肺癌筛查中的地位已经得到显著的提高,但是尽管如此,在 27% 阳性结果的患者中仍有 96% 为假阳性。同时,因为定期进行影像学检查不可避免的辐射暴露,而辐射又是肺癌明确的危险因素之一,所以生物标志物才是未来肺癌早期筛查手段研究的大方向。但是,组织标志物取材困难未能在极早期肺癌患者中应用,而传统的肿瘤标志物又因缺乏足够的灵敏度和特异度,仅可为肺癌的早期诊断提供参考依据,因此自身抗体、CTCs、miRNA 等生物标志物在肺癌诊断中的价值得以显现。需深入研究以寻找出一种最佳的血液标志物用于肺癌的早期筛查,进而降低肺癌的发病率和死亡率,让更多的肺癌患者获得更好的生存质量。

参考文献

[1]SUNG H, FERLAY J, SIEGEL R L, et al. Globalcancer statistics 2020: GLOBOCAN estimates of incidence and mortality worldwide for 36 cancers in 185 countries[J]. CA Cancer J Clin,2021,71(3):209-249.

[2]ABERLE D R,ADAMS A M,BERG C D,et al. Reduced lung-cancer mortality with low-dose computed tomographic screening[J]. N Engl J Med,2011,365(5):395-409.

［3］QU T,ZHANG J,XU N,et al. Diagnostic value analysis of combined detection of Trx,
CYFRA21-1 and SCCA in lung cancer［J］. Oncology Letters,2019,17(5):4293-4298.

［4］VAN ZYL A,SCHUBERT P T,KOEGELENBERG C F N. The utility of TTF-1,napsin A,
CK5 and p63 staining in the sub-classification of non-small cell carcinoma of the
lung［J］. Cytopathology,2019,30(6):586-591.

［5］GURDA G T, ZHANG L, WANG Y, et al. Utility of five commonly used immuno-
histochemical markers TTF-1,Napsin A,CK7,CK5/6 and P63 in primary and metastatic
adenocarcinoma and squamous cell carcinoma of the lung:a retrospective study of 246 fine
needle aspiration cases［J］. Clinical and translational medicine,2015,4:16.

第三章 新型肿瘤标志物的筛选和评价

鉴于肿瘤标志物对肿瘤诊断和治疗的重要性,科学家们一直都在努力寻找方便、有效的肿瘤标志物。但是,肿瘤标志物的开发和应用是一个漫长的过程,一种潜在的肿瘤标志物从发现到临床应用一般要经过多重检测、评估和验证,花费十几到几十年的时间。而且,即便在应用于临床以后,也要不间断地对其有效性进行监测,以便更好地发现问题或对检测方法进行改进。本章主要从新型肿瘤标志物的筛选、评价和常见肿瘤标志物的采集、保存等方面进行介绍和探讨。

第一节 新型肿瘤标志物的筛选

为了降低癌症的发病率和死亡率,缓解癌症带来的经济和社会负担,迫切需要新的灵敏度和特异度高的肿瘤标志物用于肿瘤预测、肿瘤分期和治疗反应监测,为癌症的精准治疗打下基础。一个理想的肿瘤标志物需要具备以下特点:①仅由肿瘤细胞产生;②与肿瘤负荷相关,可以预测肿瘤出现和肿瘤侵袭;③存在于血液或其他体液中,可定量检测,在癌症早期或临床前期就明显高于正常,且有一定的肿瘤特异性(在特定的肿瘤出现);④在健康人和良性疾病的体液中检测不到,或能检测到但含量特别低;⑤可靠、性价比高,且灵敏度和特异度强。但是,在临床应用中理想的肿瘤标志物并不存在,现有的肿瘤标志物往往会出现灵敏度和(或)特异度不高的问题(图3-1)。在实际操作中,通常会综合候选标志物的安全性、可操作性、灵敏度、特异度等情况进行全面考虑。

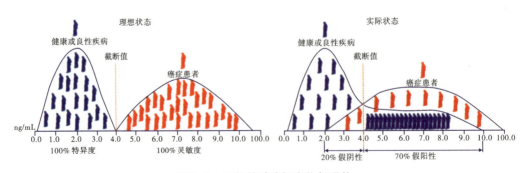

图3-1 理想的肿瘤标志物与现状

每个新的肿瘤标志物从开发到应用于临床都是一个长期的过程,一般需要10年以上。早在2001年,为了促进癌症早期检测标志物开发工作的高效性和严谨性,美国国立癌症研究院提出了指导肿瘤标志物研究工作的相关规范,即肿瘤标志物筛选和开发主要分为以下5个阶段。①临床前的探索性研究;②临床检测开发;③纵向回顾性分析研究;④前瞻性筛查研究;⑤癌症控制研究(图3-2)。各阶段之间没有严格的区别,要从一个阶段进入另一个阶段,候选生物标志物需要在不同水平上克服灵敏度、特异度和可靠性等各种分析的挑战。只有能够成功到达最后一步的生物标志物才能在临床上应用。

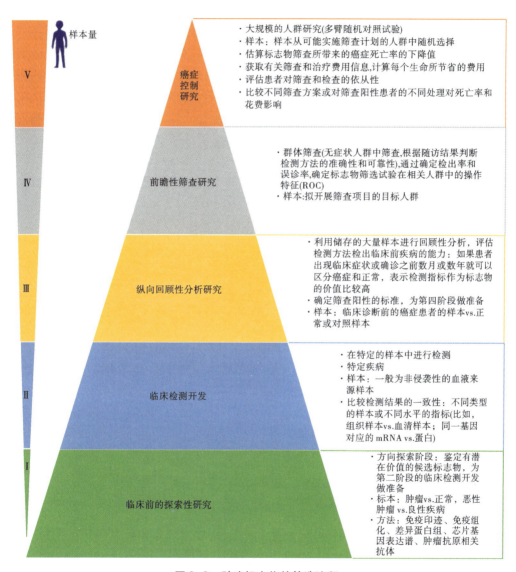

图3-2 肿瘤标志物的筛选流程

一、第一阶段:临床前的探索性研究

在这一阶段,主要任务是通过临床前的半定量研究以筛选潜在的生物分子,即候选的标志物。理论上,这些候选标志物应该具备区分癌症患者和健康人的能力,有助于开发相关的临床试验。

筛选候选标志物的方法主要有2种:基于已有知识的假设驱动法(靶向法)和基于发现的非靶向法。靶向法鉴定标志物主要基于已有的癌症生物学知识,例如已知一部分特定的分子参与了癌症形成,因而可以通过检测这些分子从中找出候选标志物。与靶向法相对应,非靶向法没有选择性,主要利用高通量的组学技术(比较基因组和比较蛋白质组研究),基于生物分子在不同状态(正常/疾病或对照/病例)之间的差异表达来筛选可能的标志物。非靶向法有其自身的优点,可以从总体分析疾病状态相对于正常状态的变化,筛选出较多的潜在标志物,但是由于候选标志物的范围较大,不太容易控制影响相关变量(标志物)的条件。另外,花费也较高。相对而言,靶向法(常用免疫印迹和免疫组化)由于选定了特定的候选检测对象,在标志物寻找的早期阶段就可以推测标志物的预期用途,也可以更好地控制影响标志物水平的各种变量。因此,靶向法目前更受欢迎。

无论选择哪种方法,都必须有科学严谨的实验设计才能实现目标。在实验设计阶段需要重点考虑以下几个方面:①需要分析的样本数量;②样本的选择和排除标准;③样本收集和处理过程中需要注意的事项;④分析方法的局限性及应对措施;⑤合适的统计学方法;⑥独立的数据集和观察者对结果进行验证。

在这一阶段需要注意以下2方面。①考虑到治疗可能会对标志物的表达量有影响,因此所用样本应在患者诊断时和治疗前获得;②这一阶段所需要的样本量与研究目的、研究指标在不同样本间的变异性有关,一般来说,指标的变化范围越广,需要的样本量越大。当研究目的是从一组候选标志物中选择一个标志物子集时,很多因素都可引起指标值的变异性,如样本中不同癌症亚型的数量和相对患病率、标志物区分不同癌症亚型的能力、研究中的标志物数量、病例和对照者的数量,以及用于选择标志物的统计算法。由于患者在人口统计学、组织学、预后、分期和检测模式等方面具有异质性,在这一探索阶段需要考虑广泛性地纳入肿瘤患者。因此,传统的基于假设统计检验的样本量计算与临床实际不符,建议使用计算机模拟的方法指导样本量的选择,也就是说,假设性研究数据的模拟研究应在合理生物模型的指导下进行,通过改变病例和对照受试者的数量,我们可以评估在什么样的样本量下,哪些候选标志物可能被选择用于进一步的研究。

二、第二阶段:临床检测开发

当一个有前景的癌症标志物被鉴定出来,下一个关键的步骤就是开发和验证一个稳健、准确和可靠的相应标志物的检测方法。这种检测方法要能用于指定样本中的标志物检测,不仅用于标志物开发过程中的临床试验,而且最终要可以用于常规的实验室检查。

肿瘤标志物从发现到应用于临床是一个漫长的过程。检测方法的开发和验证是一个迭代的过程,在每一步甚至在上市以后依然需要对其有效性进行监测。在进入临床应用之前,与其他医疗技术和干预方法一样,每一种标志物检测都要经过包括分析有效性、临床有效性和临床有用性等在内的一系列严格的检验和评估(图3-3)。

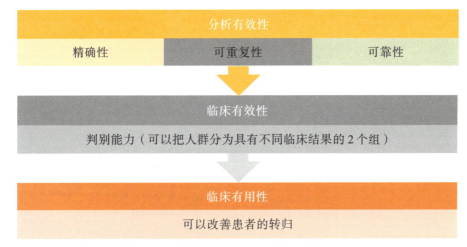

图 3-3　候选标志物检测的验证过程

　　具体而言,分析有效性是指在临床实验室样品和特定人群的代表性样本中检测的精确性和可靠性。为了开发一种可靠的标志物检测方法,至少应评估以下参数:准确性、真实性、精密度、再现性、稳健性、线性、可报告范围、参考范围、交叉反应、分析灵敏度和分析特异度以及检测下限等(表3-1)。最终,一个有用的标志物检测应该很容易在常规的临床实验室进行。

表 3-1　肿瘤标志物检测方法可靠性的评估指标

指标	定义
准确性	所得检测结果值与真实结果值的接近程度
精密度	特定条件下检测相同样本之间的一致性,取决于检测的再现性和可重复性
再现性	用来描述对不同条件下的检测
可重复性	用来描述相同条件下的检测
分析灵敏度	某种检测方法能够检测低含量生物标志物的能力
分析特异度	某种检测方法能够区分标志物与结构相似分子的能力
检测下限	检测标志物浓度接近于 0 的最低限
交叉反应	样品中一种物质对结果正确值的影响
延滞	当一部分样品或反应试剂被无意从一个检测反应沿用到另一个检测反应时产生的影响(尤其对于血液中标志物的定量检测)
线性	一种检测方法能够根据样品稀释度直接获得标志物浓度的能力
稳健性	一种检测方法在测定条件如环境温度发生变化时的精确度

　　临床有效性是指检测方法在鉴定或预测特定的临床(阶段性的或最终的)结果时具

有较强的一致性和准确性。实际上,临床的有效性要求肿瘤标志物检测可以把人群分成2种或以上具有不同生物学特性或临床结局的组。常用的评价临床有效性的方法包括灵敏度和特异度分析、受试者特征曲线(receiver operating characteristic,ROC)分析以及阳性预测值、阴性预测值分析等(图3-4)。临床有效性研究可以在临床试验、组织库或其他来源的样本中进行回顾性或前瞻性研究。

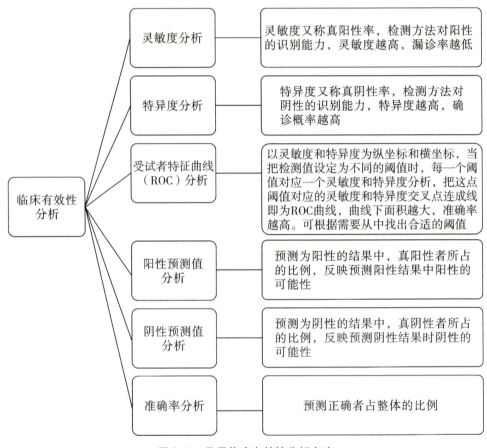

图3-4　常用临床有效性分析方法

　　最后,一个肿瘤标志物检测最终要进入临床使用,还必须具备临床有用性,即标志物检测应用于临床决策相对于常规治疗来说是更有益的,一般是指对患者生存期或无病生存期的影响。相对于分析的有效性和临床的有效性,证明临床有用性是允许肿瘤生物标志物检测在患者治疗护理中应用的关键的最后一步。

　　总体而言,评估分析有效性通常不需要从参加临床试验的患者身上采集样本,但建立临床有效性和临床有用性需要在临床试验中对患者进行研究以确定标志物、临床诊断、治疗方法和疗效之间的关系。

三、第三阶段：纵向回顾性分析研究

具备良好的临床分析结果以后，就可以使用存储的样本进行回顾性分析以确定生物标志物是否能够真正检测出相应的结果，并从中确定标志物的临界点。这就进入了第三阶段，这一阶段主要是评估标志物检测（从研究队列纵向收集和储存的样本中）检出临床前疾病的能力。相应地，标志物检测主要在来自前临床期（诊断前）的癌症患者和与其年龄相配的健康对照者的样本中进行。另外，这种纵向回顾性研究可以同时检测多个研究者感兴趣的标志物，从中筛选最有前景的标志物或者开发有效的标志物组合。

与前两个阶段不同，回顾性纵向研究需要大量样本，以确保能够进行严格的统计分析，以及反映目标人群的生物变异性。但是，标志物检测无法确定癌症在被发现时的分期或性质。

四、第四阶段：前瞻性筛查研究

这一阶段目的是确定生物标志物检测是否能在癌症的早期发展阶段被检测出来。其中，最主要的目的是通过计算检出率或阳性预测值（positive predictive value，PPV）（即患有疾病的筛查受试者中检测呈阳性的比例）以及假阳性率（即无疾病的受试者中筛查结果呈阳性的比例）来确定"相关人群中基于生物标志物的筛查试验的操作特征"，即受试者特征。这些分析方法与前一阶段都是类似的（参考图3-4），只是所分析的人群不同。在此阶段的前瞻性研究中，基于标志物检测对无症状的个体进行筛查，然后对筛查结果阳性的个体进行随访，确定其是否会患癌症，如果是，应进一步判断其分期。值得注意的是，与进行回顾性研究的前三个阶段相比，本阶段主要是对群体进行筛查，直接影响癌症的诊断和治疗。

五、第五阶段：癌症控制研究

肿瘤标志物开发的最后阶段是评估标志物检测在人群中的表现情况，大规模的人群研究旨在确定筛查试验是否能降低癌症的发病率和死亡率，减轻人群癌症负担。一个有用的标志物能影响临床决策，改善患者护理。基于真实测试结果的临床决策带来的益处必须大于基于假阳性或假阴性的决策带来的危害。在风险管理环境中，标志物应在不增加癌症死亡人数的前提下将危害和费用降到最低。

第二节　肿瘤标志物的评价指标

随着医疗技术的发展，越来越多的医学诊断技术、诊断方法和检测标志物等被应用于临床实践中，其主要目的包括增加诊断的准确性，作为临床诊疗手段的参考，评估预后

以及监测疾病治疗前后的改变等。在医疗实践中,医生会根据患者的主诉、实验室检查和影像学检查结果来综合推理判定该患者是否患有某种疾病,而诊断类似于一个分类测试,将患者与非患者、高风险者和低风险者区分开来,这种分类的标准就是诊断标准,诊断标准的界定对于临床决策是非常重要的。

一、诊断试验评价

诊断试验(diagnostic test)是指应用实验仪器设备等方法对疾病进行诊断的试验方法。诊断的依据既包括疾病史、体格检查等临床资料,也包括各种实验室检查(如生物化学、免疫学、微生物学、病理学等)、影像学检查(超声、X 射线、CT、MRI 等)、仪器检查(内窥镜,心、脑电图等)等的检查结果。而在这些临床诊断手段中,血清学标志物由于其具有检测快速、便捷、经济且伤害小的优点,非常受欢迎。在实际工作中,研究发现的各种新型标志物和临床上常用的传统标志物都可以用诊断性试验来评价其对某种疾病的诊断价值。

利用诊断性试验对标志物进行评价,首先要确定一个科学可靠的界内公认的"金标准"(gold standard),也称为标准诊断方法,这有助于临床医生正确判断疾病的正常与异常,进而区分"有病"人群和"无病"人群。对大多数疾病来说,金标准通常包括活体病理组织检查、手术探查、微生物培养、尸体解剖、长期随访等。但金标准也是相对而言的,是目前公认的最佳的诊断方法,而不是绝对最佳。有的金标准具有创伤性、费用高、费时长等问题,所以可拿金标准作为参照,或用一个与金标准严格比较过的经过大样本病例验证的诊断试验,来与新的诊断试验进行比较评价。

(一)正常与异常的概念

在临床实践中,通常患者会问自己的检查结果是正常还是异常,我们如何去界定这个标准至关重要。而诊断试验也是为了评价其判定的正常与异常同金标准诊断结果之间的一致性。所以,正常和异常的概念以及其判定标准如何界定,这是需要我们首先了解的。

一般临床检查的结果可分为 3 类。①二分类变量:如有无溃疡,有无充血。②等级变量:如尿隐血检查,在高倍镜下观察,每视野红细胞数少于 2 个即认为阴性,观察计数到 10 个为"+",20 个为"++",30 个为"+++",40 个为"++++",加号越多,表示肾的损伤越厉害。③连续型变量:如血红蛋白等。表 3-2 列出了一些常见的临床检验的结果。

表 3-2　一些临床上常见的检验结果

检验项目名称	结果	参考范围	单位
红细胞	4.08	3.80 ~ 5.10	$10^{12}/L$
血红蛋白	124	115 ~ 150	g/L
红细胞沉降率	9	0 ~ 20	mm/h
甘油三酯	1.12	0.00 ~ 1.70	mmol/L

续表 3-2

检验项目名称	结果	参考范围	单位
C 反应蛋白定量	3.6	0.0~5.0	mg/L
癌胚抗原定量	0.48	<5.00	ng/mL
尿蛋白	阴性	阴性	

对于二分类变量，一般会报告有无异常，这种直观的检查结果比较容易理解。而对于等级变量和连续型变量，需要界定其诊断标准来帮助我们理解其测量值与疾病严重程度的关系，可选定一个界值（cut-off point）作为某一指标的诊断标准，其中，了解正常和异常的界定方法有助于我们更加深刻地理解诊断试验的准确性。

诊断试验帮助临床医生判断患者是否患有该病，因此需要一个参考值来判断诊断试验的正常与异常。正常值是指正常个体中各种生理指标的数值，如血液、尿液中各种成分的含量。正常和异常是相对的概念，患者与非患者在此测量值上常常会有重叠交叉，很少有检查指标的测量值能绝对区分患者和非患者。在实际应用中，检测结果往往因人而异，同一个个体在不同时间的测量值也会不同，因此需要一个界定正常与异常的标准。

（二）确定诊断界值的方法

正常值范围也称为参考值范围（reference range）或参考区间（reference interval），是指某一项指标检测结果在绝大多数"正常人"中的分布范围，通常指 95% 的人。这里的正常人不是指身体健康无疾病的人，而是指排除了影响所研究指标的相关疾病和有关因素的同质人群。诊断试验界值的选择应权衡诊断试验的目的及漏诊或误诊带来的后果，通常的原则如下：①当漏诊和误诊同等重要时，可把诊断标准定在"灵敏度=特异度"的分界处或者约登指数（灵敏度+特异度-1）最大处；②有些疾病的早期诊断有利于患者的治疗和康复，此时应选择灵敏度高的诊断标准以尽可能多地检测出患者；③当某些疾病的治疗效果不理想，或者确诊及治疗的费用比较高时，可选择特异度较高的诊断标准，以尽量排除患者。确定诊断界值的方法通常有以下 4 种。

（1）受试者工作特征曲线，即 ROC 曲线，这是以"1-特异度"为横坐标，灵敏度为纵坐标绘制出的一条连续的曲线，是根据不同的诊断试验的诊断阈值计算出的一系列灵敏度和特异度的点的集合，常被用来确定有临床诊断价值的界值。一般 ROC 曲线左上角的拐点是灵敏度和特异度均最优的点，通常被选为诊断试验的界值，因为在此点时诊断试验的灵敏度和特异度均较高，假阳性和假阴性的总数最少。曲线下面积（AUC）反映诊断试验的诊断效率，AUC 越大反映此诊断试验的诊断效率越高。当 AUC=0.5 时，说明此诊断试验没有诊断价值；0.5<AUC≤0.7 时，说明此诊断试验的诊断准确性较低；0.7<AUC≤0.9 时，说明此诊断试验有一定的诊断准确性；0.9<AUC≤1.0 时，说明此诊断试验的诊断准确性较高。

（2）当某生理检测指标为连续型变量且符合正态或近似正态分布的情况下，采用 95% 正常人的测量值为其正常值范围。根据一个指标过大、过小是否均属于异常，决定其正常值参考范围是单侧还是双侧，若一个指标过大或者过小均为异常则用双侧参考值范围;若一个指标仅过大属于异常,则此指标的参考值范围只有上限,属于单侧参考值范围;若一个指标仅过小属于异常,则此指标的参考值范围只有下限,也属于单侧参考值范围。双侧常用"均数±1.96 标准差"表示;单侧上限则常用"均数+1.64 标准差"表示;单侧下限则常用"均数−1.64 标准差"表示。

（3）当某生理检测指标为连续型变量而不符合正态分布时,采用百分位数法确定其正常值范围,双侧用 $P_{2.5} \sim P_{97.5}$;单侧上限则常用 P_{95} 表示;单侧下限则常用 P_5 表示。

（4）利用大样本资料制定正常值范围,根据大规模人群调查结果确定试验的测定值达到需要干预的水平,根据测量结果,如果该指标服从正态分布,则采用正态分布法确定其参考值范围(公式如下)。

$$95\% 参考值范围 = \bar{x} \pm t_{0.975} \sqrt{\frac{n+1}{n}} s$$

如果某一指标的测量值不符合正态分布,可采用对数转换,转换后若为正态分布,则采用正态分布法制定其参考值范围。若仍不符合正态分布,则采用百分位数法估算其参考值范围。

二、诊断试验评价指标

诊断试验评价主要包括对诊断方法的真实性、可靠性和临床重要性(预测值)3 方面的评价。参考 ROC 曲线或正常值范围获得的诊断界值,将诊断试验的结果转化为阳性和阴性,这与受试者的真实状态(是否患病)相结合可以整理成一个四格表(表 3-3)。在此四格表的基础上来评价诊断试验正确区分患者与非患者的能力,即诊断试验的真实性(validity),又称为准确性(accuracy)或效度,反映诊断试验结果与金标准诊断的符合程度。

表 3-3　诊断试验结果与疾病是否真实存在关系

诊断试验结果	金标准诊断结果		合计
	患有目标疾病	未患有目标疾病	
阳性	a(真阳性,TP)	b(假阳性,FP)	$r_1(a+b)$
阴性	c(假阴性,FN)	d(真阴性,TN)	$r_2(c+d)$
合计	$c_1(a+c)$	$c_2(b+d)$	$N(a+b+c+d)$

(一)诊断试验的真实性评价

1.灵敏度

灵敏度(sensitivity,Se),也称为真阳性率(true positive ratio,TPR),是指由金标准判定为"有病"的病例中经诊断试验检测结果认为阳性的比例,即实际有病且被诊断试验正确判定为有病的概率。该值越大反映诊断试验鉴别出病例的能力越强。

$$灵敏度(Se) = a/(a+c) \times 100\%$$

2. 特异度

特异度(specificity,Sp),也称为真阴率(true negative ratio,TNR),是指由金标准判定为"无病"的病例中经诊断试验检测结果认为阴性的比例,即实际无病且被诊断试验正确判定为"无病"的概率。该值越大反映诊断试验鉴别出非患者的能力越强。

$$特异度(Sp) = d/(b+d) \times 100\%$$

3. 假阳性率

假阳性率(false positive ratio,FPR),也称为误诊率,是指由金标准判定为"无病"的病例中经诊断试验检测结果认为阳性的比例,即实际无病而被诊断试验错误地判定为有病的概率。该值越小反映诊断试验将非患者错误诊断为患者的程度越小。特异度与假阳性率互补,特异度越高,误诊越少。

$$假阳性率(FPR) = b/(b+d) \times 100\% = 1-Sp$$

4. 假阴性率

假阴性率(false negative ratio,FNR),也称为漏诊率,是指由金标准判定为"有病"的病例中经诊断试验检测结果认为阴性的比例,即实际有病而被诊断试验错误地判定为"无病"的概率。该值越小反映诊断试验将患者错误诊断为非患者的程度越小。灵敏度与假阴性率互补,灵敏度越高,漏诊越少。

$$假阴性率(FNR) = c/(a+c) \times 100\% = 1-Se$$

5. 约登指数

约登指数(Youden's index,YI),也称为正确诊断指数,表示诊断试验区分患者与非患者的综合能力,其值越大,该诊断试验的真实性越高。理想的诊断试验灵敏度和特异度都达到100%,此时假阳性率和假阴性率均为0,没有发生一例漏诊或者误诊。但实际上,灵敏度和特异度在一定范围内"此起彼伏",灵敏度高的诊断试验,往往特异度较差;而特异度高的诊断试验灵敏度往往较差。约登指数等于灵敏度加特异度减去1或者1减去假阳性率和假阴性率之和,该指标综合了灵敏度和特异度的信息,该值越大越好。当同时重视一个诊断试验的灵敏度和特异度时,可使用该指标。

$$约登指数(YI) = (Se+Sp)-1 = 1-(FPR+FNR)$$

6. 似然比

似然比(likelihood,LR),即患病人群中诊断试验阳性或阴性的百分比分别与非患病人群中诊断试验为阳性或阴性的百分比的比值,分为阳性似然比(positive likelihood ratio,+LR)与阴性似然比(negative likelihood ratio,−LR)。

阳性似然比是指患病人群中诊断试验阳性的百分比(灵敏度)与非患病人群中诊断试验为阳性(误诊率)的百分比的比值,说明诊断试验正确判断阳性的可能性是错误判断阳性可能性的倍数,阳性似然比越大说明诊断试验的诊断价值越高。

$$阳性似然比(+LR) = Se/(1-Sp) = [a/(a+c)]/[b/(b+d)]$$

阴性似然比是指患病人群中诊断试验阴性的百分比(假阴性率)与非患病人群中诊断试验为阴性(特异度)的百分比的比值,说明诊断试验错误判断阴性的可能性是正确判断阴性可能性的倍数,阴性似然比越小说明诊断试验的诊断价值越高。

$$阴性似然比(-LR) = (1-Se)/Sp = [c/(a+c)]/[d/(b+d)]$$

(二)诊断试验的可靠性评价

可靠性(reliability),也称信度,是指诊断试验在相同条件下,重复测量结果的稳定程度,也是诊断试验评价的重要指标。几乎所有的研究都存在测量过程中产生的各种变异,包括观察对象自身的生物学变异(包括个体变异和个体间变异)、试验方法的变异及观察者的变异。评价可靠性时主要是评价测量过程中各种变异的大小。对诊断试验的评价仅包括真实性是不够的,还必须考虑到可靠性。一个可靠性差的试验是不可取的,真实不一定可靠,反之,可靠也不一定真实。只有在可靠性良好的基础上去评价诊断试验的真实性才有实际意义。当诊断指标为定量资料时,一般采用标准差、变异系数等直接对原始数据进行分析;当诊断指标为定性资料时,采用上述四格表(表3-3)来进行评价,常观察符合率和 Kappa 值。

1. 符合率

符合率(agreement rate)是指诊断试验结果与金标准结果一致的人数占总人数的百分比。可用来评价同一研究者对同一组研究对象,或多名研究者对同一组研究对象进行诊断检测的可靠性。

$$符合率 = (a+d)/(a+b+c+d) \times 100\%$$

2. Kappa 值

当患病率较低时,符合率的使用会高估研究者间的一致性,此时应进行 Kappa 值的检验。Kappa 值是评价观察一致性的常用指标,用来评价 2 种诊断试验或 2 个研究者对同一组研究对象诊断试验结果之间的一致性,或评价同一诊断试验或同一研究者对同一组研究对象进行 2 次诊断试验结果之间的一致性。

$$Kappa 值 = [N(a+d)-(r_1c_1+r_2c_2)]/[N^2-(r_1c_1+r_2c_2)]$$

Kappa 值的大小介于-1 至 1 之间。Kappa 值等于-1,说明两次判断完全不一致;Kappa 值小于0,证明观察一致性比机遇造成的一致性还小;Kappa 值等于0,表示诊断一致性完全由机遇所致;Kappa 值大于0,证明观察一致性大于机遇造成的一致性;Kappa 值=1,说明两次判断结果完全一致。Kappa 值<0.4,说明一致性较差;0.4≤Kappa 值<0.75,说明一致性中等;Kappa 值≥0.75,说明一致性较好。

(三)诊断试验的临床重要性评价

在临床实际应用中,我们不能简单地将诊断试验的结果等同于诊断结果,即使金标准的诊断结果也不会绝对正确。在诊断试验前,临床医生根据其临床经验,结合就诊者的症状、体征、既往病史、家族史等信息对其患某病的可能性进行初步评价,即先验概率(pretest probability)。而后,就诊者进行诊断试验,医生根据诊断试验的结果对就诊者患某病的可能性大小再次进行评估,称为后验概率(posttest probability),亦称为预测值。

一项诊断试验的应用能否提高临床医生诊断某病的准确性,改善患者的预后,取决于根据诊断试验结果判断受试者患病概率的大小,即预测值的大小。阳性预测值(positive predictive value,PPV)是指在诊断试验结果为阳性的患者中,金标准证实确实"有病"的病例所占的比例。阴性预测值(negative predictive value,NPV)是指在诊断试验结果为阴性的患者中,金标准证实确实"无病"的病例所占的比例。

$$阳性预测值=a/(a+b)×100\%$$
$$阴性预测值=d/(c+d)×100\%$$

此外,预测值在实际应用中会受到患病率(p)的影响,阳性预测值与阴性预测值与患病率、灵敏度和特异度的关系如下:

$$阳性预测值=[Se×p]/[Se×p+(1-Sp)×(1-p)]$$
$$阴性预测值=[Sp×(1-p)]/[Sp×(1-p)+(1-Se)×p]$$

上述公式说明了人群在不同患病率、灵敏度与特异度的情况下,阳性预测值与阴性预测值的变化。当灵敏度和特异度一定时,疾病的患病率降低,则阳性预测值降低,阴性预测值升高;当诊断试验目标人群不变(患病率不变)时,降低灵敏度,特异度将提高,此时阴性预测值将下降,阳性预测值将升高。对于一项确定的诊断试验,当患病率为50%左右时,诊断效益最高。

三、提高诊断效率的方法

临床上对于疾病及时而合理的干预及转归和对疾病的认识程度受到诊断准确性的影响,在疾病诊断过程中临床工作者们都在努力寻找具有高灵敏度和高特异度的诊断试验方法,但实际上这种方法并不多。如何提高诊断试验的诊断效率是临床医生十分关心的问题,通常有以下几种方法。

(一)提高先验概率

当一项诊断试验的界值确定之后,其灵敏度和特异度是固定的,此时诊断试验的预测值主要受患病率的影响。由图3-5所示,在确定灵敏度和特异度的前提下,诊断试验的阳性预测值与先验概率(患病率)成正比,即阳性预测值随先验概率(患病率)的增大而增大。故若将一项诊断试验用于患病率低的人群,则阳性预测值较低,但若将其用于患病率高的人群(高危人群),则阳性预测值明显提高。因此,在临床实际应用中,我们可以先采用快速、简便、安全的诊断试验进行初步诊断,在初步结果阳性的人群中进行进一步的诊断试验,即先提高先验概率有利于提高疾病的诊断效率。一方面可以增加新发现病例的数量,另一方面可以升高阳性预测值,降低诊断试验成本。

临床上提高先验概率的方法有:建立专科门诊或专科医院;问询病史筛查高危人群、职业人群和特殊暴露人群;实行逐级转诊制度等,均可以提高就诊人群的先验概率,进而提高诊断效率。

(二)采用联合试验的方法

在临床医疗实践中,单一诊断实验往往很难同时具有高灵敏度和特异度。临床医生常常需要综合考虑多项诊断检测结果才能做出正确判断,考虑到诊断试验的客观需要及实际可能性,并且为了提高临床诊断的效率,可以采用联合诊断的方法,以克服或避免灵敏度和特异度相互约束的情况。联合试验的方式有2种:串联试验和并联试验。

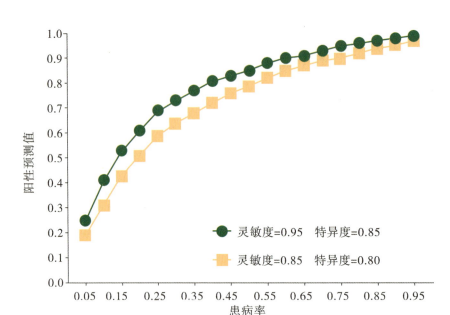

图3-5　患病率不同时阳性预测值的变化

1. 串联试验

串联试验又称系列试验（serial test），是指对患者依次进行多项诊断试验，只有全部试验的结果均为阳性才能认为诊断结果阳性；其中一项试验结果为阴性就认为诊断试验结果阴性（表3-4）。需要注意的是，串联试验是要先取得前一项试验的结果才能去做下一项，临床上通常先做较简单、安全的试验，当结果为阳性时，再做下一项比较复杂或有一定危险性的试验。比如对慢性乙肝患者，临床医生先让其进行甲胎蛋白的检测，若超出正常范围，则会要求患者进行影像学检查，这两项试验结果均出现异常，则会判断其诊断结果为阳性；若其中有一项试验结果为阴性，则医生就不能判断其诊断结果为阳性。与单项试验相比，串联试验可以提高诊断的特异度，减少误诊，但其灵敏度较低，有一定的漏诊率。

串联试验适用于以下几种情况：①单项试验的特异度都不高；②无须迅速出具诊断结果；③疾病误诊的后果很严重，需要降低误诊率。

2. 并联试验

并联试验又称平行试验（parallel test），是指同时做多项诊断试验，只要其中有一项试验结果为阳性就认为诊断结果阳性；所有试验结果阴性才能认为诊断试验结果阴性（表3-4）。与单项诊断试验相比，并联试验可以提高疾病的检出率，即可以提高诊断试验的灵敏度，减少漏诊的情况，但会增加误诊的概率，降低特异度。

并联试验适用于以下几种情况：①单项试验的灵敏度都不高；②急需做出临床诊断，如对急症患者的快速诊断；③此疾病对人群的影响很大，漏诊一个的后果很严重，要尽量降低漏诊率。

表3-4 联合试验的判断方法

联合试验方法	各项诊断试验的结果		判断结果
	诊断试验1	诊断试验2	
	+	+	+
并联试验	+	−	+
	−	+	+
	−	−	−
	+	+	+
串联试验	+	−	−
	−	不用再做	−

3. 数据挖掘

随着大数据时代的到来,数据挖掘已经在医学领域得到逐步运用,利用统计学中机器学习的方法构建诊断模型去诊断疾病可以显著提高诊断效能。数据挖掘(data mining)是能够从大量复杂的随机数据中寻找规律,提取出潜在的有用信息及知识的技术。利用大数据挖掘技术可以提取数据中未知的某些共同特征来进行预测,这为分析肿瘤领域的相关数据提供了新的途径。下面简单介绍几种建立肺癌诊断模型的机器学习技术。

(1) Logistic 回归模型:Logistic 回归模型是二进制分类任务中最常用的机器学习算法之一,适用于因变量为分类变量的数据资料,通过最大似然比法来估计回归系数,以事件发生概率和不发生概率之比的对数为因变量来进行线性拟合。主要是用来对多因素影响的事件进行概率预测。因变量为是否患某种疾病,自变量为影响疾病的因素。比如各种生物标志物在研究对象中的表达含量,以此来构建相应的 Logistic 回归预测方程,计算出每个研究对象可能被诊断为该病的预测概率。使用 ROC 曲线分析每个生物标志物对该病的诊断价值。此外,可以以预测概率为基础设置诊断界值,判断各生物标志物用于诊断该病的灵敏度和特异度,对诊断模型进行评价。后续模型的诊断预测和诊断评价的方法均与此相同。

(2) LASSO(least absolute shrinkage and selection operator)回归模型:LASSO 回归模型是弹性网络模型(Elastic Net)广义线性家族中的一员。随着高通量技术的迅猛发展,经典的统计学方法如逐步法、最小二乘法、参数估计在使用中会出现两大问题:过度拟合和共线性。LASSO 模型可以假定真实潜在的模型与结果变量相关的预测变量很少,在模型参数估计过程中加入一个参数 λ 规范模型的系数和权重,初步分析所有特征变量的回归系数与 λ 的关系,通过验证选取 λ 值来构建最佳模型,可以避免因多重共线性引起模型的过度拟合。LASSO 回归模型应用范围较广,因变量可以是二分类变量、连续变量甚至生存资料,适用于变量数多的数据资料。通过 LASSO 回归模型回归系数和 λ 值,可以构建最佳预测模型。

(3) 人工神经网络模型(artificial neural network,ANN):人工神经网络可以模拟人类大脑处理信息的生物神经网络结构与功能,是生物神经网络的仿真。ANN 模型包括输入层、隐藏层和输出层,每一层都包括多个神经元作为非线性求和的计算节点。神经网络可以将这些计算节点紧密连接起来,就像人类的大脑。它可以比传统的统计方法更好地挖掘隐藏在大数据中的大量真实有用的信息,在一定程度上具有智能水平,被广泛用于医学研究如疾病的诊断、转归和预后的预测。在神经网络中,神经元就是计算的最小单元,可接受其他神经元的参数输入,经过计算之后输出最后的结果,属于非线性统计数据建模工具。

(4)贝叶斯网络模型(Bayesian networks,BN):贝叶斯网络又称信度网、概率网,是一种基于概率推理的图形化网络,它是一个有向无环图,由代表变量节点及连接这些节点的有向边构成。其中,节点代表随机变量,有向边代表这些节点间的相互关系,用条件概率表达关系的强度,适用于分析概率性和不确定性的事件,可以从不完全、不确定的数据信息中做出推理。它既利用图的直观性来描述变量间的直接和间接关系,又利用概率的可传播性,通过利用网络结构从而降低了推理难度。在医学研究领域,BN 模型已广泛应用于疾病诊断、临床决策、系统生物学、多种疾病之间的相互作用以及疾病的因果效应等研究。

(5)支持向量机模型(support vector machine,SVM):支持向量机旨在多维空间中找到一个能将全部研究对象分为两类的最优平面,这一平面应使两类中距离最近的点的间距尽量大,是一个既可以用于分类也可以做回归的机器学习模型。SVM 属于一类按监督学习方式对数据进行二元分类的广义线性分类器,它遵循结构风险最小化准则来构建,而且针对有限样本仍可获取最佳结果。

(6)Fisher 判别分析:Fisher 判别分析是一种极其适用于统计数据分析的方法。特点是根据已掌握的样本信息对其进行分类,总结目标分类的规律性,建立判别公式和判别准则。遇到新的样本时可以快速判断其所属类别。

(7)经典决策树模型(decision tree,DT):决策树模型属于非参数模型的一种,其结构简单、搜索效率高,主要步骤包括收集需要决策的对象即样本;根据特征的重要程度构建子节点;根据特征的条件区别来划分数据集。经典决策树模型的基本思想就是先选定一个重要的预测特征变量,以此来将全部研究对象分为两类,实现最大纯度化,然后再分别在子类别中选定次要的预测特征变量,直至子类别中的样本例数过少或者纯度已达设定好的阈值,最后根据每个子类别中的众数来决定该子类别的属性。该模型非常稳定,仅需要少量的训练集,并且该模型提取的子类别具有非常直观的解释,很容易理解。

(8)随机森林模型(random forest,RF):如果说决策树模型是根据预测变量所构建出的一个最优解的树,那么随机森林模型则是充分利用预测变量构建出多个决策树模型,是为了提高分类的准确率而将多个决策树模型进行汇总。它可以利用多棵决策树对样本进行训练和预测。随机森林的构建包括数据选取的随机性和预测特征选取的随机性。对样本数量和特征变量进行随机抽样,构建出大量的决策树模型,针对其中每一个样本都进行判断和分类,这样其子类别的众数就为该样本的类别。随机森林模型可以用于处理有大量缺失值的数据,尤其适用于样本量大、变量多的数据。

四、临床评价中存在的问题及解决办法

(一)偏倚

诊断试验中的各组研究对象,如病例组和健康对照组,在相互比较时会产生偏倚或系统差异,这是临床评价中最常见的一个问题。偏倚是指在研究进行的过程中所产生的系统误差,包括从研究设计、实施到数据处理、分析的各个阶段中,片面地对结果进行解释、推论所导致的研究结果与真实情况之间出现的倾向性的差异,最终基于此而错误地判断了标志物与疾病之间的联系。实际上,偏倚的存在可能会产生与临床实际无关的阳性结果,而且这种结果是不可被重复的。例如:诊断试验的样本都是从现有的不同来源的样本中直接获取的,这些样本可能因年龄、性别或其他因素等存在不匹配的情况,无可避免会产生偏倚。而研究对象两组之间标志物表达水平的差异可能是由于上述不匹配的情况造成的,而不是疾病本身的差异造成的。除此之外,样本在运输、处理和储存条件等方面的差异也会造成偏倚。

为了消除标志物在临床验证研究中产生的偏倚,建议进行巢式病例对照研究。即在确定某种疾病诊断之前,前瞻性地对样本进行收集,采用盲法回顾性评估(prospective specimen collection and retrospective blinded evaluation,PRoBE),得到结局之后再从研究对象中选择病例和对照样本,这种方法可以最大限度地减少基线不平等的问题。对于研究者来说,只有在不清楚疾病状态或结局的情况下收集样本,选择研究对象和样本才能做到完全客观。此外,对病例和对照样本进行同样的处理也有助于消除系统误差。

(二)过度拟合

在蛋白质组学和基因组学的研究中,可以同时测量小样本患者的数千个变量,所生成的海量数据被用来针对疾病进行建模。这些模型随后又被用于预测各种临床参数,如生存时间。一些基于回归的统计方法通常被用于对多变量研究进行建模,但由于高通量技术产生的变量数量远远超过了所检测样本的数量,因此容易产生过度拟合,这可能导致在研究人群中发现或预测的模型不能用于不同的研究人群。也就是说,通过一个研究人群所推导出来的一种研究模型,在另外一批不同的人群中可能无法得到验证。不过,通过适当的内部和外部的验证研究可以避免这种模型过度拟合。

通过将研究人群分为两个独立的研究群体可以实现内部验证。其中一组定义为训练集,用于构建模型,然后使用另外一组独立的人群即验证集用来检测该模型在独立于训练集的人群中是否同样有效。两个群体都应与要应用该模型的群体相似。或者可以使用不同的训练集和验证集来反复进行交叉验证。完全不同于此研究人群的外部验证也是必须的。尤其是在不同的地点或者时间点,进行的外部验证越多,该模型越有说服力。为了确保获得准确和独立的结果数据,用于外部验证的样本要足够多,使得该研究有足够的统计功效。

（三）多样性

除了研究大量生物标志物时可能出现的问题之外,由于其他多样性的存在,如疾病分层分析和使用几个不同研究终点等(总生存期、无进展生存期、客观反应率、反应持续时间),还可能出现进一步的统计问题。虽然多样性是普遍存在的,但在实际工作中经常不会被认识或者不进行报告。为了最大限度地减少多样性的潜在问题,必须根据研究目的和方法进行研究,事先设计好操作流程。此外,除了应报告所有研究进行的步骤,也要报告研究已完成的步骤。

第三节　常见循环标本的采集和保存

一、常见的循环标本

常见的循环肿瘤标志物的标本来源主要是血液。根据标志物的特性不同,所需要的血液标本有所差异,其中最常见的是全血、血浆、血清和白细胞,具体差异如下。

①全血:是来自静脉、动脉或毛细血管的血样,和体内状态相比,全血中的细胞与细胞外成分的浓度与特性保持相对不变。②血浆:是全血经抗凝处理后,通过离心沉淀,所获得的不含细胞成分的上清液体,其中含有纤维蛋白原。③血清:在凝血过程中,血浆中的纤维蛋白原转变为不溶的血纤维,血纤维交织成网,将很多血细胞网罗在内,形成血凝块。血液凝固后,血凝块又发生回缩,并释放出淡黄色液体,称为血清,其中已无纤维蛋白原。④白细胞:是血液中的一类细胞,根据形态特征可分为粒细胞、淋巴细胞和单核细胞。

二、全血的采集与保存

测定全血中相关指标如循环肿瘤细胞(CTCs)时,首先需要收集抗凝全血。

标本采集后,轻轻颠倒至充分抗凝,可直接定量吸取全血,用冷蒸馏水制备溶血液后用于不同指标的检测;也可定量吸取全血,转入 EP 管,低温冻存(温度越低越好),测定之前解冻并按比例加入冷蒸馏水制成溶血液用于检测。

三、血浆的采集和保存

血浆可以用于常见肿瘤标志物 AFP、CEA、CA125 等以及游离循环肿瘤 DNA(ctDNA)的检测。血浆采集首先也需要收集抗凝血,采集和保存的具体流程如图 3-6。

采集抗凝全血
・采集适量(一般为5 mL)全血至抗凝管后需立即离心,离心条件为：离心力815 g,时间10 min,温度为4 ℃。

提取血浆
・离心后上部清液为血浆,用移液器取上部清液血浆至消毒离心管中,剩余部分保留用作分离白细胞。

二次离心
・把装有血浆的消毒离心管进行二次离心,离心条件为：离心力2 500 g时间10 min,温度为4 ℃。
・血浆进行二次离心的目的是为了去除所有的细胞污染物,使得所得到的血浆适合做DNA的分析。

分装血浆
・把离心后的上清液分装至5 支可立冻存管中,每支0.5 mL。

速冻
・血浆分装至冻存管后应立即竖直置于液氮罐中速冻,速冻时间约30 s。

储存
・速冻后转运储存在液氮罐或−80 ℃冰箱中。

图 3-6　血浆的采集与保存

在操作过程中,需要注意:①全血采集到抗凝管后应尽快离心分离,若不能立即分离,从采集到分离的时间不应超过 1 h,应在低温条件下保存和转运,并做好时间和温度的记录。②离心机使用时应注意安全,保持离心机的平衡。③为保证所分离的血浆中已经去除所有的细胞污染物,对第一次和第二次离心后的试管都要轻拿轻放,避免扰动。④离心管、枪头和冻存管必须消毒并保持洁净,避免污染。

四、血清的采集和保存

目前,血清是最常用于肿瘤标志物检测的标本。血清中不含纤维蛋白原,需要非抗凝血。其具体采集和保存流程如图 3-7,操作过程中注意事项与血浆类似。

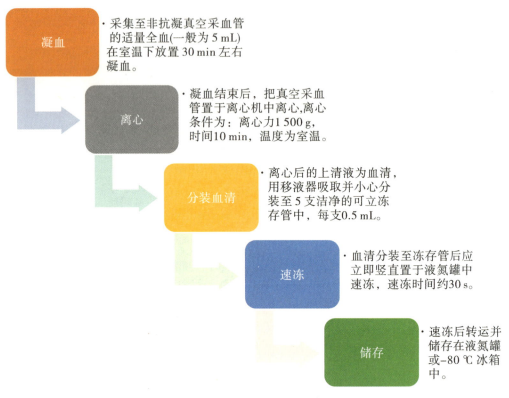

图 3-7　血清的采集与保存

五、白细胞的采集和保存

白细胞采集也需要抗凝血,具体流程如图3-8。

操作过程中,需注意:①全血采集到抗凝管后应尽快离心分离,若不能立即分离,从采集到分离的时间不应超过1 h,应在低温条件下保存和转运,并做好时间和温度的记录。②离心机使用时应注意安全,保持离心机的平衡,第二次离心(铺血后的离心)时应注意,离心结束后应该让离心机自然降速,而不要使用"brake"。③若所得到的细胞需用于培养等研究,则分离操作都应采用无菌操作,在超净台中进行。④由于二甲亚砜(DMSO)在常温下对细胞有较大的毒性,所以,加入的冻存剂保护液需预先配置好并冷冻,在加入冻存剂保护液后的操作也应该严格在冰上进行。

采集抗凝全血
- 采集适量(一般为5 mL)全血至抗凝管后需立即离心,离心条件为:离心力815 g,时间10 min,温度为4 ℃

提取白细胞
- 离心后上部清液为血浆,在超净工作台内用移液器吸取上部清液血浆,剩余部分加入预热后的RPM1640细胞培养液进行1:1稀释

铺血
- 取3 mL淋巴细胞分离液加入15 mL无菌离心管的管底,然后用无菌玻璃移液管吸取稀释后的血液样品,沿管壁缓慢铺到淋巴细胞分离液上面,勿打乱液层界面

离心
- 把铺好血后的离心管拧紧,然后立即放入离心机中离心,离心条件为:离心力450 g,时间30 min,温度为室温。注意离心结束后让离心机自然降速

吸取
- 离心后管底是红细胞,中间层是淋巴细胞分离液,最上层是剩余的血浆和RPM1640细胞培养液,最上层与分离液之间是一薄层较致密的白膜,含所需要的白细胞。用玻璃吸管插入该细胞层并吸取该层细胞至另一装有5 mL PBS溶液的离心管中,尽可能少地吸入中间层(淋巴细胞分离液层)

离心和洗涤
- 把离心管拧紧,然后立即放入离心机中离心,弃去离心后的上清液,加入5 mL PBS溶液再次洗涤和离心,离心条件为:离心力450 g,时间10 min,温度为室温

保存
- 洗涤后的细胞可使用程序降温保存
- 程序降温:弃去离心后的上清液,在剩余的细胞液中加入冷冻的冻存剂保护液(10%DMSO+20%FCS+RPM1640)3 mL,温和混匀,操作应置于冰上→把3 mL含有细胞的混合液用移液器吸取并小心分装至3支可立冻存管中,每支1 mL分装操作应置于冰上→分装好可立冻存管立即置于程控降温仪上进行降温,降温速度为每分钟降1 ℃,直至-80 ℃→降温结束后,冻存管转运储存在液氮罐中
- 洗涤后的细胞经RNAlater处理后保存
- 弃去离心后的上清液,加入3 mL的RNAlater溶液重悬沉淀细胞,用移液器吸取并小心分装至3支可立冻存管中,每支1 mL→分装后冻存管立即置于4 ℃冰箱过夜→后转运储存在-20 ℃冰箱中储存

图3-8 白细胞的采集和保存

参考文献

[1] PEPE M S, ETZIONI R, FENG Z, et al. Phases of biomarker development for early detection of cancer[J]. J Natl Cancer Inst,2001,93(14):1054-1061.

[2] SIMON R, ROYCHOWDHURY S. Implementing personalized cancer genomics in clinical trials[J]. Nat Rev Drug Discov,2013,12(5):358-369.

[3] MASUCCI G V, CESANO A, HAWTIN R, et al. Validation of biomarkers to predict response to immunotherapy in cancer: volume I - pre - analytical and analytical validation[J]. J Immunother Cancer,2016,49(1):76.

[4] ZHANG C, YIN K, LIU S Y, et al. Multiomics analysis reveals a distinct response mechanism in multiple primary lung adenocarcinoma after neoadjuvant immunotherapy[J]. J Immunother Cancer,2021,9(4):e002312.

[5] ROUNIS K, SKRIBEK M, MAKRAKIS D, et al. Correlation of clinical parameters with intracranial outcome in non-small cell lung cancer patients with brain metastases treated with Pd-1/Pd-L1 inhibitors as monotherapy[J]. Cancers (Basel),2021,13(7):1-13.

[6] JIANG P, LIU X S. Big data mining yields novel insights on cancer[J]. Nat Genet,2015, 47(2):103-104.

[7] ALIZADEHSANI R, ROSHANZAMIR M, ABDAR M, et al. A database for using machine learning and data mining techniques for coronary artery disease diagnosis[J]. Sci Data, 2019,6(1):227.

[8] CARDOSO S, AFONSO T, MARASCHIN M, et al. WebSpecmine: a website for metabolomics data analysis and mining[J]. Metabolites,2019,9(10):237.

[9] MUELLNER M K, DUERNBERGER G, GANGLBERGER F, et al. TOPS: a versatile software tool for statistical analysis and visualization of combinatorial gene - gene and gene-drug interaction screens[J]. BMC Bioinformatics,2014,15:98.

[10] MU L, DING K, TU R, et al. Identification of 4 immune cells and a 5-lncRNA risk signature with prognosis for early-stage lung adenocarcinoma[J]. J Transl Med,2021,19 (1):127.

[11] ZHANG Z, SEIBOLD H, VETTORE M V, et al. Subgroup identification in clinical trials: an overview of available methods and their implementations with R[J]. Ann Transl Med, 2018,6(7):122.

[12] XU R H, WEI W, KRAWCZYK M, et al. Circulating tumour DNA methylation markers for diagnosis and prognosis of hepatocellular carcinoma[J]. Nat Mater, 2017, 16 (11): 1155-1161.

[13] ZENG D, ZHOU R, YU Y, et al. Gene expression profiles for a prognostic immunoscore in gastric cancer[J]. Br J Surg,2018,105(10):1338-1348.

［14］BAGANTE F,SPOLVERATO G,RUZZENENTE A,et al. Artificial neural networks for multi－omics classifications of hepato－pancreato－biliary cancers：towards the clinical application of genetic data［J］. Eur J Cancer,2021,148:348－358.

［15］PARIKH S A,GOMEZ R,THIRUGNANASAMBANDAM M,et al. Decision tree based classification of abdominal aortic aneurysms using geometry quantification measures［J］. Ann Biomed Eng,2018,46(12):2135－2147.

［16］DAYHOFF J E,DELEO J M. Artificial neural networks：opening the black box［J］. Cancer,2001,91(8 Suppl):1615－1635.

第四章 血清、血浆蛋白标志物

自人类基因组计划顺利完成,探究基因组所蕴含的生物学意义,阐明基因组的生物学功能,已经成为生命科学的研究热点。蛋白质作为人体中执行各种生命活动的主要物质,其表达情况、结构和功能的改变以及蛋白质之间的相互作用都充分反映着生命活动的变化。近年来,高通量和自动化的分离、鉴定技术平台相继出现,越来越多的研究通过蛋白质组学技术探究疾病的发生发展。此外,血清、血浆是临床检查最主要的样本来源,对疾病诊断和疗效监测等具有重要意义,在临床应用上也更有前景。本章旨在介绍新型血液蛋白标志物的筛选和检测技术以及肺癌相关研究进展。

第一节 蛋白标志物的相关概念

一、蛋白质的定义

蛋白质(protein)是生命的物质基础,属于有机大分子,是构成细胞的基本有机物,也是生命活动的主要承担者。没有蛋白质就没有生命,机体中的每一个细胞和所有重要的组成部分都有蛋白质参与。蛋白质占人体重量的 16%~20%,种类很多,且性质、功能各异,但都是由 20 多种氨基酸按不同比例组合而成,并在机体内持续不断地进行代谢与更新。

蛋白质在细胞和生物体的生命活动过程中起着十分重要的作用。生物的结构和性状都与蛋白质有关,蛋白质还参与基因的表达调节以及细胞中氧化还原、电子传递、神经传递乃至学习和记忆等多种生命活动过程。细胞和生物体内各种生物化学反应中起催化作用的酶主要是蛋白质。许多重要的激素,如胰岛素和胸腺激素等也都是蛋白质。

二、蛋白质组的定义

蛋白质组(proteome)的概念最先由 Marc Wilkins 提出,指由一个基因组(genome),或一个细胞、组织表达的所有蛋白质。蛋白质组的概念与基因组的概念有许多差别,随着组织,甚至环境状态的不同而改变。在转录时,一个基因可以有多种 mRNA 剪接形式,一个蛋白质组不是一个基因组的直接产物,蛋白质组中蛋白质的数目有时可以超过基因组的数目。在基因表达调控的影响下,基因表达存在时间、空间、个体间的差异,也就是说,即使在同一个体内,不同时期和不同的生理状态下基因表达的情况也不一样,因此蛋白质组是一个动态的概念。

三、蛋白质组学的定义

蛋白质组学(proteomics)又译作蛋白质体学,是以蛋白质组为研究对象,研究细胞、组织或生物体中蛋白质组成及其变化规律的科学。蛋白质组学本质上指的是在大规模水平上研究蛋白质的特征,包括蛋白质的表达水平、翻译后的修饰、蛋白与蛋白的相互作用等,由此获得对蛋白质水平上的关于疾病发生、细胞代谢等过程的整体而全面的认识。蛋白质组的研究不仅能为理解生命活动规律提供理论基础,也能为众多疾病机制的阐明及攻克提供理论依据和解决途径。通过对正常个体及病理个体间蛋白质组的比较分析,我们可以找到某些"疾病特异性的蛋白质分子",它们可成为药物设计的新靶点,或者成为疾病早期诊断的分子标志物。事实上,目前大部分药物本身或其作用靶点大多为蛋白质分子。

随着人类基因组计划的实施和推进,生命科学研究已进入后基因组时代。在这个时代,生命科学的主要研究对象是功能基因组学,包括结构基因组学研究和蛋白质组学研究等。尽管现在已对多个物种的基因组进行测序,但在这些基因组中通常有一半以上基因的功能是未知的。目前功能基因组研究中所采用的策略,如基因芯片、基因表达序列分析(serial analysis of gene expression,SAGE)等都是从细胞中 mRNA 的角度来考虑的,其前提是细胞中 mRNA 的水平反映了蛋白质表达的水平。但事实并不完全如此,从 DNA 到 mRNA 再到蛋白质存在 3 个层次的调控,即转录水平的调控(transcriptional control)、翻译水平的调控(translational control)和翻译后水平的调控(post-translational control)。从mRNA 角度考虑,实际上仅包括了转录水平调控,这并不能全面代表蛋白质表达水平。实验也证明,组织中 mRNA 丰度与蛋白质丰度的相关性并不高,尤其对于低丰度蛋白质来说,相关性更低。更重要的是,蛋白质复杂的翻译后修饰、蛋白质的亚细胞定位或迁移、蛋白质-蛋白质相互作用等则几乎无法从 mRNA 水平来判断。

蛋白质作为生理功能的执行者,是生命现象的直接体现者,对蛋白质结构和功能的研究将直接阐明生命在生理或病理条件下的变化机制。蛋白质本身的存在形式和活动规律,如翻译后修饰、蛋白质间相互作用以及蛋白质构象等问题,仍依赖于直接对蛋白质的研究来解决。虽然蛋白质的可变性和多样性等特殊性质导致了对蛋白质的研究技术远远比对核酸的研究技术要复杂和困难得多,但正是这些特性参与和影响着整个生命过程,而传统的对单个蛋白质进行研究的方式已无法满足后基因组时代的要求。另外,生命现象的发生往往是受到多因素影响的,必然涉及多个蛋白质;多个蛋白质的参与可以是交织成网络的,或平行发生,或呈级联因果;在执行生理功能时蛋白质的表现是多样的、动态的,并不像基因组那样是基本固定不变。因此为了全面和深入地认识复杂的生命活动,必然要在整体、动态、网络的水平上对蛋白质进行研究。于是在 20 世纪 90 年代中期,国际上产生了一门新兴的学科——蛋白质组学,它以细胞内全部存在的蛋白质及其活动方式为研究对象。可以说蛋白质组学研究的开展不仅是生命科学研究进入后基因组时代的里程碑,也是后基因组时代生命科学研究的核心内容之一。

因此,研究蛋白质组学不仅是探索生命奥秘的必需工作,也可以为人类的健康事业带来巨大的利益。

四、血清、血浆蛋白质组学

迄今为止,蛋白质组学已成为生物学研究的基础组成部分,特别是在人类蛋白质组组织提出的人类血浆蛋白质组计划启动后,蛋白质组学被认为是发现新的生物标志物和个性化治疗的关键方法。作为反映治疗干预的致病过程和药理学反应的指标,生物标志物使我们能够准确预测疾病病理生理过程,并了解治疗对患者的具体影响。其中最重要的问题之一就是如何选择合适的生物材料进行分析。

为了将肿瘤的早期检测更广泛地应用于临床,目前迫切需要一种简单、便捷、覆盖面广且可被普遍接受的无创采样方法。因此,血清、血浆被认为是蛋白质组学分析的合适基质,其有望实现癌症生物标志物的全面筛查和识别,甚至可能彻底改变癌症的诊断以及实现个性化医学。首先,血液具有复杂的蛋白质组,它反映了机体各组织的蛋白质组亚群。人体有长度超过 96 000 km 的血管,包括静脉、动脉和毛细血管,血液流经每一个组织和器官,血液成分的改变暗示着患者的身体状况变化情况。其次,血清、血浆很容易通过使用标准操作规程获得。这种基本无创的、可为人们接受的采样方法能够广泛地应用于临床是非常重要的,与骨髓穿刺等其他组织采样方法相比,采集血液样本因痛苦较小更易被患者普遍接受。再次,血清、血浆的动态特性反映了患者不同的生理状态,从而有可能在时间和空间上监测疾病的进展,进而对肿瘤发生、发展过程中分子的动态改变有更全面的了解。最后,血液检测已被引入常规生化分析,并建立了一些关键技术,例如从血浆中可获得人静脉免疫球蛋白等临床治疗中有价值的成分等,使其成为一种有价值的、可获得的生物资源。因此,总的来说,人类血清、血浆的蛋白质组学分析,或合适的相关的动物模型系统,为癌症生物标志物的发现提供了一个有发展的前景。

血清、血浆中蛋白质的来源多种多样,固体组织特别是肠和肝脏可以分泌大量的蛋白质至血清、血浆中执行其功能,其中白蛋白是含量最丰富的蛋白,约占血浆总蛋白含量的一半。由于高丰度蛋白在癌症发生过程中很少发生变化,因此肿瘤组织分泌的低丰度蛋白具有极好的生物标志物潜力。随着组织损伤和细胞凋亡,在细胞内起作用的胞内蛋白也可能释放到血液中,这些组织泄漏产物可以作为反映因肿瘤形成而导致的组织损伤的生物标志物。其中,受体配体作为重要的上游信号分子,在特异性肿瘤相关通路的激活中发挥重要作用,是很有前景的肿瘤检测生物标志物。有时,侵入性病原体会将外来蛋白质带入血液,虽然这些外源蛋白质似乎与肿瘤的发生没有关联,但某些与癌症相关的感染有可能评估肿瘤的风险。机体有大量的免疫球蛋白(可能超过 1 000 万种不同的序列),其中有一些可能是与肿瘤发生、发展相关的。大多数蛋白既有其前体形式,也有剪接变体(例如,糖基化、磷酸化、乙酰化、甲基化、泛素化和羟基化),这些异常现象可能意味着肿瘤特异性的存在。

第二节　新型蛋白标志物高通量筛选技术

蛋白质组学技术的出现使得对血清、血浆蛋白质组的广泛研究成为可能，这为发现新的癌症生物标志物打开了一扇窗。多种新型蛋白标志物高通量筛选技术在癌症生物标志物的发现方面有广泛的应用，如图4-1所示为4种主要的蛋白质组学技术。

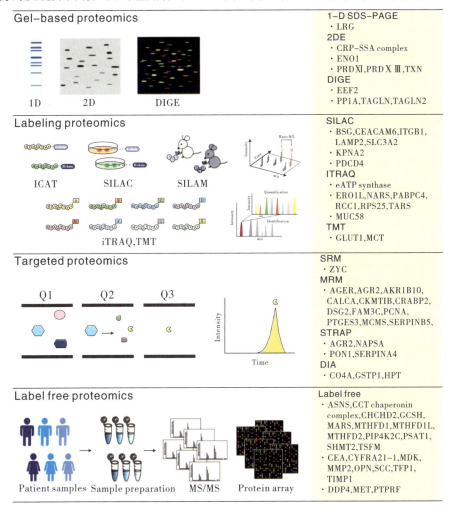

图4-1　4种主要的蛋白质组学技术：基于凝胶、标记、无标记以及靶向蛋白质组学

注：Gel-based proteomics：基于凝胶的蛋白质组学；DIGE：Difference in gel electrophoresis，差异凝胶电泳；Labeling proteomics：标记蛋白质组学；ICAT：Inhibitor of beta-catenin and T cell factor，β-连环蛋白和T细胞因子抑制剂；SILAC：Stable isotope labeling by amino acids in cell culture，细胞培养条件下稳定同位素标记技术；SILAM：Stable isotope labeling in mammalians，哺乳动物的稳定同位素标记；iTRAQ：isobaric tags for relative and absolute quantification，同位素标记相对和绝对定量；TMT：Tandem mass tags，串联质谱标签；Targeted proteomics：靶向蛋白质组学；Label free proteomics：无标记蛋白质组学；Patient samples：患者样本；Sample preparation：样本准备；MS/MS：Tandem mass spectrometry，二级质谱；Protein array：蛋白芯片（图片来源：Cheung C H Y, Juan H F. Quantitative proteomics in lung cancer[J]. J Biomed Sci. 2017,24（1）:37.）。

一、双向凝胶电泳技术

双向凝胶电泳(two dimensional-polyacrylamide gel electrophoresis, 2D-PAGE)是基于蛋白质的等电点与分子量的不同,用等电聚焦和聚丙烯酰胺凝胶电泳(sodium dodecyl sulfate-polyacrylamide gel electrophoresis, SDS-PAGE)技术把复杂的蛋白混合物在二维平面上分开。此方法经过多方面改进已成为近年来研究蛋白质组最有价值的核心筛选方法。该方法的基本原理如下。

第一向分离——等电聚焦:蛋白质是两性分子,在不同的 pH 环境中可以带正电荷、负电荷或不带电荷。对于每个蛋白质来说都有一个特定的 pH,当蛋白质的静电荷为零时的 pH 值即为该蛋白质的等电点(pI)。将蛋白质样品加载至 pH 梯度介质上进行电泳时,它会向与其所带电荷相反的电极方向移动。在移动过程中,蛋白分子可能获得或失去电子,并且随着移动,该蛋白质所带的电荷数和迁移速度逐渐下降。当蛋白质迁移至其等电点 pH 位置时,其净电荷数为零,在电场中不再移动。聚焦是一个与 pH 相关的平衡过程,蛋白质以不同的速率靠近并最终停留在它们各自 pI 值的位置。在等电聚焦的过程中,蛋白质可以从各个方向移动到它的恒定位点,即等电点处。

第二向分离——SDS-PAGE:双向电泳的第二向过程是将胶条中经过第一向分离的蛋白质转移到第二向 SDS-PAGE 凝胶上,此时根据蛋白质分子量大小进行与第一向相垂直的分离。蛋白质与十二烷基硫酸钠(SDS)结合形成带负电荷的蛋白质 SDS 复合物。由于 SDS 是一种强阴离子去垢剂,所带的负电荷远远超过蛋白质分子原有的电荷量,能消除不同分子之间原有的电荷差异,从而使得凝胶中电泳迁移率不再受蛋白质原有电荷的影响,而主要取决于蛋白质分子的质量大小,其迁移率与分子量的对数呈线性关系。在蛋白质组研究中,需要在同样的条件下同时进行多块胶的凝胶电泳,这对凝胶与凝胶之间的比较(即实验组与对照组的比较)十分重要。

经过双向凝胶电泳之后,凝胶上的蛋白质点可以通过质谱来识别鉴定。这项技术可以分离具有良好分辨率的复杂样品,并同时对多个凝胶的蛋白点进行比较。但仍存在局限性,例如对非常低或非常高分子量和等电点的蛋白质的敏感性小、样品盐含量高、膜蛋白质表达不足等。

二维差异凝胶电泳(2D-DIGE)是基于 2D-PAGE 的一种改良方法。在进行 2D-PAGE 前,用荧光染料(Cy3,Cy5 和 Cy2)来标记来自实验、对照和参考样本的蛋白质。虽然与 2D-PAGE 具有相同的局限性,但其优势在于可以分析同一凝胶中的不同样品,评价同一凝胶中的定量差异。此外,人机体内存在的微量蛋白往往是重要的调节蛋白,要想筛选出这些蛋白还需要增加双向凝胶电泳的灵敏度。除此之外,最有潜力的是把介质辅助的激光解吸或离子化质谱用到 PVDF 膜上,但当前的技术还不足以检出拷贝数低于 1 000 的蛋白质。因此,要获得高质量的双向凝胶电泳结果,不仅需要精湛的技术,更迫切需要全自动二维电泳仪。

二、蛋白质谱技术

蛋白质谱技术(protein mass spectrometry)是一种将质谱仪用于研究蛋白质的技术,即用电场和磁场将运动的粒子按它们的荷质比分离后进行检测的方法。其基本原理是:蛋白质经过蛋白酶的酶切消化后形成肽段混合物,在质谱仪中肽段混合物电离形成带电离子,质谱分析器的电场、磁场将具有特定质量与电荷比值(即质荷比,M/Z)的肽段离子分离开来,经过质量分析器可分析出每个肽段的质荷比,得到蛋白质所有肽段的质荷比图谱,即蛋白质的一级质谱峰图。离子选择装置自动选取强度较大的肽段离子进行二级质谱分析,输出选取肽段的二级质谱峰图,通过蛋白质一级质谱峰图和二级质谱峰图的比对鉴定蛋白质。

在质谱检测过程中,有 2 种电离方法是最常用的,即基质辅助激光解吸电离(matrix-assisted laser desorption/ionization, MALDI)和电喷雾电离(electrospray ionization, ESI)。MALDI 是将蛋白质或肽与能量吸收基质混合,在金属板上干燥,然后用激光使样品电离。MALDI 的优点是数据分析简单快速,对大分子蛋白的分辨率高,对少量样品的灵敏度高;然而,其检测小分子蛋白质的灵敏度较低。ESI 则是将样品以液体的形式引入,并在高压下通过毛细管泵送,产生细喷雾。ESI 的离子化使其检测范围更广泛,但是它更容易被污染,因此需要更多的维护。

一种基于 MALDI 方法的改良技术是表面增强激光解吸/电离(surface-enhanced laser desorption/ionization, SELDI)方法,其中色谱芯片阵列选择性结合来自复杂样本的蛋白质亚群,它可以提供更广泛的蛋白质覆盖面和大量蛋白质的定量信息。但这对技术上的要求较高,而且大多数样品在加入芯片之前都需要胰酶进行消化。经过消化后的电离样品通过质量分析器时,它会根据离子的质荷比分离离子,最常用的是飞行时间(time of flight, TOF)、傅里叶变换和离子阱(四极-Q,线性四极-LTQ, orbitrap)。此外,还有一种质谱分析方法——串联质谱(MS/MS),它可以鉴定肽的氨基酸序列,并将获得的数据与蛋白质序列数据库进行比较以进行蛋白质的鉴定。

质谱法可提供丰富的结构信息,将分离技术与质谱法相结合是分离科学方法中的一项突破性进展。在众多的分析测试方法中,质谱法同时具备高特异度和高灵敏度,且得到了广泛的应用。

三、抗体芯片技术

抗体芯片技术是一种基于抗原抗体亲和力,通过亲和试剂捕获、富集来实现对血浆蛋白质组进行测定的方法。其作为蛋白芯片的一种,具有微型化、集成化、高通量化的特点,可以用于检测某一特定的生理或病理过程中相关蛋白的表达丰度,主要用于信号转导、蛋白质组学、肿瘤及其他疾病的相关研究。

该技术的基本原理是:将某些已知蛋白质特异性的单抗有序地固定在滴定板、滤膜和载玻片等各种载体上形成检测用的芯片,对组织、细胞或体液中的蛋白质进行抽提后分别用 Cy5 和 Cy3 两种不同颜色的荧光分子标记样品,然后将样品与芯片杂交孵育,将未能与芯片上的抗体特异性结合的成分洗去后,再利用荧光扫描仪或激光共聚焦扫描技术,测定芯片上各点的荧光强度。

另外,由于生物细胞中蛋白质的多样性和功能的复杂性,开发和建立具有多种样品并行处理能力、能够进行快速分析的高通量抗体芯片技术,将有利于简化和加快蛋白质功能研究的进展。第一张商品化的抗体芯片是由美国 BD Clontech 公司推出的。这是一张用于研究的抗体芯片,芯片上排列了 378 种已知蛋白的单抗(Ab Microarray 380),这些单抗对应的蛋白都是细胞结构和功能上十分重要的蛋白,涉及信号传导、肿瘤、细胞周期调控、细胞结构、细胞凋亡和神经生物学等广泛的领域。通过这张芯片,我们在一次实验中就能够比较几百种蛋白的表达变化。Ab Microarray 380 上的抗体是经过精心挑选的,这些抗体不仅可以识别人源的蛋白,对小鼠和大鼠样品同样有效。另外,每个抗体的结合亲和力都经过了实验测定,从多种抗体来源的克隆中筛选出反应特异性好、交叉反应程度小、信号明显的抗体,并且要保证信号与抗原浓度有良好的线性关系。优化的抗体探针可以保证反应的特异度和灵敏度(可检测 20 pg/mL 的抗原浓度)。芯片的检测使用荧光报告分子,常用的荧光扫描仪都能够完成。

抗体芯片技术因其高通量、高灵敏度和高特异度的特点在血液蛋白质组学中得到广泛的应用。但是,抗体芯片检测的结果不是蛋白的绝对含量,而是目的蛋白在 2 个样品之间的相对丰度。值得注意的是由于抗原、抗体结合的差异,标记差异等原因,根据芯片中信号的强弱判断同一样品中 2 种不同蛋白的含量是不准确的。

四、同位素标记蛋白质组学技术

稳定同位素标记方法作为一种常规手段,已被开发并应用于定量蛋白质组学,用来比较、分析多个样本的蛋白表达模式。该方法适用于在无凝胶环境下对蛋白质进行定量分析。同位素标记技术可以在培养的细胞内对标签进行代谢合并,或在蛋白质消化之前或之后对样品进行全局标记。细胞内标记是将同位素(如 SILAC)整合到活细胞的蛋白质中,并给予含有不同形式氨基酸的特定介质。体外标记则是在进行质谱分析之前用稳定同位素标记法(ICAT、TMT、diLeu 和 DiART)修饰肽段,由此产生的光谱能够对标记肽段的强度进行鉴定和定量。此外,一种新的标记方法即同位素标记相对和绝对定量法(isobaric tags for relative and absolute quantification,iTRAQ)可以区分新生成蛋白的氨基端和成熟蛋白的氨基端,主要用于鉴定翻译后修饰。

五、噬菌体展示技术

噬菌体展示技术(phage display technology)是将多肽或蛋白质的编码基因或目的基因片段克隆入噬菌体外壳蛋白结构基因的适当位置,在阅读框正确且不影响其他外壳蛋白正常功能的情况下,使外源多肽或蛋白与外壳蛋白融合表达,融合蛋白随子代噬菌体的重新组装而展示在噬菌体表面,这些多肽或蛋白可以保持相对独立的空间结构和生物活性,以利于靶分子的识别和结合。将展示在噬菌体表面的肽库与固相上的靶蛋白分子经过一定时间孵育结合后,洗去未结合的游离噬菌体,然后通过竞争受体或酸洗脱,把与靶分子结合吸附的噬菌体洗脱下来,将洗脱的噬菌体感染宿主细胞后经繁殖扩增,从而进行下一轮的洗脱,经过3~5轮的"吸附—洗脱—扩增"后可以高度富集与靶分子特异结合的噬菌体。所得的噬菌体制剂可以进一步富集有结合特性的目标噬菌体。

但该方法也存在一定的局限性。首先,在噬菌体展示过程中必须经过细菌转化及噬菌体包装,有的展示系统还要经过跨膜分泌过程,这就大大限制了所建库的容量和分子多样性,而且常用的噬菌体展示文库中含有不同序列分子的数量一般限制在10^9。其次,不是所有的序列都能在噬菌体中获得很好的表达,因为有些蛋白质功能的实现需要折叠、转运、膜插入和络合,这就导致在体内筛选时需外加选择条件。例如,在噬菌体展示文库试验中,由于部分未折叠的蛋白在细菌中很容易被降解,因此,必须小心控制条件,以保证在噬菌体表面展示的文库没有降解。另外,鼠源抗体在噬菌体中表达较差,也是体内选择限制的一个例子。真核细胞来源的蛋白在细菌中表达效果较差是因为蛋白质合成与折叠机制与原核细胞不同。另外,噬菌体展示文库一旦建成,很难再进行有效的体外突变和重组,进而限制了文库中分子的多样性。最后,由于噬菌体展示系统依赖于细胞内基因的表达,所以一些对细胞有毒性的分子如生物毒素分子,很难得到有效表达和展示。

六、生物信息学技术

生物信息学(bioinformatics)是在生命科学的研究中以计算机为工具对生物信息进行储存、检索和分析的科学。它是当今生命科学和自然科学的重大前沿领域之一,同时也将是21世纪自然科学的核心领域之一。其研究重点主要体现在基因组学和蛋白质组学两方面,具体而言就是从核酸和蛋白质序列出发,分析序列中表达的结构功能的生物信息。

利用生物信息学对蛋白质组学数据集进行分析和探索使我们能够阐明新的分子之间的相互作用,蛋白质功能注释、蛋白质基序和复杂相互作用以及疾病途径。随着高通量组学的出现,生物信息学已经成为一个必不可少的分析工具,帮助我们提高对健康和疾病个体的认识,以及提供一个系统的方法来解释生物体及其组分的功能活动。生物信息学可以定义为利用现有的原始数据解释生物过程的数学和计算策略的组合。数据管理、工具开发和实际应用是生物信息学的三大目标。

到目前为止,许多生物数据库已经完成标准化和注释,以便研究人员访问现有的信息和提交新的条目。生物数据库包含蛋白质测序的信息(Uniprot,Swiss-Prot,Pfam)、蛋白质组学(PRIDE,ProteomeScout,OWL)、蛋白质结构(PDB,SCOP)、蛋白质模型(Swiss-model,SIMAP)等。此外,通过 The Human Protein Atlas(HPA)数据库,可以方便地探究蛋白编码基因在正常组织和肿瘤组织或器官中的表达情况。数学和统计方法已经成为生物信息学工具开发的重要组成部分。例如,开发一种蛋白质结构工具需要认真考虑蛋白质折叠的初级序列、微分几何和拓扑结构,而不仅仅是考虑其生物功能。对于实验生物学家来说,在没有生物信息学工具的情况下解释数据集是一项艰巨的任务,因此开发生物信息学工具是蛋白质组学和生物学研究的重要组成部分。

第三节　常用蛋白质标志物检测技术

一、免疫印迹试验

(一)免疫印迹试验的检测原理及步骤

免疫印迹试验(western blot,WB)是将经过 SDS-PAGE 凝胶分离的蛋白质样品转移到固相载体(例如硝酸纤维素薄膜)上。固相载体以非共价键形式吸附蛋白质,且能保持电泳分离的多肽类型及其生物学活性不变。固相载体上的蛋白质或多肽作为抗原,与对应的抗体发生免疫反应,再与酶或同位素标记的第二抗体反应,经过底物显色或放射自显影以检测电泳分离的目的特异性蛋白的表达。该技术也广泛应用于检测蛋白表达的水平。其大致步骤为制胶、蛋白变性、上样、电泳、转膜、封闭、洗膜、孵一抗和二抗、显色及检测等,以此对待检样本内的特定蛋白进行检测分析。

(二)WB 的特点及应用前景

WB 技术是在凝胶电泳和固相免疫测定技术基础上发展起来的一种免疫生化技术,是目前蛋白质分析的一种常规技术。免疫印迹常用于鉴定某种蛋白,并能对蛋白进行定量和半定量分析,因此广泛应用于蛋白质组学中差异蛋白质的表达水平验证,具有分析容量大、敏感度高、特异性强等优点。

二、酶联免疫吸附试验

(一)双抗体夹心法酶联免疫吸附试验的检测原理及步骤

双抗体夹心法酶联免疫吸附测定(enzyme-linked immunosorbent assay,ELISA)的检测原理及大致步骤(图4-2)为:将针对待测抗原的特异性抗体包被于 96 孔微孔板中,制成固相载体;向微孔中分别加入标准品或标本,使待测抗原与连接于固相载体上的抗体结合,形成固相抗原-抗体复合物;此后加入生物素化的针对待测抗原的抗体,形成夹心;将未结合的生物素化抗体洗净后,加入辣根过氧化物酶(HRP)标记的亲和素,再次洗涤去除其他未结合物;然后加底物显色,固相上结合的酶催化底物成为有色产物,根据颜色反应的程度进行该抗原的定性或定量检测。

(二)双抗体夹心法 ELISA 的特点及应用前景

ELISA 试验由于具有灵敏、特异、操作简便、快速、实验设备要求较为简单、应用范围广泛、无放射性污染等优点已成为目前应用最广、发展最快的免疫学技术之一。ELISA 常常用于大批量体液标本的蛋白质定量分析。该方法属于非竞争结合测定,是检测抗原最常用的方法,适用于检测含有至少2个抗原决定簇的多价抗原。

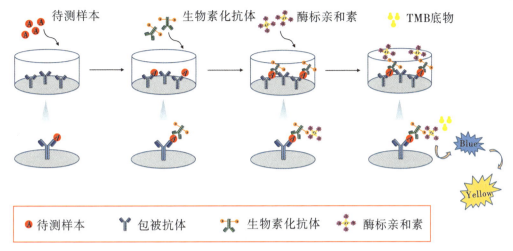

图4-2　双抗体夹心法ELISA原理

三、化学发光免疫分析技术

(一)化学发光免疫分析技术的检测原理及步骤

化学发光免疫分析(chemiluminescence immunoassay,CLIA)是将具有高灵敏度的化学发光测定技术与高特异度的免疫反应相结合,用于各种抗原、半抗原、抗体、激素、酶、脂肪酸、维生素和药物等的检测分析技术,是继放免分析、酶免分析、荧光免疫分析和时间分辨荧光免疫分析之后发展起来的一项最新的免疫测定技术。

CLIA根据标志物的不同可分为3大类,即直接化学发光免疫分析、酶促化学发光免疫分析和电化学发光免疫分析。

化学发光剂直接标记抗体或抗原的免疫测定方法称为直接化学发光免疫分析。直接化学发光剂在发光免疫分析过程中不需要酶的催化作用,直接参与发光反应,它们在化学结构上有发光的特有基团,可直接标记抗原或抗体。目前常见的直接化学发光标志物主要有吖啶酯类化学发光剂,该方法的原理如图4-3所示。首先将待测抗原的特异性抗体包被在磁微粒上,然后用吖啶酯直接标记待测抗原的另一种特异性抗体,让二者与待测标本中相应的抗原发生免疫反应后,形成固相包被抗体-待测抗原-吖啶酯标记抗体复合物,这时只需加入氧化剂过氧化氢(H_2O_2)和氢氧化钠(NaOH)形成含H_2O_2的碱性环境,吖啶酯即可在不需要催化剂的情况下分解、发光。由集光器和光电倍增管接收、记录单位时间内所产生的光子能,这部分光的积分与待测抗原的量成正比,可从标准曲线上计算出待测抗原的含量。直接化学发光免疫分析速度快、试剂稳定性好,但灵敏度略低于酶促发光。

酶促化学发光免疫分析(chemiluminescent enzyme immunoassay,CLEIA)是以酶标记抗原或抗体进行免疫反应,免疫反应复合物上的酶再作用于发光底物,在信号试剂作用

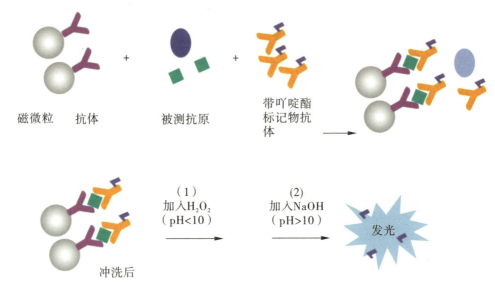

磁微粒　　抗体　　　被测抗原　　带吖啶酯
　　　　　　　　　　　　　　　　标记物抗体

冲洗后

（1）
加入 H_2O_2
（pH<10）

（2）
加入 NaOH
（pH>10）

发光

图 4-3　直接化学发光免疫分析技术原理

下发光,用发光信号测定仪进行发光测定,酶的浓度决定了化学发光的强度。辣根过氧化物酶(HRP)和碱性磷酸酶(ALP)是化学发光酶免疫分析常用的标记酶,二者的发光底物分别为鲁米诺、1,2-二氧环己烷衍生物(AMPPD)。鲁米诺-HRP 发光体系具有发光时间短(几秒内瞬时闪光)、发光强度低、不易测量等缺点,为了解决这一问题,通常在发光系统中加入发光增强剂。发光增强剂的主要作用为放大光输出,增强光信号,提高发光持续性,从而提高分析灵敏度和可重复性。

该分析系统采用 HRP 标记抗体,在与反应体系中的待测标本和固相载体发生免疫反应后,形成固相包被抗体-待测抗原-酶(HRP)标记抗体复合物,这时加入鲁米诺发光剂、H_2O_2 和化学发光增强剂产生化学发光(图 4-4)。ALP 和 AMPPD 构成的发光体系是目前最重要、最灵敏的化学发光体系,其中最具代表性的是 AMPPD-ALP 发光体系。该反应体系通过碱性磷酸酶标记抗体,在与反应体系中的待测标本和固相载体发生免疫反应后,形成固相包被抗体-待测抗原-酶标记抗体复合物,这时加入 AMPPD 发光剂,使碱性磷酸酶脱去磷酸基团而发光(图 4-5)。

在电极上施加一定的电压或电流时,在电极与电化学反应产物之间或电极反应产物与溶液中某种组分之间发生化学反应而产生激发态,当激发态跃迁回基态时放出能量,此过程为电化学发光(electrochemiluminescence,ECL)。电化学发光免疫分析(electro-chemiluminescence immunoassay,ECLIA)是以电化学发光剂三联吡啶钌[$RU(bpy)_3^{2+}$]标记抗体,以三丙胺(TPA)为电子供体,在电场中因电子转移而发生特异性化学发光反应,包括电化学和化学发光两个过程。在电化学发光免疫分析系统中,磁性微粒为固相载体包被抗体,用三联吡啶钌标记抗体,在反应体系内待测标本与相应的抗体发生免疫反应后,形成磁性微粒包被抗体-待测抗原-三联吡啶钌标记抗体复合物,这时将上述复合物吸入流动室,同时引入 TPA 缓冲液。当磁性微粒流经电极表面时,被安装在电极下面的电磁

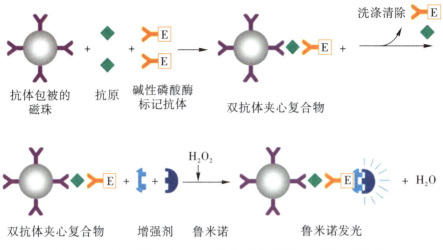

图4-4 酶促化学发光免疫分析技术原理(鲁米诺-HRP 发光体系)

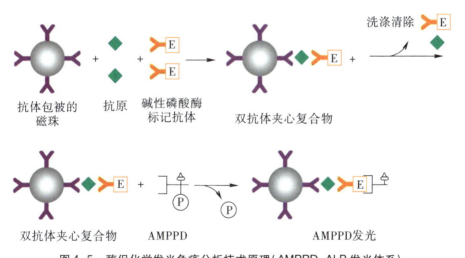

图4-5 酶促化学发光免疫分析技术原理(AMPPD-ALP 发光体系)

铁吸住,而未结合的标记抗体和标本被缓冲液冲走。与此同时电极加压,启动电化学发光反应,使三联吡啶钌和 TPA 在电极表面进行电子转移,产生电化学发光,光的强度与待测抗原浓度成正比(图4-6)。

(二)化学发光免疫分析技术的特点及应用前景

20 世纪 70 年代中期 Arakawe 首先报道 CLIA,CLIA 发展至今已经成为一种成熟的、先进的超微量活性物质检测技术,应用范围广泛,近 10 年发展迅猛,是目前发展和推广应用最快的免疫分析方法,也是目前最先进的标记免疫测定技术,其灵敏度和精确度比酶免法、荧光法高几个数量级。CLIA 主要具有灵敏度高、特异性强、试剂价格低廉、试剂稳定且有效期长(6～18 个月)、方法稳定快速、检测范围宽、操作简单、自动化程度高等

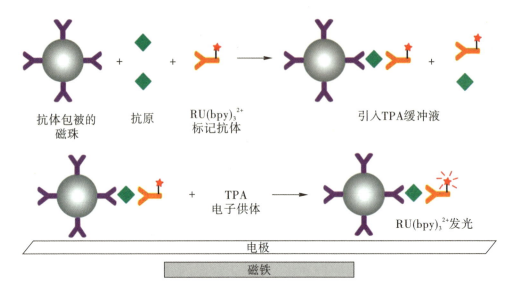

抗体包被的　　抗原　　RU(bpy)$_3^{2+}$　　　　　引入TPA缓冲液
磁珠　　　　　　　　　标记抗体

TPA
电子供体

RU(bpy)$_3^{2+}$发光

电极

磁铁

图4-6　电化学发光免疫分析技术原理

优点。高灵敏度的化学发光检测技术已被广大研究人员认可,并逐渐替代传统的生物检测技术。化学发光与放射免疫法是公认的肿瘤标志物和各种激素最精确、最成熟的检测方法,二者的原理、技术、方法早已成熟并被国外各大医院广泛用于肿瘤检测和激素检测,二者的试剂与仪器均通过了美国 FDA 认证与我国国家药品监督管理局的批准。但是,放射免疫分析法虽有很高的灵敏度,却存在放射性防护和同位素污染的问题,而且试剂价格昂贵,在基层医疗机构中难以普及。而化学发光免疫分析技术继承了放射免疫的所有优点,同时克服了放射免疫和酶联免疫的缺点,是临床免疫检测最理想的新方法。

第四节　肺癌循环蛋白质标志物的研究进展

以往有关癌症肿瘤标志物的研究主要是利用癌及癌旁组织,或者永生化细胞系作为研究对象,使用其他机体组织、体液的研究较少。然而,血清、血浆是机体中非常重要的组织液,血浆蛋白质组的变化在疾病发生的早期就可以反映机体的健康状况,并且具有痛苦小、无创伤、样品收集方便等优点。因此,从血清、血浆中寻找潜在的肿瘤生物标志物能够用于肿瘤的早期诊断,而且越来越多的研究者选择从外周血中筛选肿瘤蛋白标志物。

近年来,蛋白质组学的发展为肿瘤特异性生物标志物的发现打开了新的思路。随着更为新颖、先进的蛋白质组学技术的引进,目前已经具备发现可以准确预测癌症诊疗结果的生物标志物的条件。此外,这些蛋白质组学新技术与高敏感、高能效的生物信息学工具结合后,可以使实验结果更加可靠,这为发现新的特异性肿瘤标志物奠定了技术基础。差异蛋白质组学是通过寻找因各种因素引起动态变化的蛋白质组之间的蛋白质表达水平、表达数量和修饰状态在不同空间、不同时间上的差异,并研究差异蛋白质及其功能,以期找到疾病发生过程中的标志蛋白质,进而可以更好地从细胞生理和病理机制解释癌症的发生、发展过程。

一、鉴定诊断性标志物

近年来,通过血浆蛋白质组学的平台来寻找某些肿瘤的分子标志物,进而针对该标志物对肿瘤患者进行个体化治疗,这个方法已经得到了很好的应用。肺癌是世界范围内人类最致命的癌症之一,迫切需要生物标志物或生物标志物组在肺癌发生转移前对其进行早期诊断。

目前利用血清和血浆样本进行的肺癌相关蛋白质组学的研究已经发现多种差异蛋白质(表4-1),如富亮氨酸的-2-糖蛋白(LRG1)、胰蛋白酶间抑制剂重链H4(ITIH4)、血浆视黄醇结合蛋白(RBP)、补体成分C4和C3、凝血酶原结合珠蛋白(HP)、CEA、RBP、α1-抗胰蛋白酶(A1AT)、转铁蛋白(TF)、鳞状细胞癌抗原1(SCCA1)、伴侣蛋白、血红蛋白与血清淀粉样蛋白A(SAA)在肺癌标本中均有过表达现象。其中,最常见的鉴别蛋白是急性反应蛋白,它产生于炎症反应并且可以影响肿瘤微环境。HP蛋白是一种急性期蛋白,具有促进血管生成和抗氧化特性,在细胞迁移中起重要作用。SAA蛋白也是一种急性期蛋白,在一些炎症和恶性情况下分泌并进入循环,参与胆固醇到肝脏的运输、免疫细胞的聚集和诱导细胞外基质的降解。非小细胞肺癌血清蛋白质组学的相关研究也表明,SAA和HP在非小细胞肺癌患者血清中的表达水平高于健康对照人群。

刘等人通过SELDI-TOF质谱技术进行血清蛋白质组学分析结果显示,与良性肺疾病患者和健康受试者相比,肺癌患者血清内甲状腺素转运蛋白(TTR)水平明显降低。天然TTR是血液中的同源四聚体,主要由肝脏、大脑的脉络丛和胰岛A、B细胞合成。生理条件下,TTR充当甲状腺素和视黄醇(维生素A)的载体。通常,天然TTR仅占血浆中总TTR的5%~15%,其余的85%~95%以S-磺化和S-硫醇化的形式进行翻译后修饰。当TTR与另一生物标志物SAA联合时,其肺癌的阳性诊断率可高达93.7%。

Rodríguez-Piñeiro等人对非小细胞肺癌患者和良性肺疾病患者的胸腔积液和血清进行2D-DIGE和MALDI-TOF-MS质谱分析后发现,色素上皮衍生因子(PEDF)、凝胶溶素和金属蛋白酶抑制剂2(TIMP2)过表达,而S100A8和S100A9在癌症样本中低表达。与肺结核和肺炎相比,PEDF是唯一在非小细胞肺癌患者胸腔积液和血清中具有明显不同表达水平的蛋白质,它是丝氨酸蛋白酶抑制剂(serpin)超家族的50 kDa成员,主要位于癌细胞的细胞质区域。

Pernemalm和他的研究团队使用iTRAQ-LC-MS/MS技术分析了来自肺腺癌患者与炎性胸膜炎患者的胸腔积液和血浆样本,发现α-2-巨球蛋白(A2M)、CLEC3B、半胱氨酸-c前体、EFEMP1、凝胶溶素和VCAM1在肺腺癌中低表达,而CK8、A1AT、NPC2则高表达。此外,他们比较了同一患者的血浆和胸腔积液,发现在鉴定出的蛋白质中有60%~70%的重叠,提示血浆和胸腔积液之间的相似度很高。

Guergova-Kuras等人的研究团队构建了针对非小细胞肺癌患者血浆中天然形式的蛋

白质抗原的大型单克隆抗体库,并结合高通量 ELISA 检测筛选出一个包含 LRG1、ACT、C9、Hpt、CFH 的生物标志物组,可对诊断 I 期非小细胞肺癌表现出 83% 的灵敏度和 95% 的特异度。Taguchi 等人使用深度定量蛋白质组学方法对几种小鼠肺癌模型的血浆进行比较,发现了一种潜在的生物标志物 titf1,也被称为 Nkx2-1。

表4-1 运用血清、血浆蛋白质组学技术筛选肺癌诊断标志物的研究

研究作者	指标	癌症组表达水平	样本类型	病理类型	蛋白质组学技术
Howard(2003)	SAA	上调	血清	NSCLC	MALDI-TOF-MS
Tetsuya Okano(2006)	LRG1	上调	血浆	LC	多维液相色谱和 2D-DIGE
Edward F. Patz(2007)	CEA,RBP,A1AT	上调	血清	LC	2D-DIGE 和 MALDI-TOF-MS
Pinar B. Yildiz(2007)	SAA	上调	血清	LC	MALDI-MS
Hoagland(2007)	Hp	上调	血清	NSCLC	2D-DIGE
刘(2007)	TTR	下调	血清	LC	SELDI-TOF
Pernemalm(2009)	CK8,A1AT,NPC2	上调	血浆	LUAD	LC-MS/MS
Rodríguez-Piñeiro(2010)	PEDF,凝胶溶素,TIMP2	上调	血清	NSCLC	2D-DIGE 和 MALDI-TOF-MS
	S100A8,S100A9	下调			
	A2M,CLEC3B,半胱氨酸-c 前体,EFEMP1,凝胶溶素,VCAM1	下调			
康(2011)	Hp	上调	血清	LC	
宋(2011)	血红蛋白	上调	血清	LC	SELDI-TOF-MS
Sung(2011)	SAA	上调	血清	LC	LC-MS/MS
Guergova-Kuras(2011)	LRG1,ACT,C9,Hpt,CFH	上调	血浆	NSCLC	单克隆抗体库
谭(2012)	IDH1	上调	血浆	NSCLC	MALDI-TOF-MS
Kim(2015)	zyxin	上调	血浆	NSCLC	LC-SRM

注:2D-DIGE:二维差异凝胶电泳;A1AT:α1-抗胰蛋白酶;A2M:α-2-巨球蛋白;Hp:凝血酶原结合珠蛋白;IDH1:异柠檬酸脱氢酶1;LC:肺癌;LUAD:肺腺癌;MALDI-TOF-MS:基质辅助激光解吸/电离飞行时间质谱;NSCLC:非小细胞肺癌;PEDF:色素上皮衍生因子;RBP:视黄醇结合蛋白;SAA:血清淀粉样蛋白 A;SELDI-TOF-MS:表面增强激光解吸/电离飞行时间质谱;TIMP2:金属蛋白酶抑制剂 2;TTR:甲状腺素转运蛋白。

谭等人通过将 2D-DIGE 结合 MALDI-TOF/TOF-MS 蛋白质组学分析发现,肺癌组织中有 28 个差异表达蛋白。其中,在非小细胞肺癌的血浆中进一步检测到异柠檬酸脱氢酶 1(IDH1)。在小鼠模型中,利用 RNA 干扰 IDH1 的表达可抑制异种移植瘤的生长,这表明 IDH1 是一种潜在的肺癌生物标志物。此外,他们还观察到 IDH1 表达与非小细胞肺癌患者的不良预后相关。

Kim 等人利用高效多路液相色谱选择反应监测(LC-SRM)方法筛选、验证肺癌血浆样本中的候选生物标志物,发现其中 17 个蛋白为潜在的肿瘤标志物,特别是一种新的基于血浆的生物标志物 zyxin(ZYX)可作为非小细胞肺癌的潜在早期诊断标志物。

二、寻找治疗靶标

先导化合物简称先导物,是通过各种途径和手段得到的具有某种生物活性和化学结构的化合物,将其进一步进行结构改造和修饰,是现代新药研究的出发点。在新药研究过程中,通过化合物活性筛选而获得具有生物活性的先导化合物是创新药物研究的基础。在药物开发阶段,可以将高通量分析技术应用于蛋白质组学的研究中,以识别和优化合适的先导化合物。通过定量蛋白质组学的研究可以了解靶向药物的分子机制,预测哪些患者可能会从靶向治疗中获益。美国 FDA 已经批准几种酪氨酸激酶抑制剂(TKIs)用于晚期肺癌的治疗。表皮生长因子受体(epidermal growth factor receptor,EGFR)和间变性淋巴瘤激酶(anaplastic lymphoma kinase,ALK)是肺癌药物开发中常见的两大生物学靶点,在选定的患者中进行这些靶向治疗,其临床结果与实验效果较一致。

EGFR 已成为肺癌治疗重要的生物学靶点。靶向 EGFR 和阻断其信号通路的抑制剂已经被广泛开发,并应用于临床。3 种 EGFR 抑制剂包括阿法替尼、厄洛替尼和吉非替尼(Gefitnib)已用于治疗 EGFR 突变的非小细胞肺癌患者。Gefitnib 抑制酪氨酸激酶的催化活性,该抑制剂与 ATP 竞争结合 EGFR 酪氨酸激酶结构域的 ATP 结合位点,通过抑制受体的磷酸化来抑制信号转导。厄洛替尼是一种蛋白激酶抑制剂,可抑制 EGFR 磷酸化并阻断信号转导。阿法替尼选择性地抑制 *ErbB1*,*ErbB2*,*ErbB4*,尤其是对于 EGFR 突变体(*L858R* 和 *T790M*),其抑制肿瘤进展和血管生成的效果更明显。目前 FDA 仅批准 TKIs 用于 EGFR 突变的肺癌患者的初始治疗。

Grundner-Culemann 等人在 23 个非小细胞肺癌细胞系中进行蛋白质组分析的结果比较显示,在具有 KRAS 和 EGFR 突变的致瘤性的细胞系中有显著的蛋白表达差异,这项研究有利于筛选和鉴定候选的治疗靶点,这些靶点介导了 K-Ras 或 EGFR 突变蛋白表达驱动的致癌过程。

Shaw 等人发现染色体重排的 ALK 与肺癌相关,对 ALK 重排的非小细胞肺癌患者而言,ALK 抑制剂 ceritinib(ATP 竞争性酪氨酸激酶抑制剂)的疗效优于化疗。阿来替尼也是 ALK 的抑制剂,它不仅能与 ALK 激酶结合,还能抑制 *L1196M* 突变体的活性。此外,克唑替尼是多种肺癌致癌基因的激酶抑制剂,包括 ALK、c-Met 和 ROS1,尤其对 ROS1 重排的非小细胞肺癌具有良好的治疗效果。

胡等人的研究表明,出现在肺癌细胞质膜上的异位 ATP 合酶是一个潜在的药物开发治疗生物靶点。黄绿素作为 ATP 合酶抑制剂,在不影响正常细胞的情况下选择性抑制肺癌的增殖和生长。此外,对使用黄绿素进行治疗的肺癌异种移植体展开了全面的蛋白质组学研究,结果揭示了其在肺癌中的抗肿瘤作用,这可能有助于人们更好地理解肺癌药物开发过程中代谢与肿瘤发生之间的联系。

三、小结与展望

近年来,研究者运用血清、血浆蛋白质组学深入了解了肺癌的生物学和发病机制,发现大量与肺癌发生、发展相关的分子具有潜在的诊断、判断预后和筛查作用。血清、血浆蛋白质组学技术在过去几年中有了很大的进步,肺癌在基因和蛋白质表达水平上的异质性表明生物标志物的研究大有可为。但大量研究表明,单一指标的诊断效能往往达不到预期,仍需将不同指标亦或其他循环肿瘤标志物进行联合,进而提高诊断效能。此外,目前为止,已发现的与肺癌相关的蛋白标志物仍处于探索阶段,因此,肺癌蛋白标志物从实验室到临床的转化需要研究人员和临床医生的密切合作,以继续探索其在肺癌早期诊断、预后和监测治疗效果方面的临床应用价值。

参考文献

[1]MALLICK P,KUSTER B. Proteomics:a pragmatic perspective[J]. Nat Biotechnol,2010, 28(7):695-709.

[2]ANDERSON N L,ANDERSON N G,PEARSON T W,et al. A human proteome detection and quantitation project[J]. Mol Cell Proteomics,2009,8(5):883-886.

[3]LIOTTA L A,FERRARI M,PETRICOIN E. Clinical proteomics:written in blood[J]. Nature,2003,425(6961):905.

[4]ISSAQ H J,XIAO Z,VEENSTRA T D. Serum and plasma proteomics[J]. Chem Rev, 2007,107(8):3601-3620.

[5]HANASH S M,PITTERI S J,FACA V M. Mining the plasma proteome for cancer biomarkers[J]. Nature,2008,452(7187):571-579.

[6]INAL J M,KOSGODAGE U,AZAM S,et al. Blood/plasma secretome and microvesicles[J]. Biochim Biophys Acta,2013,1834(11):2317-2325.

[7]VAN WAARDE A,RYBCZYNSKA A A,RAMAKRISHNAN N K,et al. Potential applications for sigma receptor ligands in cancer diagnosis and therapy[J]. Biochim Biophys Acta,2015,1848(10 Pt B):2703-2714.

[8]WALZL G,RONACHER K,HANEKOM W,et al. Immunological biomarkers of tuberculosis[J]. Nat Rev Immunol,2011,11(5):343-354.

[9]HUANG C H,CHIOU S H. Clinical proteomics identifies potential biomarkers in Helicobacter pylori for gastrointestinal diseases[J]. World J Gastroenterol,2014,20(6): 1529-1536.

[10]KARVE T M,CHEEMA A K. Small changes huge impact:the role of protein posttranslational modifications in cellular homeostasis and disease[J]. J Amino Acids, 2011,2011:207691.

［11］ANDERSON N L, ANDERSON N G. The human plasma proteome: History, character, and diagnostic prospects［J］. Mol Cell Proteomics, 2002, 1(11): 845-867.

［12］CHEUNG C H Y, JUAN H F. Quantitative proteomics in lung cancer［J］. J Biomed Sci, 2017, 24(1): 37.

［13］LUSCOMBE N M, GREENBAUM D, GERSTEIN M. What is bioinformatics? A proposed definition and overview of the field［J］. Methods Inf Med, 2001, 40(4): 346-358.

［14］ONG S E, BLAGOEV B, KRATCHMAROVA I, et al. Stable isotope labeling by amino acids in cell culture, SILAC, as a simple and accurate approach to expression proteomics［J］. Mol Cell Proteomics, 2002, 1(5): 376-386.

［15］KLEIFELD O, DOUCET A, PRUDOVA A, et al. Identifying and quantifying proteolyticevents and the natural N terminome by terminal amine isotopic labeling of substrates［J］. Nat Protoc, 2011, 6(10): 1578-1611.

［16］OKANO T, KONDO T, KAKISAKA T, et al. Plasma proteomics of lung cancer by a linkage of multi-dimensional liquid chromatography and two-dimensional difference gel electrophoresis［J］. Proteomics, 2006, 6(13): 3938-3948.

［17］KANG S M, SUNG H J, AHN J M, et al. The Haptoglobin β chain as a supportive biomarker for human lung cancers［J］. Mol Biosyst, 2011, 7(4): 1167-1175.

［18］PATZ E FJR. , CAMPA M J, GOTTLIN E B, et al. Panel of serum biomarkers for the diagnosis of lung cancer［J］. J Clin Oncol, 2007, 25(35): 5578-5583.

［19］SONG Q B, HU W G, WANG P, et al. Identification of serum biomarkers for lung cancer using magnetic bead-based SELDI-TOF-MS［J］. Acta Pharmacol Sin, 2011, 32(12): 1537-1542.

［20］SUNG H J, AHN J M, YOON Y H, et al. Identification and validation of SAA as a potential lung cancer biomarker and its involvement in metastatic pathogenesis of lung cancer［J］. J Proteome Res, 2011, 10(3): 1383-1395.

［21］YILDIZ P B, SHYR Y, RAHMAN J S, et al. Diagnostic accuracy of MALDI mass spectrometric analysis of unfractionated serum in lung cancer［J］. J Thorac Oncol, 2007, 2(10): 893-901.

［22］HOAGLAND L F T, CAMPA M J, GOTTLIN E B, et al. Haptoglobin and posttranslational glycan-modified derivatives as serum biomarkers for the diagnosis of non-small cell lung cancer［J］. Cancer, 2007, 110(10): 2260-2268.

［23］HOWARD B A, WANG M Z, CAMPA M J, et al. Identification and validation of a potential lung cancer serum biomarker detected by matrix-assisted laser desorption/ionization-time of flight spectra analysis［J］. Proteomics, 2003, 3(9): 1720-1724.

［24］LIU L, LIU J, DAI S, et al. Reduced transthyretin expression in sera of lung cancer［J］. Cancer Sci, 2007, 98(10): 1617-1624.

［25］RODRíGUEZ-PIÑEIRO A M, BLANCO-PRIETO S, SáNCHEZ-OTERO N, et al. On the identification of biomarkers for non-small cell lung cancer in serum and pleural effusion[J]. J Proteomics,2010,73(8):1511-1522.

[26]PERNEMALM M,DE PETRIS L,ERIKSSON H,et al. Use of narrow-range peptide IEF to improve detection of lung adenocarcinoma markers in plasma and pleural effusion[J]. Proteomics,2009,9(13):3414-3424.

[27]GUERGOVA-KURAS M,KURUCZ I,HEMPEL W,et al. Discovery of lung cancer biomarkers by profiling the plasma proteome with monoclonal antibody libraries[J]. Mol Cell Proteomics,2011,10(12):M111.010298.

[28]TAGUCHI A,POLITI K,PITTERI S J,et al. Lung cancer signatures in plasma based on proteome profiling of mouse tumor models[J]. Cancer Cell,2011,20(3):289-299.

[29]TAN F,JIANG Y,SUN N,et al. Identification of isocitrate dehydrogenase 1 as a potential diagnostic and prognostic biomarker for non-small cell lung cancer by proteomic analysis[J]. Mol Cell Proteomics,2012,11(2):M111.008821.

[30]XU H,DEPHOURE N,SUN H,et al. Proteomic profiling of paclitaxel treated cells identifies a novel mechanism of drug resistance mediated by PDCD4[J]. J Proteome Res,2015,14(6):2480-2491.

[31]KIM Y J,SERTAMO K,PIERRARD M A,et al. Verification of the biomarker candidates for non-small-cell lung cancer using a targeted proteomics approach[J]. J Proteome Res,2015,14(3):1412-1419.

[32]STEWART P A,PARAPATICS K,WELSH E A,et al. A pilot proteogenomic study with data integration identifies MCT1 and GLUT1 as prognostic markers in lung adenocarcinoma[J]. PLoS One,2015,10(11):e0142162.

[33]LINDEMAN N I,CAGLE P T,BEASLEY M B,et al. Molecular testing guideline for selection of lung cancer patients for EGFR and ALK tyrosine kinase inhibitors:guideline from the college of American pathologists,international association for the study of lung cancer,and association for molecular pathology[J]. Arch Pathol Lab Med,2013,137(6):828-860.

[34]SHEIKINE Y,RANGACHARI D,MCDONALD D C,et al. EGFR testing in advanced non-small-cell lung cancer,a mini-review[J]. Clin Lung Cancer,2016,17(6):483-492.

[35]DA CUNHA SANTOS G,SHEPHERD F A,TSAO M S. EGFR mutations and lung cancer[J]. Annu Rev Pathol,2011,6:49-69.

[36]ROSELL R,CARCERENY E,GERVAIS R,et al. Erlotinib versus standard chemotherapy as first-line treatment for European patients with advanced EGFR mutation-positive non-small-cell lung cancer (EURTAC):a multicentre,open-label,randomised phase 3 trial[J]. Lancet Oncol,2012,13(3):239-246.

[37]SEQUIST L V,YANG J C,YAMAMOTO N,et al. Phase Ⅲ study of afatinib or cisplatin plus pemetrexed in patients with metastatic lung adenocarcinoma with EGFR mutations[J]. J Clin Oncol,2013,31(27):3327-3334.

［38］GRUNDNER-CULEMANN K, DYBOWSKI J N, KLAMMER M, et al. Comparative proteome analysis across non-small cell lung cancer cell lines［J］. J Proteomics, 2016, 130:1-10.

［39］TAGUCHI F, SOLOMON B, GREGORC V, et al. Mass spectrometry to classify non-small-cell lung cancer patients for clinical outcome after treatment with epidermal growth factor receptor tyrosine kinase inhibitors: a multicohort cross-institutional study［J］. J Natl Cancer Inst, 2007, 99(11):838-846.

［40］SHAW A T, KIM D W, NAKAGAWA K, et al. Crizotinib versus chemotherapy in advanced ALK-positive lung cancer［J］. N Engl J Med, 2013, 368(25):2385-2394.

［41］SHAW A T, KIM D W, MEHRA R, et al. Ceritinib in ALK-rearranged non-small-cell lung cancer［J］. N Engl J Med, 2014, 370(13):1189-1197.

［42］SHAW A T, GANDHI L, GADGEEL S, et al. Alectinib in ALK-positive, crizotinib-resistant, non-small-cell lung cancer: a single-group, multicentre, phase 2 trial［J］. Lancet Oncol, 2016, 17(2):234-242.

［43］AWAD M M, SHAW A T. ALK inhibitors in non-small cell lung cancer: crizotinib and beyond［J］. Clin Adv Hematol Oncol, 2014, 12(7):429-439.

［44］HU C W, HSU C L, WANG Y C, et al. Temporal phosphoproteome dynamics induced by an ATP synthase inhibitor citreoviridin［J］. Mol Cell Proteomics, 2015, 14(12):3284-3298.

［45］CHANG H Y, HUANG H C, HUANG T C, et al. Ectopic ATP synthase blockade suppresses lung adenocarcinoma growth by activating the unfolded protein response［J］. Cancer Res, 2012, 72(18):4696-4706.

［46］WU Y H, HU C W, CHIEN C W, et al. Quantitative proteomic analysis of human lung tumor xenografts treated with the ectopic ATP synthase inhibitor citreoviridin［J］. PLoS One, 2013, 8(8):e70642.

第五章　肿瘤相关抗原自身抗体

随着各种组学及芯片技术的发展,大量的筛选方法(如 SEREX,SERPA,蛋白质芯片)用于鉴定肿瘤相关抗原,从而筛选出对肺癌具有诊断意义的自身抗体。由于单个指标的诊断能力较低,所以往往需要结合其他肿瘤标志物及临床检测方法提高肺癌检测的灵敏度和特异度。本章旨在对肺癌自身抗体的起源、筛选、验证、组合及前景进行探讨。

第一节　肿瘤相关抗原自身抗体的定义和概念

一、肿瘤相关抗原及其自身抗体的定义

早在 20 世纪 60 年代,Baldwin 发现机体可针对肿瘤产生免疫反应。肿瘤发生和发展的原因复杂多样,从根本上来说,肿瘤的发生可归结为多种肿瘤相关基因结构或者功能的异常,这些异常基因通常表达一些异常的蛋白质或者多肽,称为肿瘤相关抗原(tumorassociated antigens,TAAs),这些肿瘤相关抗原的自身抗体(autoantibody against TAAs,TAAbs)可被认为是来自免疫系统的"报告者"(reporter),主要涉及肿瘤相关抗原的抗原性变化。

二、肿瘤相关抗原自身抗体的产生机制

肿瘤相关抗原自身抗体产生的机制目前尚不完全明确,主流的理论假说是免疫监视理论(immune surveillance),即肿瘤在发生发展过程中受到免疫系统的攻击,诱导 T 细胞主导的细胞免疫和 B 细胞主导的体液免疫。为了对抗这种攻击,肿瘤细胞利用一系列的机制产生免疫逃逸,比如诱发免疫检查点蛋白 PD-L1 通路、抑制 T 细胞活性。免疫治疗通过抑制这种对抗或重新激活 T 细胞表现出肿瘤治疗的潜力。而 B 细胞针对肿瘤抗原产生抗体,即自身抗体,释放到血液中。最近的一些研究表明,B 细胞及肿瘤自身抗体对于肿瘤的免疫治疗有较大的辅助作用(图 5-1)。

TAA 大多具有肿瘤源性,参与细胞周期、信号转导、增殖及凋亡的调控,在肿瘤发生、演变及进展的过程中由于某些特殊的原因获得了免疫原性。大量的研究发现,这些肿瘤自身抗原获得免疫原性主要的途径有:①过表达、突变、折叠错误、不适当降解,例如 *P53*,由于其过表达、突变或降解异常,在细胞质和(或)细胞核中堆积均可激活自身免疫系统。

高表达的蛋白可能增加抗原负载,增加抗体初始量,因此这类自身抗体的滴度也反映了其相应蛋白的表达水平。②异常表达:如睾丸抗原(cancer/testis antigens,CTA)正常情况下仅在人体生殖细胞中表达(如睾丸、卵巢囊胚),但是研究发现各种肿瘤中约有40个CTA家族成员异常表达(如 MAGE、SOX2、NY-ESO-1、p62)。③转录后修饰作用:如 a-enolase 糖基化、磷酸化、氧化,剪切后出现新的表位或增强自身表位的提呈,这种情况下一般被免疫系统识别为外源蛋白,因而激活了免疫反应,同时也会增加组织相容性复合体(MHC)或 T 细胞受体(TCR)亲和力,产生自身抗体。④异位表达:肿瘤细胞恶性转化中表达异位的蛋白也可激活免疫反应。如 cAMP 依赖的蛋白激酶(PKA),在正常细胞胞内表达,但在肿瘤细胞中被分泌到胞外,在血液中可检测到而且其抗体浓度也升高。细胞内的蛋白如果重新定位到细胞表面,对于免疫系统来说也可能是"外源"的,从而激活免疫系统。

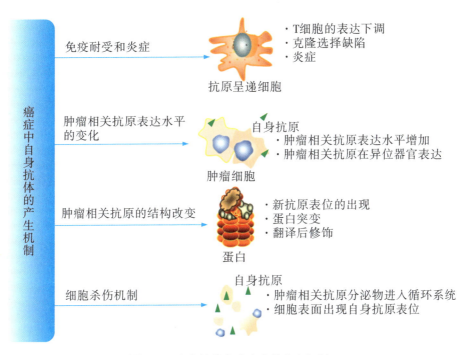

图 5-1　自身抗体在癌症中的产生机制

三、肿瘤相关抗原自身抗体作为生物标志物的优势

作为早期诊断的一类指标,自身抗体具有以下特点。①伴随肿瘤的发生过程产生,先于临床症状出现,适用于早期诊断。肿瘤的发生是一个不易察觉的过程,而目前的诊断往往基于影像学且需要有明显的临床症状作为依据。然而,自身抗体可先于临床症状几个月到几年出现。Zhang 等基于回顾性研究发现,在肝癌患者确诊之前,血清中抗核抗体水平显著升高,针对自身抗原 P62 的抗体水平也是如此。Liu 等同样在肝癌患者血清

中发现抗原 MDM2 的自身抗体,并基于一系列不同时间点的样本检测发现,在确诊之前 6～9 个月,该自身抗体水平已有显著提高。②自身抗体的产生是免疫反应的结果,经过免疫系统的放大,抗体更容易被检测。大多数蛋白质在血液中不稳定,且含量很低。而抗体比较稳定,经过 B 细胞增殖的多级放大,可在 1 周内放大 11 个数量级,因此更容易被检测。③具有特定类型肿瘤特异度。研究发现一些抗原是肿瘤特异度的,但不同肿瘤间无特异度(如 P53);也有一些抗原具有某种肿瘤特异度(如前列腺癌与氧化应激相关的蛋白)。④对于一个特定的 TAA,其自身抗体仅出现在 10%～30% 的患者中,作为诊断工具,其灵敏度偏低。这可能源于肿瘤的异质性或者免疫反应的多样性。因此,建立一个标志物模型,联合多个 TAAs 是一种有效的策略,在维持较高特异度的前提下,提高检测灵敏度,从而可应用于临床诊断。

第二节　肿瘤相关抗原自身抗体的筛选和鉴定

由于自身抗体往往是通过鉴定 TAA 所筛选出来的,因此筛选自身抗体实则是 TAA 的筛选。目前筛选 TAA 的方式有以下几种:SERRX(血清学分析),SERPA(血清蛋白质组分析),蛋白质芯片技术,噬菌体展示技术,MAPPing。这些方法的优缺点见表 5-1。

表 5-1　常用筛选抗原方法的介绍及优缺点

方法	简介	优点	缺点
SEREX	利用自体患者血清筛选噬菌体表达的肿瘤蛋白,并通过 cDNA 测序鉴定其抗原	可以同时识别几个 TAAs;TAA 的 cDNA 可在同一实验中进行测序和分析	噬菌体表达的蛋白质缺乏翻译后修饰过程;筛选出的蛋白多为高丰度的
SERPA	肿瘤蛋白的 2-DE 分离和免疫印迹,然后质谱分析鉴定抗原蛋白	相对比 SEREX 快;TAA 与抗体相互作用的全面分析	无法实现自动化重现性较差;灵敏度低
蛋白质芯片技术	利用芯片点样技术将微量蛋白固定在芯片上对抗体进行检测	检测快速;灵敏度高;需要样本量少	价格昂贵;无关抗体发生交叉反应;数据分析量较大

一、SEREX 技术

(一)SEREX 技术的起源、原理、基本流程

SEREX(serological analysis of tumor antigens by recombinant cDNA expression cloning) 方法由 Sahin 等人于 1995 年建立,从患者的肿瘤组织获得总 RNA,通过逆转录得到 cDNA 文库,建立噬菌体克隆库并转染到大肠杆菌中。通过固体培养和诱导表达重组蛋

白并转移到膜上,并使用该患者的血清进行免疫检测,获得阳性克隆后通过测序获得抗原基因信息。

SEREX 的具体流程如下。①cDNA 文库的构建:从新鲜肿瘤标本或细胞株抽提总RNA,分离纯化其中的 PolyA RNA,逆转录合成 cDNA 后重组到 λZAP 表达载体中,经体外包装后转染大肠杆菌。为了减少假阳性噬菌斑数,须用 IgGCR1 区片段同肿瘤 cDNA 片段进行消减杂交,从而去除 cDNA 文库中同 IgGCR1 片段同源的克隆。②筛选血清的预吸收:用野生噬菌体感染大肠杆菌后转印硝酸纤维素膜,该膜用于对患者血清进行预吸收。③用肿瘤患者自体或同种异体血清筛选 cDNA 文库,筛选出的阳性克隆须再次扩增进行第 2 轮、第 3 轮筛选纯化。④对阳性克隆进行 DNA 序列分析:其序列在 Genbank 和EST 资料库中,用 BLAST 软件进行对比分析,从而判定该基因序列是已知还是未知,同时还可根据人类基因组图谱对阳性 cDNA 序列进行染色体基因定位。⑤采用 Southern blot或逆转录 PCR(RT-PCR)法检测阳性克隆 cDNA 在正常组织及肿瘤中的表达情况。⑥用Northern blot 技术分析阳性克隆 mRNA 的分子量,并进一步证实阳性 mRNA 的存在。⑦采用 Western blot 分析各种组织中肿瘤抗原的表达。⑧用已知抗原检测体内相应抗体的浓度,定量分析肿瘤特异度抗体及其临床意义(图 5-2)。

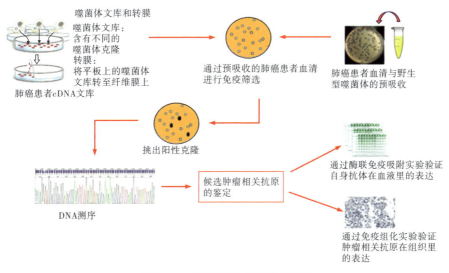

图 5-2　SEREX 技术的基本流程

(二)SEREX 技术的优缺点及技术进展

SEREX 相对于其他肿瘤相关抗原的筛选方法,有以下优点。①它通过构建文库进行筛选,大大简化了筛选步骤,而且其中所用到的技术都很成熟。②能筛出较多个克隆,获得的抗原分子大多是全长 cDNA,能诱导细胞免疫和体液免疫应答,且不易导致肿瘤抗原编译丢失。③ cDNA 文库可以来源于肿瘤组织,也可以来源于细胞系,筛选血清可以是自体血清,也可以是异体血清,既可以鉴定 B 细胞识别的抗原,又可以鉴定 T 细胞识别的抗原。④ cDNA 表达克隆的血清学分析,不只限于分析肿瘤细胞的表面抗原,它也涵盖了由肿瘤基因编码的大多数蛋白。⑤将患者血清稀释后进行筛选,使得免疫分析仅限于可以诱导强免疫反应的抗原。⑥ SEREX 技术不需要特异 CTL 和肿瘤细胞的体外建株，而是应用 cDNA 表达文库使抗原浓度成百倍的增高，解决了既往肿瘤抗原抗体反应中的关键问题，可发现大量新肿瘤抗原。⑦使用患者多克隆抗体血清筛选，使得在一次筛选过程中，可以鉴定出多个抗原。⑧已经建立了肿瘤相关抗原的数据库，以便检索。

Sahin 1995 年首先建立和使用了 SEREX 技术，开创了血清学检测肿瘤抗原的新时代。随着该方法的不断成熟与完善，近几年被越来越广泛地应用于肿瘤分子生物学和肿瘤免疫学的研究中，而且越来越多的肿瘤相关抗原被发现。但该方法在国内是近十年才发展起来的，还存在一些不足之处：①它必须构建 cDNA 基因表达文库，并且仅局限于对一个或者几个患者血清的筛选，代表性差。如果采用多个分化程度不同及遗传背景不同的患者血清筛选时，则会产生过多的阳性克隆，增加后续的工作量，也增加了假阳性的机会。②SEREX 方法不能检测肿瘤表达的所有抗原。因为在 SEREX 方法中，抗原在细菌-噬菌体系统中表达，通常不能正确折叠和翻译后修饰蛋白质，所以不适用于鉴定具有翻译后修饰功能的肿瘤相关抗原。③SEREX 方法所分离的抗原不一定是肿瘤抗原，所鉴定的肿瘤抗原不一定可被 T 细胞识别，所以已分离的众多抗原有待进一步鉴定。④对某些在肿瘤发展的不同阶段表达的抗原，若取新鲜组织标本的时间与该抗原表达的阶段不一致也将被漏检。此外，SEREX 技术还存在着 cDNA 文库的质量、肿瘤标本来源及筛选血清的选择、抗原的肿瘤相关性等问题。

目前已经有很多方法用于改进该技术，具体方法如下。

（1）去除假阳性：筛选用血清可以通过与细菌-噬菌体裂解物预吸收来消除同细菌或噬菌体复合物起反应的人血清抗体。

（2）将制成的肿瘤文库先与 cDNA 正常组织文库进行消减杂交，消减后的肿瘤 cDNA 再进行血清学筛选，可排除在正常组织中有明显表达的基因。

（3）发展真核表达系统：蛋白质的构造和翻译后修饰对抗原发挥作用非常重要，也能影响它们的免疫原性。

（4）将蛋白质组学与 SEREX 方法结合起来：蛋白质组学技术的应用可以省去 SEREX 方法前期构建 cDNA 基因表达文库的繁琐工作，同时也可以对肿瘤患者的血清进行筛选，从而达到鉴定大量肿瘤相关抗原的目的。该方法不但可以鉴定具有不同异构体的肿瘤抗原，而且可以鉴定具有翻译后修饰功能的肿瘤抗原，所以将蛋白质组学技术和 SEREX 方法结合起来鉴定肿瘤相关抗原，以达到方法互补的作用。但是蛋白质组学作为一项新的技术手段在鉴定肿瘤相关抗原研究领域的应用还需要进一步的研究及在实践中评价。

（三）SEREX 技术鉴定的肺癌相关抗原

1997 年，Brass 等人通过 SEREX 鉴定了第一个与肺癌相关的抗原 EIF4E，随后发现该蛋白参与了致癌基因 RAS 的转录调控。2004 年，Zhong 等人从非小细胞肺癌 cDNA 噬菌体库中分离出 57 种 TAA，其中 HSP70，HSP90，p130，GAGE 和 BMI-1 这 5 种自身抗体联合诊断的 AUC 能达到 0.84，灵敏度为 82.0%，特异度为 83.0%。Yuan 等人在 2014 年通过 SEREX 技术发现在肺癌中高表达的蛋白 EEF1G，RPS3，NKAP，B2M，HSP90AB1，RAB10，EIF3D 和 NRP2，进而发现这 8 种蛋白对应的自身抗体可以诊断早期肺癌患者，AUC 可达 0.969，并且具有 90.8% 的灵敏度和 94.1% 的特异度。此外，有研究证明 RPS3

与电离辐射诱导的 NF-κb 途径活化相关,参与非小细胞肺癌的炎症、增殖和转移;另外 B2M 的反复失活与肺癌中的免疫识别受损有关。Lipok 等人还在肺癌中发现了 FGFR1,随后 FGFR1 被证明参与了细胞增殖、细胞迁移、细胞分化等生命过程。表 5-2 总结了利用 SEREX 技术筛选肺癌相关抗原的研究。

表 5-2　通过 SEREX 技术鉴定的抗原及相关功能

研究	鉴定的 TAAs 数量	验证的 TAA	肿瘤	基因功能
Brass 等(1997)	/	EIF4E	/	肿瘤发展、转化,癌症治疗,细胞凋亡
Gure 等(2000)	10	SOX2	小细胞肺癌	调控基因表达
		SOX1		调控胚胎发育和细胞周期
		ZIC2		抑制转录
		SOX3		调控胚胎发育和细胞周期
		SOX21		癌症发展
Park 等(2003)	49	CAGE1	/	药物靶向、血管生成、肿瘤发生、侵袭
Zhong 等(2004)	57	HSP70		热休克蛋白,应激反应
		HSP90		热休克蛋白,应激反应
		NOLC1(p130)		核仁磷酸化蛋白
		GAGE		糖蛋白
		BMI-1		原癌基因
Mizukami 等(2005)	3	MAGEB2	非小细胞肺癌	调控转录
Okada 等(2006)	3	KUCT1	/	信号转导、癌症发展、细胞黏附和细胞迁移
Zhong 等(2006)	/	SEC15L2	/	胞内转运
		XRCC		DNA 修复
		MALAT1		调节转录和细胞周期、癌症转移、细胞迁移、细胞增殖和转移
		BAC clone RP11-499F19		/
		paxillin		/
Shimono 等(2007)	/	XAGE1	腺癌	药物靶向
Yue 等(2009)	15	/	非小细胞肺癌	/
Zheng 等(2010)	19	CSNK2A1	腺癌	调控细胞周期,细胞凋亡
		NFATC3		调控 T 细胞和未成熟胸腺细胞的基因表达

续表 5-2

研究	鉴定的 TAAs 数量	验证的 TAA	肿瘤	基因功能
Hanafusa 等(2011)	28	MYL6B	腺癌	细胞降解
		MET		细胞生长,迁移和侵袭,胚胎发育
		NUP107		肿瘤发生、侵袭
		HSPA4		调节细胞增殖
		SCOC		调节自噬
Yuan 等(2014)	9	EEF1G	/	调节多亚基复合物的组装
		RPS3		DNA 修复,细胞凋亡
		NKAP		调节细胞周期,抑制细胞凋亡
		B2M		在多种癌症中均有表达
		HSP90AB1		细胞凋亡,炎症
		RAB10		调节胞内囊泡运输
		EIF3D		促进 mRNA 结合
		NRP2		心血管发育和肿瘤发生
Li 等(2015)	6	OLFM1	/	抑制细胞生长和转移
		AKAP4		调节精子活力
		TTR		蛋白水解,神经再生,细胞自噬
		CK-18		隐源性肝硬化
		SQLE		细胞增殖、迁移
Lipok 等(2019)	/	FGFR1	/	有丝分裂和分化,干细胞骨髓增生性疾病和干细胞白血病淋巴瘤综合征
Pei 等(2019)	35	TOP2A		调节细胞周期,致癌
		ACTR3		细胞迁移,促进肿瘤形成
		RPS6KA5		蛋白质合成,调节细胞迁移
		PSIP1		细胞迁移,克隆形成,血管生成,肿瘤生长
		EEF1G		调节细胞生长,肿瘤发生

二、SERPA 技术

(一)SERPA 技术的起源、原理、基本流程

SERPA(serological proteome analysis)技术的主要流程是:首先经 2-DE 方法分离蛋白

样品,并保证3块2-DE平行胶同时进行,每块凝胶的蛋白上样量一致。其中2块胶转到硝酸纤维素膜或聚偏氟乙烯膜上,然后分别用癌症患者或正常对照血清与膜杂交进行血清免疫学分析(二相免疫印迹分析),第3块未转膜的凝胶(介体胶)进行考马斯亮蓝染色。通过软件分析2-DE蛋白质印迹结果鉴别出患者血清与对照血清的免疫反应差异点,同时在介体胶中确定其对应的差异点,主要包括在患者血清唯一出现的点和在患者血清中升高明显的点(图5-3)。最后从介体胶上切取差异点进行鉴定,鉴定的方法包括Edman降解法以及灵敏度和特异度高的质谱鉴定法。

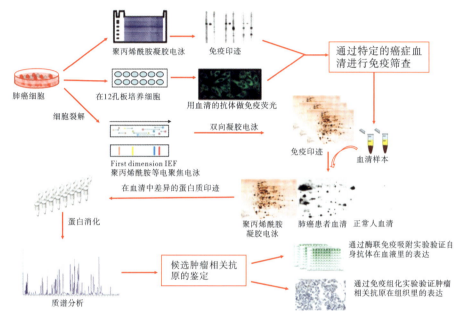

图5-3　SERPA 技术的基本流程

(二)SERPA 技术的优缺点及技术进展

该方法的优势是基于天然样本而非重组蛋白,因此能最大程度上保持蛋白的翻译后修饰和剪切体形式。但是同样存在蛋白丰度不均匀的问题,对于低丰度蛋白无法有效检测。另外,实验过程严重依赖于人员操作,获得可重复性的二维电泳和免疫印迹是件非常困难的事情。与 SEREX 方法比较,SERPA 技术具有明显的优势:① SERPA 整个操作过程耗时较短,而 SEREX 技术需要构建噬菌体 cDNA 文库,此步骤至少需要几天的时间。② SEREX 需要额外的操作来消除非特异结合,而 SERPA 不存在该问题。③ SERPA 技术中蛋白虽然已发生变性,但是仍能够识别免疫反应性位点,包括完整的转录后修饰位点。

SERPA 方法并非是绝对可靠的技术,它的不足主要在于 2-DE 方法本身固有的缺陷:①由于上样量和检测敏感度的限制,2-DE 只能鉴定相对丰度高的蛋白,应用荧光标记取代染料指示可以略微提高蛋白检测的灵敏度;②分离极酸、极碱蛋白的能力有限;③虽然与 2-DE 兼容的去污剂已经有了很大的改善,水溶性差的膜蛋白的分离仍然面临挑战;④ 2-DE 是繁琐的实验,切取蛋白点鉴定的工作较繁杂,检测的血清越多工作量越大。另外,常规的 SERPA 技术进行免疫印迹分析时所用的血清用量比较大。为了克服上述缺点,很多研究人员从不同的角度对 SERPA 技术进行了改进,包括优化等电聚焦的pH 值范围、改进双向电泳的条件、初筛血清样本和预分离提取的蛋白组分等。

(三)SERPA 技术鉴定的肺癌相关抗原

在过去的 20 年中,通过 SERPA 技术鉴别了大量肺癌相关的 TAAs。2001 年,Brichory等人在小细胞肺癌中发现了一种高表达的癌基因 *PGH9.5*,随后在肺癌中还发现了与调节细胞凋亡、迁移、生长和细胞周期有关的基因 *ANXA1*、*ANXA2*,并在血清中发现了两者相对应的自身抗体。2008 年,Yan 等人发现了 10 种和肺癌有关的 TAAs(ANXA1、HSP27、Ran、S100A9、FLP、PRX3、ECH1、EF-Tu、PCBP1 和 PWPI 结合蛋白4),并通过 WB 方法验证了 ANXA1、HSP27、Ran 在肺癌中的异常表达。表 5-3 总结利用 SERPA 技术筛选肺癌相关抗原的研究。

表 5-3　通过 SERPA 技术鉴定的抗原及相关功能

研究	鉴定的TAAs 数	验证的TAA	肿瘤	基因功能
Brichory 等(2001)	/	PGH9.5(UCHL1)	/	药物靶点
Brichory 等(2001)	/	ANXA1	/	调节细胞凋亡和细胞周期
		ANXA2		调节转移,细胞生长
Yang 等(2007)	19	Tim	鳞癌	糖酵解途径
		MnSOD		抑制肿瘤细胞增殖
Zhang 等(2007)	/	TPI	鳞癌	糖酵解途径
		PRDX6		保护机体免受超氧因子的损伤
Yan 等(2008)	10	ANXA1	/	调节细胞凋亡和细胞周期
		HSP27		调节细胞生长,抑制细胞增殖和凋亡
		Ran		调节细胞周期和核转运,RNA 转录
Dai 等(2017)	/	ECH1	/	脂肪酸 β-氧化
		HNRNPA2B1		调节 pre-mRNA 加工,mRNA 代谢和转运
Dai 等(2017)	/	ENO1	非小细胞肺癌	调节细胞增殖,转移

三、蛋白质芯片技术

(一)蛋白质芯片技术的类型、原理、基本流程

蛋白质芯片,是一种高通量的蛋白功能分析技术,用于蛋白质表达谱的分析,研究蛋白质与蛋白质的相互作用,筛选药物作用的蛋白靶点。蛋白质芯片技术研究的原理,是对固相载体进行特殊的化学处理,再将已知的蛋白分子产物,如酶、抗原、抗体、受体、配体、细胞因子等固定在其上面。根据这些生物分子的特性,捕获能与其特异结合的待测蛋白,经洗涤、纯化,再进行确认和生化分析。为获得重要生命信息,如未知蛋白组分、序列、体内表达水平、生物学功能、分子相互调控关系、药物筛选、药物靶位选择等,提供有力的技术支持。

蛋白芯片主要有3类:蛋白质微阵列、微孔板蛋白质芯片、三维凝胶块芯片,应用于基因表达的筛选、抗原抗体检测筛选及研究、生化反应检测、药物筛选、疾病诊断等。优点是直接分析粗生物样品,如血清、尿、体液等,同时快速发现多个生物标记物,分析小量样品,具有高通量的验证能力。能发现低丰度蛋白质、测定疏水蛋白质,在同一系统中集发现和检测为一体,特异度高,减少测定蛋白质序列的工作量。可以定量,可测定细胞内的抗原,而且灵敏度高(图5-4)。

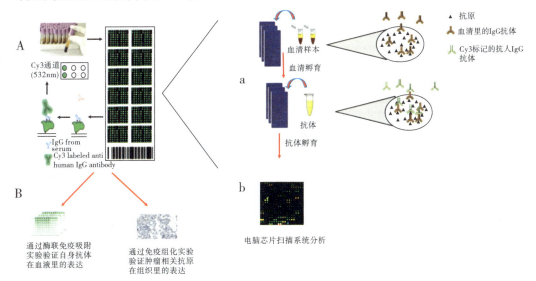

A. 蛋白芯片筛选肿瘤相关抗原自身抗体(a. 血清样本与蛋白芯片杂交,b. 蛋白芯片结果扫描分析);B. 肿瘤相关抗原及其自身抗体的验证。

图5-4　蛋白质芯片技术的基本流程

IgG from serum:血清里的IgG抗体;Cy3 labeled anti human IgG antibody:Cy3标记的抗人IgG抗体。

(二)蛋白质芯片技术的优缺点及技术进展

近年来,蛋白质芯片技术检测肿瘤相关蛋白或自身抗体已应用于临床。利用蛋白质芯片技术可以比较正常与肿瘤细胞或组织中蛋白质在表达量上的差异,挖掘与肿瘤相关

的特异度蛋白,用于肿瘤诊断、监测,或作为治疗靶位的肿瘤标志物及治疗效果的监测。蛋白质芯片技术在肿瘤生物学标志物筛选方面较其他方法有无可比拟的优势。美国 Ciphergen Biosystems 公司生产的蛋白质芯片建立在 SELDI-TOF-MS 的基础上,通过比较分析健康人和前列腺癌患者血清样本的蛋白质表达谱的异同,仅用 3 天,就发现了 6 种潜在的前列腺癌标志物,相比过去大大缩短了筛选周期。尽管蛋白质芯片技术在很大程度上加快了自身抗体和抗原的筛选,但它们受到蛋白质寿命短和天然蛋白质生产困难的限制。实际上,随着它们的快速发展,蛋白质微阵列的弊端已逐渐被克服。研究者已经做出了商业化的蛋白质芯片,最常见的是包含 5 800 个全长纯化的蛋白质的 Proto Array 蛋白质芯片、包含 16 368 种独特的全长人类蛋白质的 HuProt 蛋白质芯片、Human protein atlas 蛋白质芯片、核酸编码的蛋白质芯片和免疫蛋白质芯片。研究人员可以利用这些商业蛋白质芯片更快、更有效地识别 TAA 和自身抗体。

目前蛋白质芯片技术的发展仍然面临许多的挑战,比如芯片制备比较复杂、点样及检验设备昂贵,这些问题都限制了该技术的广泛开展。因此,简化样品制备及标记操作、保持蛋白质的完整性和天然活性、提高蛋白质芯片的特异度、增加检测灵敏度成为今后研究的重点。随着蛋白质芯片技术的不断完善和发展及人们对这项技术的了解不断深入,必将有力推动肿瘤研究的发展,为肿瘤的早期发现、早期诊断、个体化治疗及抗肿瘤药物的研发等提供强大的助推力。

(三)蛋白质芯片技术鉴定的肺癌相关抗原

蛋白质芯片技术出现后,许多研究人员通过蛋白质芯片技术发现了许多具有较高诊断价值的肺癌相关抗原及其自身抗体。2005 年,Zhong 等人基于具有 212 个免疫反应噬菌体的蛋白质芯片,筛选出了 GAGE7、EEF1A、PMS2P7、NOLC1 和 SEC15L2。据文献报道,这些 TAAs 与多种癌症信号通路密切相关,其中 GAGE7 是 IFN-γ 信号通路的关键调控基因;EEF1A 突变与高甲基化和增殖有关;NOLC1 的表达水平降低可能导致与耐药相关的分子表达下调。

2012 年,Shan 等人应用含有 72 个蛋白质的蛋白质芯片发现了 5 个在肺癌中高表达的 TAAs(XAGE-1、ADAM29、NY-ESO-1、MAGEC1 和 P53),并通过 ELISA 分析验证了这几个自身抗体在肺癌中的诊断价值。除了其诊断价值外,研究发现这些 TAAs 在癌症发生和发展中起重要作用。ADAM29 和白血病的预后相关,该指标的表达水平可以用于监测白血病患者的预后。NY-ESO-1 与肺鳞癌的免疫反应相关。由 SEREX 技术和蛋白质芯片技术筛选的 XAGE-1 可以用于区分肺癌的不同组织学类型。

2017 年,Pan 等人通过 Huprot 蛋白质芯片技术发现抗 P53、抗 ETHE1、抗 CTAG1A、抗 C1QTNF1、抗 TEX264、抗 CLDN2、抗 NSG1 和抗 HRas 8 种 TAAbs,这几种自身抗体在肺癌患者组和对照组之间存在显著差异,可以作为肺癌标志物。在这 8 种 TAAbs 中,针对 P53、ETHE1 和 HRas 的自身抗体的模型对早期肺癌检测的灵敏度为 50.0%,特异度为 84.4%,对晚期肺癌检测的灵敏度为 49.8%。

2019 年,Cao 等人通过蛋白质芯片技术发现了肺癌患者和健康对照之间存在明显差异表达的 7 种 TAAbs(IGFBP-1、TNFRI、TNFRII、VEGF、PAI-1、IL-6 和 BDNF),这 7 种自身抗体中有 6 种具有较高的诊断价值,他们的 AUC 达到了 0.783~0.961。

2020 年,有研究者基于 138 种癌症驱动基因的定制蛋白质芯片鉴定了针对肺癌相关抗原的 8 种自身抗体(TP53、NPM1、GNA11、SRSF2、HIST1H3B、FGFR2、TSC1 和 PIK3CA),并用肺癌患者样本进行了 ELISA 验证。随后利用多种机器学习方法,包括逻辑回归、Fisher 判别分析、决策树、人工神经网络和支持向量机,构建了用于肺癌诊断的最佳模型。其中决策树模型包含 7 种针对 TAA 的自身抗体(TP53、NPM1、FGFR2、PIK3CA、GNA11、HIST1H3B 和 TSC1),AUC 达到 0.897,灵敏度为 94.4%,特异度为 84.9%。研究证实蛋白质芯片技术是识别 TAA 和探索用于诊断肺癌的最佳 TAAbs 标记的有效方法。表 5-4 总结了利用蛋白质芯片技术筛选肺癌相关抗原的相关研究。

表 5-4　通过蛋白质芯片技术鉴定的抗原及相关功能

研究	鉴定的TAAs 数	验证的TAA	肿瘤	基因功能
Zhong 等(2005)	8	GAGE7	/	耐药性,抑制细胞凋亡
		EEF1A		调节细胞周期和细胞应激
		PMS2P7		PMS1 同系物 2,错配修复
		NOLC1		增强药物灵敏度,参与肿瘤发生
		SEC15L2		细胞生长,极性和迁移
Shan 等(2013)	/	ADAM29	/	细胞-细胞和细胞-基质相互作用
		NY-ESO-1		癌症发生,癌症进展
		XAGE-1		淋巴结转移
Pan 等(2017)	170	P53	/	诱导细胞周期停滞,凋亡,衰老,DNA 修复或改变代谢
		ETHE1		抑制 TP53 的表达,参与线粒体硫化物的氧化途径
		CTAG1A		在不同类型的癌症中高表达
		C1QTNF1		促进肿瘤进展
		TEX264		肿瘤细胞迁移和侵袭
		CLDN2		调节组织的紧密连接
		NSG1		诱导细胞凋亡,调节受体内吞,再循环和降解
		HRas		参与信号转导
Huo 等(2018)	8	/	/	/
Cao 等(2019)	7	IGFBP-1		细胞迁移与代谢

续表 5-4

研究	鉴定的 TAAs 数	验证的 TAA	肿瘤	基因功能
		TNFRI		参与 p42／p44，MAPK，JNK，PI3-K 途径，肿瘤转移
		VEGF		肿瘤的发生与发展
		TNFRII		细胞凋亡
		PAI-1		纤溶酶原激活物和尿激酶的抑制剂
		IL-6		炎症
		BDNF		癌症预后

综上所述，通过不同的筛选技术，肿瘤标志物的研究在肺癌的早期筛查和诊断方面取得了可观的进展。但是，由于每种方法都具有不同的优缺点，所以在进行肿瘤标志物筛选时要尽可能地使用多种筛选技术，这样更有助于筛选高灵敏度和高特异度的肿瘤标志物。此外，先前的很多研究中所鉴定的肺癌生物标志物均未进行大规模样品验证，因此在今后的研究中需要将之前发现的肿瘤标志物进行大规模样本验证从而进一步研究其在肺癌诊断中的价值。

第三节　肿瘤相关抗原自身抗体的验证

一、酶联免疫吸附试验的检测原理和步骤

酶联免疫吸附试验（enzyme linked immunosorbent assay，ELISA）是一种酶标固相免疫测定方法。其基本原理是把抗原或抗体结合到某种固相载体表面并保持其免疫活性。将抗原或抗体连接成酶标记抗原或抗体，既保留了抗原抗体复合物的免疫活性，又保留了酶的活性。测定时将受检样品中所测抗原或抗体按一定程序与结合在固相载体上的酶标记抗原或抗体反应形成抗原抗体复合物。用洗涤的方法将固相载体上形成的抗原抗体复合物与其他物质分开，结合在固相载体上的酶量与标本中受检物质的量成一定的比例。加入底物后底物被固相载体上的酶催化成有色产物，通过定性或定量检测有色产物量即可确定样品中待测物质含量。

二、ELISA 检测自身抗体的方法

（一）间接 ELISA

间接 ELISA 是检测抗体最常用的方法，属于非竞争性结合实验，其原理是将抗原包

被在固相载体上,加入待测样本,使样本中待测抗体与固相载体上的抗原结合形成固相抗原-受检抗体复合物。经温育洗涤后,加入酶标记抗抗体(也称为酶标二抗),它是针对受检抗体的抗体,常用羊抗人 IgG,经温育洗涤后,在固相上形成固相抗原-受检抗体-酶标抗抗体复合物,加入底物后根据显色深浅确定待测抗体含量。

间接法由于采用的酶标抗抗体仅针对一类免疫球蛋白分子,通常用的都是抗人 IgG,严格地讲,所测的仅为 IgG 类,不涉及 IgA、IgM 类。此外,该法只需要更换固相抗原,就可用一种酶标抗抗体检测各种与抗原相应的抗体,具有更广的通用性。但此法由于受血清中高浓度的非特异度 IgG 的干扰,通常待测标本需要经一定稀释后才能测定。

(二)间接 ELISA 检测抗体的操作步骤

(1)包被抗原蛋白:购买纯化的重组蛋白,用抗原蛋白包被液稀释至 0.25 μg/mL 终浓度,包被于 96 孔板,50 μL/孔,用保鲜膜封闭防止挥发,置于 4 ℃冰箱包被过夜。

(2)封闭:弃去孔中包被液,于 96 孔酶标板中加入封闭液,100 μL/孔,置于 4 ℃冰箱封闭过夜。

(3)洗板:弃去孔中封闭液,将酶标板置于自动洗板机中,洗涤缓冲液 300 μL/孔,10 s/次,重复 3 次,洗涤结束后拍干。

(4)一抗血清孵育:用抗体稀释液对待测血清进行稀释,于封闭后的 96 孔酶标板分别加入 50 μL 稀释后的待测血清,空白对照孔只加入抗体稀释液,置于 37 ℃水浴锅孵育 1 h。

(5)洗板:充分甩出孔中液体,置于洗板机中进行洗涤,洗涤缓冲液 300 μL/孔,10 s/次,重复 5 次,洗涤结束后拍干。

(6)二抗孵育:使用抗体稀释液按照 1∶4 000 比例稀释 HRP 标记的羊抗人 IgG 抗体,充分混匀后,分别加入 96 孔酶标板,50 μL/孔,置于 37 ℃水浴锅孵育 1 h。

(7)洗板:充分甩出孔中液体,置于洗板机中进行洗涤,洗涤缓冲液 300 μL/孔,10 s/次,重复 5 次,洗涤结束后拍干。

(8)显色:分别向每孔加入 50 μL ABTS 底物显色液,酶标板下需垫上白纸,使颜色变化易于察觉,置于室温显色 15 min 至绿色深浅易见。

三、ELISA 检测自身抗体的应用

几乎所有的可溶性抗原抗体系统均可用酶免疫测定检测。由于酶免疫技术具有高度的灵敏度和特异度,操作简便且试剂稳定,与放射免疫技术相比,对环境没有污染,因此酶免疫技术已经成为临床免疫检验中的主导技术。随着市场上各种符合质量要求的商品试剂盒和自动或半自动检测仪的不断问世,酶免疫技术已得到不断的发展和普及。

均相酶免疫测定主要用于药物和小分子物质的检测。非均相免疫测定中的 ELISA 应用更为广泛,ELISA 广泛用于传染病的诊断。病毒,如肝炎病毒、风疹病毒、疱疹病毒、轮状病毒等;细菌,如结核分枝杆菌、幽门螺杆菌等;也用于一些蛋白质的检测,如各种免疫球蛋白、补体、肿瘤标志物。

由于酶免疫测定的原理是抗原抗体的特异度反应,因此酶免疫试验有其局限性,如检测抗原,则要求抗体(单抗或多抗)是特异性的,待测抗原必须具有能与抗体结合的抗

原决定簇,如果因为基因突变导致某些位点的不表达,或者结合位点因为某些原因被封闭或阻断,将会影响抗体与抗原的结合;如检测抗体,则要求所包被的抗原应尽可能包含所有的特异性抗原决定簇,同时又尽可能不含有非特异性成分,这些影响测定结果的因素往往由于技术水平的限制而难以完全做到,因此实验中假阳性、假阴性结果是不能避免的。通过技术上的不断发展,可以将其影响降至很低的程度。

第四节　肿瘤相关抗原自身抗体作为肺癌标志物研究进展

近几十年来,研究发现大量有助于肺癌诊断和预后的自身抗体,进而用于辅助临床诊断肺癌患者和监测肺癌患者的预后。因此,在这一部分将主要叙述自身抗体在肺癌诊断和预后中的研究进展。

一、肿瘤相关抗原自身抗体在肺癌诊断方面的研究

(一)单个自身抗体标志物的诊断价值

近年来,许多研究已经发现不同自身抗体的诊断能力。表5-5列出了单个TAAb作为肺癌标志物的诊断性能,其中多个研究中提到了4个肺癌相关抗体(抗P53,抗ENO1,抗c-Myc和抗NY-ESO-1),说明了这4个自身抗体在肺癌诊断方面的重要性。其中有5项研究通过不同的检测方法评估了初筛组和验证组中这几个TAAbs的表达水平,而且这些TAAbs对肺癌的诊断灵敏度为12.0%～82.2%(平均值:33.4%;中位数:28.0%),特异度为60.6%～100.0%(平均值:92.5%;中位数:90.2%),而AUC介于0.589～0.990之间(平均值:0.729;中位数:0.720)。

Pilyugin和Descloux等人通过ELISA方法验证在肺癌患者中抗BARD1自身抗体的表达水平明显高于正常人群,该指标的灵敏度为80%,特异度为77.5%,AUC为0.861。此外,有研究证明BARD1的过表达与肿瘤特别是非小细胞肺癌的进展紧密相关。

还有两项研究验证了抗α-烯醇化酶(ENO1)自身抗体,其AUC分别为0.589(灵敏度:35.1%;特异度:80.7%)和0.806(灵敏度:80.6%;特异度:72.7%)。

我们之前通过SERPA筛选技术发现了ECH1,并通过包括28位肺癌患者以及来自治疗前、诊断时和治疗后阶段的219个连续样本验证了该抗原的诊断能力。随后我们还利用一个包括90位肺癌患者、90位慢性阻塞性肺疾病(COPD)患者和89位年龄和性别相匹配的正常对照的独立样本组,验证了它的自身抗体的诊断价值。抗ECH1抗体的AUC为0.763(95%CI:0.641～0.884,$P<0.001$),灵敏度为60.0%,特异度为89.3%。

但是,在肺癌筛查和诊断中,单个TAAb的阳性率仅在10%~30%之间。因此,在进行肺癌筛查和诊断时,仅用单个自身抗体诊断往往会造成假阴性。并且单个TAAb只能在一定程度上区分肺癌患者和健康个体,在同一类型的癌症中,TAA往往会在翻译后修饰或调控异常时表达异常。因此,越来越多的研究致力于探讨多个TAAbs联合的诊断能力。

表 5-5　单个自身抗体指标的诊断价值

研究者(年)	自身抗原	分组	国家	人数(肺癌/正常)	平均或中位年龄(肺癌/正常)	样本类型	组织类型	截断值	检测方法	灵敏度 /%	特异度 /%	AUC	P 值
Dagmar等(2016)	NY-ESO-1	初筛组	捷克	57/57	62/62	血清	腺癌(30)鳞癌(21)其他(6)	平均值+2标准差	ELISA	26.3	96.5	/	0.00063
	NY-ESO-1	验证组	捷克	64/57	67/62	血清	腺癌(35)鳞癌(29)	平均值+2标准差	ELISA	14	98.2	/	0.009
Li等(2016)	MDM2, c-Myc	初筛组	美国	50/44	66.0±9.9(仅有肺癌)	血清	腺癌(26)鳞癌(16)其他(8)	平均值+3标准差	ELISA	18,16,	97.7,97.7	0.698,0.636,	0.018,0.034,
	MDM2, c-Myc	验证组	美国	62/43	/	血清	/	平均值+3标准差	ELISA	37.1,35.5	97.7,97.7	0.777,0.815	<0.001,<0.001
Li等(2017)	Survivin, Cyclin B1, HCC1, P53	初筛组	美国	50/42	66.0±9.9(仅有肺癌)	血清	腺癌(26)鳞癌(16)其他(8)	平均值+3标准差	ELISA	32.0,20.0,22.0,18.0	100,97.6,100,100	0.653,0.767,0.622,0.623	0.012,<0.001,0.045,0.042
	Survivin, Cyclin B1, HCC1, P53	验证组	美国	60/41	/	血清	/	平均值+3标准差	ELISA	26.7,16.7,20,41.7	100,100,100,100	0.774,0.745,0.841,0.824	<0.001,<0.001,<0.001,<0.001

续表 5-5

研究者（年）	自身抗原	分组	国家	人数（肺癌/正常）	平均或中位年龄（肺癌/正常）	样本类型	组织类型	截断值	检测方法	灵敏度/%	特异度/%	AUC	P 值
Pei 等（2019）	TOP2A, ACTR3, RPS6KA5, PSIP1	初筛组	中国	184/184	(60.59±10.27)/(60.48±10.69)	血清	腺癌(116) 鳞癌(68)	ROC	ELISA	28.8, 31.52, 26.63, 32.07	90.22, 90.22, 90.22, 90.22	0.758, 0.787, 0.707, 0.668	<0.001, <0.001, <0.001, <0.001
	TOP2A, ACTR3, RPS6KA5, PSIP1	验证组	中国	446/446	(59.03±10.75)/(57.71±10.91)	血清	腺癌(273) 鳞癌(62) 其他(111)	ROC	ELISA	26.2, 25.1, 17.0, 30.5	90.1, 90.1, 90.1, 90.1	0.668, 0.642, 0.650, 0.673	<0.001, <0.001, <0.001, <0.001
Wang 等（2019）	HMGB3, ZWINT, GREM1, NUSAP1, MMP12	初筛组	中国	184/184	(60.59±10.27)/(60.48±10.69)	血清	腺癌(116) 鳞癌(68)	ROC	ELISA	57.06, 42.39, 38.04, 36.41, 20.65	90.2, 90.2, 90.2, 90.2, 90.8	0.85, 0.75, 0.71, 0.73, 0.70	<0.001, <0.001, <0.001, <0.001, 0.002
	HMGB3, ZWINT, GREM1, NUSAP1, MMP12	验证组	中国	446/446	(59.03±10.75)/(57.71±10.91)	血清	腺癌(273) 鳞癌(62) 其他(111)	ROC	ELISA	34.08, 15.69, 15.69, 14.79, 25.11	90.14, 90.14, 90.36, 90.14, 90.14	0.72, 0.65, 0.61, 0.64, 0.64	<0.001, 0.009, 0.007, 0.025, <0.001

续表5-5

研究者（年）	自身抗原	分组	研究人群特征					截断值	检测方法	诊断能力			
			国家	人数（肺癌/正常）	平均或中位年龄（肺癌/正常）	样本类型	组织类型			灵敏度/%	特异度/%	AUC	P值
Oji等（2009）	WT1	/	日本	91/70	/	血清	腺癌（54）鳞癌（29）其他（8）	平均值+3标准差	ELISA	26.4	/	/	<0.05
Cherneva等（2010）	a-crystallin	/	保加利亚	51/52/38（COPD）	/	血浆	腺癌（15）鳞癌（36）	/	ELISA	62	72	0.712	0.001
Park等（2011）	P53	/	韩国	82/79	63.5（仅有肺癌）	血清	腺癌（47）鳞癌（18）小细胞肺癌（14）其他（3）	ROC（94.9% Sp）	ELISA	34.1	94.9	0.79	<0.001
Zhang等（2012）	IGFBP-2	/	中国	190/71/33（BLD）	61.38/58.75/59.94（BLD）	血清	/	ROC	ELISA	73.2	60.6	0.677	<0.0001
Dai等（2013）	APE1	/	中国	292/300	62/60	血清	非小细胞肺癌	平均值+2标准差	ELISA	38.7	97.33	0.745	0.000
Ma等（2013）	CCNY	/	中国	264/89	58.5（仅有肺癌）	血清	腺癌（134）鳞癌（130）	平均值+2标准差	ELISA	23.5	95.5	0.737	<0.001
Yang等（2015）	NY-ESO-1	/	中国	57/47	/	血清	小细胞肺癌	0.083	ELISA	37.17	91.7	0.619	/

续表 5-5

研究者（年）	自身抗原	研究人群特征						截断值	诊断能力				
		分组	国家	人数（肺癌/正常）	平均或中位年龄（肺癌/正常）	样本类型	组织类型		检测方法	灵敏度/%	特异度/%	AUC	P 值
Dai 等（2017）	ECH1, HNRNPA2B1	/	美国	90/89/90(COPD)	(67.5±10.7)/(58.0±9.7)/(61.0±8.2)	血清	非小细胞肺癌	ROC	ELISA	62.2, 82.2	96.6, 88.8	0.800, 0.880	<0.001, <0.001
Dai 等（2017）	ENO1	/	中国	242/270	(58.5±10.5)/(58.5±10.7)	血清	腺癌(197) 鳞癌(45)	ROC	ELISA	35.1	80.7	0.589	0.001
Pilyugin 等（2017）	BARD1	/	意大利、奥地利、匈牙利	93/94	65/54	血清	腺癌(42) 鳞癌(22) 其他(29)	ROC	ELISA	80	77.5	0.861	/
Shen et al.（2017）	DKK1	/	中国	206/99	/	血清	非小细胞肺癌	ROC	ELISA	58.11	85.53	0.821	<0.001
Wu 等（2018）	TOPO48	/	中国	127/127	/	血清	腺癌(70) 鳞癌(57)	正常的最大值	ELISA	76	100	0.990	0.001
Zhang 等（2018）	ENO1	/	中国	72/70	64（仅有肺癌）	血清	腺癌(38) 鳞癌(24) 其他(10)	ROC	ELISA	80.6	72.7	0.806	<0.001

(二)多个自身抗体标志物的联合诊断价值

目前,肿瘤相关抗体作为癌症筛查中具有诊断价值的分子候选物类型,提示着探索TAAbs 的重要性。而且,多项研究表明,不同的 TAAbs 联合使用以区分肺癌患者和对照组时,其诊断灵敏度会显著提高。表 5-6 列出了在 17 项研究中评估的 TAAbs 模型的诊断价值。

Zhong 等利用包含 SEREX 鉴定的 212 种免疫反应噬菌体的诊断芯片,对非小细胞肺癌患者的 TAAbs 进行了分析,将 5 个最具预测性的生物标记物[Paxillin,SEC15L2,BAC克隆(未知的蛋白质功能),XRCC5 和 MALAT1]构建逻辑回归模型,其 AUC 为 0.990。该 TAAbs 模型已在一个独立的验证模型中得到验证,其灵敏度为 91.3%,特异度为91.3%。然而,这 5 种 TAAbs 在癌症发生和进展中的具体作用仍不清楚。

Farlow 等开发了一种使用多元统计分析的 TAAbs 算法,该算法可以有效地确定高危人群中的非小细胞肺癌患者。针对 IMPDH、磷酸甘油酸变位酶、泛醇、膜联蛋白 I、膜联蛋白 II 和热休克蛋白 70-9B(HSP70-9B)的自身抗体模型在肺癌和正常血清中的灵敏度为94.8%,特异度为 91.1%,AUC 为 0.964。鉴于该模型在研究阶段的诊断价值较好,如果在临床试验中得到验证,可能对肺癌筛查具有重要的意义。Rom 和 Goldberg 证明,通过ELISA 检测到的针对 c-Myc、cyclin A、cyclin B1、cyclin D1、CDK2 和 survivin 的自身抗体的模型具有显著的诊断价值,灵敏度为90.9%,特异度为82.0%,且 AUC 为 0.907。这些数据表明,联合 4~7 个 TAAbs 可能实现理想的诊断性能。

Early-CDT 是一种可以检测血液中自身抗体,从而用于临床区分高危人群中的肺癌患者的商品试剂盒。目前已经在美国和英国使用某研究团队发表 3 篇关于 Early-CDT试剂盒的文章,主要介绍了来自欧洲和美国的多个大样本的独立队列验证了 Early-CDT试剂盒的诊断价值。在 2011 年,Boyle 等人在 3 个独立的样本中验证了抗 P53、抗 NY-ESO-1、抗 CAGE、抗 GBU4-5、抗 Annexin 1 和抗 SOX2 的自身抗体模型,在这 3 个独立样本中该模型的灵敏度分别为 36.0%、39.0% 和 37.0%,特异度分别为 91.0%、89.0% 和90.0%,AUC 分别为 0.710、0.630 和 0.640。此外,Lam 等人在 2011 年通过 4 个独立的样本验证了 Early-CDT 的诊断价值,表明 6 种自身抗体能够筛选出无症状肺癌患者,可以用于辅助临床研究。2013 年,Healey 等人验证了含 7 种自身抗体(P53、NY-ESO-1、CAGE、GBU4-5、SOX2、MAGEA4 和 HuD)的诊断试剂盒,在含 2 135 个样本的 3 个病例对照组中该模型被证明具有较好的诊断价值。此外。Ren 和 Zhang 在中国人群中验证了另一种包含 7 个 TAAbs(P53、GAGE7、PGP9.5、CAGE、MAGEA1、SOX2 和 GBU4-5)的自身抗体模型。在第一个针对中国患者的前瞻性大规模研究中,该模型的诊断价值在 2008位受试者中得到了验证,其灵敏度为 61.0%,特异度为 90.0%。在出现磨玻璃结节(GGN)的患者中,由 7 个 TAAbs 组成的模型有助于区分良性 GGN 和恶性 GGN,准确度为90.4%。Zhang 等还证实了该模型在包括 100 例非小细胞肺癌患者和 60 例健康对照者人群中的诊断价值,其灵敏度为 90.0%,特异度为 57.9%。

表5-6 多个自身抗体指标联合的诊断价值

研究者（年）	TAA模型	建模方法	分组	国家	人数（肺癌/正常）	平均或中位年龄（肺癌/正常）	样本类型	组织类型	截断值	检测方法	灵敏度/%	特异度/%	AUC	P值
					研究人群特征					诊断能力				
Zhong等（2006）	Paxillin，SEC15L2，BAC clone，XRCC5，MALAT1	Logistic回归	初筛组	美国	23/23	65.1/62.5	血浆	腺癌（7）鳞癌（8）其他（8）	/	Diagnostic chip	95.7	100	0.99	<0.05
			验证组	美国	46/56	63.6/63.1	血浆	腺癌（21）鳞癌（13）其他（12）	/	Diagnostic chip	82.6	87.5	/	<0.05
Boyle等（2011）	P53，NY-ESO-1，CAGE，GBU4-5，SOX2，Annexin 1	并联分析	组1	美国、俄罗斯	145/146	66/66	血清	非小细胞肺癌（123）小细胞肺癌（22）	平均值+3标准差	ELISA	36	91	0.71	/
			组2	德国	241/240	63/63	血清	非小细胞肺癌（171）小细胞肺癌（70）	平均值+3标准差	ELISA	39	89	0.63	/
			组3	美国、英国	269/269	65/65	血清	非小细胞肺癌（182）小细胞肺癌（73）	平均值+3标准差	ELISA	37	90	0.64	/

续表 5-6

研究者（年）	TAA模型	建模方法	分组	国家	人数（肺癌/正常）	平均或中位年龄（肺癌/正常）	样本类型	组织类型	截断值	检测方法	灵敏度/%	特异度/%	AUC	P值
Lam 等（2011）	P53, NY-ESO-1, CAGE, GBU4-5, SOX2, Annexin 1	并联分析	组1	英国	122/0	65	血清	小细胞肺癌	ROC（90% Sp）	ELISA	57	/	/	/
			组2	欧洲、美国	249/483	62	血清	非小细胞肺癌（231）小细胞肺癌（4）其他（14）	ROC（90% Sp）	ELISA	34	87	/	/
			组3	加拿大	122/114	70	血清	非小细胞肺癌	ROC（90% Sp）	ELISA	31	84	/	/
			组4	/	81/205	70	血清	非小细胞肺癌（49）小细胞肺癌（30）其他（2）	ROC（90% Sp）	ELISA	38	89	/	/

续表 5-6

研究者 (年)	TAA 模型	建模方法	研究人群特征							诊断能力			
			分组	国家	人数 (肺癌/正常)	平均或中位年龄(肺癌/正常)	样本类型	组织类型	截断值	检测方法	灵敏度 /%	特异度 /%	AUC	P值
Healey 等 (2013)	P53, NY-ESO-1, CAGE, GBU4-5, SOX2, MAGE A4, HuD	并联分析	组 A	英国、美国、俄罗斯	235/266	(65±0.6)/(64±0.6)	血清	非小细胞肺癌(179) 小细胞肺癌(53) 其他(3)	/	ELISA	41	91	/	/
			组 B	英国、美国、加拿大	336/415	(65±0.6)/(62±0.5)	血清	非小细胞肺癌(301) 小细胞肺癌(35)	/	ELISA	30	90	/	/
			组 C	/	36/811	(70±1.4)/(60±0.4)	血清	非小细胞肺癌(32) 小细胞肺癌(2) 其他(2)	/	ELISA	36	91	/	/

续表 5-6

研究者（年）	TAA 模型	建模方法	研究人群特征								诊断能力			
			分组	国家	人数（肺癌/正常）	平均或中位年龄（肺癌/正常）	样本类型	组织类型	截断值	检测方法	灵敏度/%	特异度/%	AUC	P值
Pedchenko 等（2013）	ScFV B6, ScFV 3E, ScFV G1, ScFV J4, ScFV P6, ScFV J1	Logistic 回归	初筛组	美国	15/15	/	血清	腺癌	/	FMAT assays	80	87	0.88	/
			验证组	美国	22/21	64.2/67.5	血清	腺癌	/	Novel MSD assay	61	71	0.72	/
Doseeva 等（2015）	CEA, CA-125, CYFRA21-1, NY-ESO-1	Logistic 回归	初筛组	英国、美国、俄罗斯	115/115	64/64	血清	腺癌（41） 鳞癌（45） 其他（29）	ROC（80% Sp）	PAULA's test	74	80	0.81	<0.05
			验证组	罗马尼亚	75/75	69/68	血清	腺癌（32） 鳞癌（15） 其他（28）	ROC（80% Sp）	PAULA's test	77	80	0.85	<0.0001
Dai 等（2016）	14-3-3ξ, c-Myc, MDM2, NPM1, P16, P53, Cyclin B1	Logistic 回归	初筛组	美国	90/89	67.55±10.7	血清	腺癌（76） 鳞癌（11） 其他（3）	平均值+2标准差	ELISA	68.9	79.5	0.863	0.000
			验证组	美国	93/56	（64±5.8）/（59.3±7.3）	血清	腺癌（17） 鳞癌（3） 其他（5）	平均值+2标准差	ELISA	76	73.2	0.885	0.000

续表 5-6

研究者(年)	TAA 模型	研究人群特征								诊断能力				
		建模方法	分组	国家	人数(肺癌/正常)	平均或中位年龄(肺癌/正常)	样本类型	组织类型	截断值	检测方法	灵敏度/%	特异度/%	AUC	P值
Ren 等(2018)	P53, GAGE7, PGP9.5, CAGE, MAGEA1, SOX2, GBU4-5	并联分析	初筛组	中国	155/145	61/37	血清	腺癌(95) 鳞癌(41) 其他(19)	平均值+2标准差	ELISA	/	/	0.781	/
			验证组	中国	818/415	61/41	血清	腺癌(429) 鳞癌(277) 其他(112)	平均值+2标准差	ELISA	61	90	/	/
Zang 等(2019)	CA125, CEA, Alpha enolase, Annexin A1, Constant	Logistic 回归	初筛组	中国	96/62	/	血清	非小细胞肺癌	ROC	Luminexmagpix instrument	86.5	82.3	0.897	/
			验证组	中国	80/78	/	血清	非小细胞肺癌	ROC	Luminexmagpix instrument	87.5	60.3	0.856	/
Zhang 等(2019)	SOX2, GAGE7, CAGE, MAGEA1, P53, GBU4-5, PGP9.	并联分析	初筛组	中国	100/60	/	血清	非小细胞肺癌	ROC (90% Sp)	ELISA	90	57.9	/	<0.05
			验证组	中国	254/125	/	血清	腺癌(137) 鳞癌(117)	ROC (90% Sp)	ELISA	65.7	57.9	/	<0.05

续表 5-6

研究人群特征										诊断能力				
研究者（年）	TAA 模型	建模方法	分组	国家	人数（肺癌/正常）	平均或中位年龄（肺癌/正常）	样本类型	组织类型	截断值	检测方法	灵敏度/%	特异度/%	AUC	P值
Chapman 等 (2010)	P53, NY-ESO-1, CAGE, GBU4-5, SOX2, Hu-D,	/	/	英国	237/247	(66±9.6)/(66±9.6)	血清	小细胞肺癌	平均值+3标准差	ELISA	55	90	0.76	<0.001
Farlow 等 (2010)	IMPDH, Phosphoglycerate Mutase, Ubiquillin, Annexin 1, Annexin II, HSP70-9B, c-Myc, Cyclin A,	随机森林多元分析, CART	/	美国	117/79	/	血清	腺癌(63) 鳞癌(33) 其他(21)	/	Custom Luminexi-mmunobead assay	94.8	91.1	0.964	/
Rom 等 (2010)	Cyclin B1, Cyclin D1, CDK2, Survivin	Logistic 回归	/	美国	22/36	64.5/55.5	血清	/	平均值+3标准差	ELISA	90.9	82	0.907	<0.001

续表 5-6

研究者(年)	TAA 模型	研究人群特征								诊断能力				
		建模方法	分组	国家	人数(肺癌/正常)	平均或中位年龄(肺癌/正常)	样本类型	组织类型	截断值	检测方法	灵敏度/%	特异度/%	AUC	P值
Jia 等 (2014)	P62, BIRC, Livin-1, P53, PRDX, NY-ESO-1, Ubiquilin	/	/	中国	48/50	(59.7±8.7)/(58.4±12.9)	血清	/	/	Luminexe system	/	/	0.81	/
Wang 等 (2015)	TTC14, BRAF, ACTL6B, CTAG1B, MORC2	Logistic 回归	/	美国	97/87	70/63	血浆	腺癌	对照组的第98百分位值	ELISA	30	89	/	/
Li 等 (2017)	Survivin, Cyclin B1, HCC1, P53	/	/	美国	60/41	/	血清	/	平均值+3标准差	ELISA	65	100	0.908	<0.001

（三）自身抗体和其他标志物联合的诊断价值

CEA、CA125 和 CYFRA 21-1 常用于肺癌的检测,但由于单个指标的灵敏度和特异度不够高,并且多在癌症晚期才升高,因此临床应用受到很大的限制。而大部分自身抗体能够在未出现临床症状的患者血清中检测到,因此,自身抗体可以辅助增强相应 TAA 的诊断效果。大量研究表明,由于不同种类的诊断指标具有不同的优点,因此,不同种类的诊断指标联合的模型比单独使用自身抗体模型能够更有效地诊断肺癌患者。

2019 年,Zang 等人通过联合膜联蛋白 A1 和 α 烯醇化酶的自身抗体可以显著增强 CEA 和 CA125 模型的诊断能力。2020 年,Wang 等人通过联合 HMGB3 的自身抗体、CEA、CA125 和 CYFRA21-1 诊断肺癌的灵敏度分别从 36.4%、13.3% 和 27.6% 增至 72.7%、63.3% 和 75.9%。2017 年,Dai 等人的研究表明,ENO1 通过参与 FAK 介导的 PI3K/AKT 途径调控非小细胞肺癌的增殖和进展,并使用 SERPA 技术证明非小细胞患者与正常人相比血清中 ENO1 的自身抗体的表达水平更高,并且可以将非小细胞患者与正常人群区分开,该自身抗体诊断非小细胞肺癌的灵敏度为 35.1%,特异度为 80.7%。此外,将 ENO1 自身抗体与 CEA 和 CYFRA 21-1 联合,该模型诊断非小细胞肺癌患者的灵敏度从 35.1% 提高到 84%,明显高于 CEA、CYFRA21-1 或 CEA 和 CYFRA 21-1 联合。随后,TAA-TAAbs 复合物也被证实可用于癌症诊断。在 2019 年的一项研究中,对 CYFRA 21-1 的自身抗体(CIC)水平的免疫复合物进行评估,并以 CIC 和 CYFRA 21-1 复合物检测 I ~ IV 期的肺癌,其灵敏度为 76.0%,特异度为 87.5%,分别高于 CIC(灵敏度:66.0%;特异度:61.7%)和 CYFRA 21-1(灵敏度:32.0%;特异度:59.2%)的表现。

二、肿瘤相关抗原自身抗体标志物在肺癌预后方面的研究进展

在肺癌相关的研究中,自身抗体除了具有筛选肺癌高危人群和诊断肺癌患者的价值外,也具有监测肺癌患者预后的功能。据报道,c-Myc 是一种在大多数恶性肿瘤中都高表达的致癌基因,与癌症发展过程中的多个通路激活相关。研究证实肺癌组中 c-Myc 自身抗体的表达水平高于正常对照组,并且 c-Myc 自身抗体的表达水平与肺癌患者的无病生存期(DFS)缩短有关。

AZGP1 主要在肺腺癌患者中高表达,并且 AZGP1 的自身抗体的表达水平与肺腺癌患者 5 年总生存期息息相关。

MUC1 是一种高度糖基化的糖蛋白,在非小细胞肺癌患者中高表达并产生自身抗体(抗 KL-6/MUC1 抗体),研究发现抗 KL-6/MUC1 抗体的表达水平与肺癌死亡率密切相关,抗 KL-6/MUC1 抗体的表达水平越高,肺癌的死亡率越高。

AIMP2 是一种与氨酰-tRNA 合成酶相互作用的多功能蛋白(AIMP)之一,许多研究中表明它能够抑制细胞增殖并促进细胞死亡。AIMP2-DX2 是 AIMP2 的变体,其中外显子 2 通过替代剪接被删除,它能够与 AIMP2 竞争结合靶蛋白并降低 AIMP2 的抗肿瘤活性。在肺癌患者中可以检测到 AIMP2-DX2 和 AIMP2 的自身抗体,并且 AIMP2-DX2/AIMP2 自身抗体比例的升高与肺癌的预后不良相关。

拓扑异构酶 I(TOPO1)是 DNA 复制的重要核酶,在小细胞肺癌中普遍表达,TOPO1

的自身抗体的表达水平与非小细胞肺癌的总体生存率呈正相关,表达水平越高,非小细胞肺癌的生存率越高。

尽管自身抗体对于监测肺癌患者的预后有一定的价值,但是,多数具有诊断和筛选价值的自身抗体对肺癌患者的预后没有预测能力。例如,针对六噬菌体肽的自身抗体组合能够以92.0%的灵敏度和特异度将非小细胞肺癌患者与健康对照区分开,但是和非小细胞肺癌的预后没有显著的相关性。在另一项研究中,抗 p16a IgG 的表达水平与非小细胞肺癌的分期呈正相关,但 Kaplan-Meier 生存分析表明抗 p16a IgG 的表达水平和肺癌的总生存率没有明显相关性。

第五节　肿瘤相关抗原自身抗体的挑战和前景

虽然大量研究表明,用于肺癌诊断的自身抗体在灵敏度和特异度上有相当大的提升,并且在高风险人群(例如肺结节患者)中可以实现临床前检测,但是迄今为止,还没有自身抗体或其检测试剂盒用作诊断肺癌的临床检测方法。考虑到肺癌标志物的应用价值和患者的经济能力,生物标志物的开发分为 5 个阶段,包括第一阶段,临床前探索性研究;第二阶段,临床疾病的临床测定开发;第三阶段,回顾性纵向储存库研究;第四阶段,前瞻性筛查研究和第五阶段,癌症对照研究。目前为止,用于肺癌诊断中的自身抗体的研究均未完成这些阶段。因此,用于肺癌诊断的自身抗体的研究应在样本量较大的多个独立人群中进行临床验证,以确定其在不同种族人群中的灵敏度、特异度和预测价值方面的有效性。此外,应该将肺癌患者与其匹配的对照组(包括健康个体、良性肺部疾病、炎性疾病、不同亚型肺癌和其他类型的癌症)进行比较,进一步评估已验证的自身抗体的性能。鉴于单一生物标志物检测在肺癌诊断中的局限性,联合自身抗体与其他肿瘤标志物(例如,血清蛋白生物标志物 miRNA 和 lncRNA)构建诊断模型,将会提高肺癌诊断的灵敏度。

机器学习方法是一种非常有效的方式,可用于处理检测自身抗体(例如 ELISA 和蛋白质芯片)产生的高通量数据。选择在癌症和正常人群中差异较大的 TAAbs,然后在比较几种机器学习方法之后,构建最佳诊断模型。由于 TAAbs 在肺癌诊断中的潜力巨大,需要更多的研究来发现新的自身抗体。经过验证的新抗原或自身抗体模型可以和 LDCT 联合,以筛查高危人群中的肺癌患者,在临床工作中辅助临床医生将恶性肺结节与良性结节区分开。

参考文献

[1]闫磊,罗国容.SEREX 技术的研究进展[J].牡丹江医学院学报,2008(3):86-88.

[2]徐学琴,牛乐,孙春阳,等.SEREX 方法在肿瘤相关抗原筛选中的应用[J].中国西部科技,2009,8(27):56-57.

[3]王兴华,王光耀,KEONG T K,等.蛋白质组学研究的原理、技术与应用[J].智慧健康,

2016,2(4):7-12.

[4]秦红,韩剑众.蛋白质印迹技术研究进展及应用前景[J].食品科学,2007(8):577-580.

[5]高红军,赵晓航.SERPA技术及其在肿瘤相关抗原鉴定中的应用[J].医学综述,2010,16(18):2853-2855.

[6]夏媛媛,李姣,程天印.蛋白质芯片在临床诊断中的研究进展[J].畜牧兽医科技信息,2011(4):17-18.

[7]于洋,李敬双.蛋白质芯片技术研究进展[J].畜牧兽医科技信息,2010(12):4-5.

[8]LIN Y,LENG Q,JIANG Z,et al. A classifier integrating plasma biomarkers and radiological characteristics for distinguishing malignant from benign pulmonary nodules[J]. Int J Cancer,2017,141(6):1240-1248.

[9]DUFFY M J,STURGEON C M,SOLETORMOS G,et al. Validation of new cancer biomarkers:a position statement from the European group on tumor markers[J]. Clin Chem,2015,61(6):809-820.

[10]BRAY F,FERLAY J,SOERJOMATARAM I,et al. Global cancer statistics 2018:GLOBOCAN estimates of incidence and mortality worldwide for 36 cancers in 185 countries[J]. CA Cancer J Clin,2018,68(6):394-424.

[11]SIEGEL R L,MILLER K D,JEMAL A. Cancer statistics,2019[J]. Ca-acancer journal for clinicians,2019,69(1):7-34.

[12]JEMAL A,CENTER M M,DESANTIS C,et al. Global patterns of cancer incidence and mortality rates and trends[J]. Cancer Epidemiology Biomarkers & Prevention,2010,19(8):1893-1907.

[13]ALLEMANI C,WEIR H K,CARREIRA H,et al. Global surveillance of cancer survival 1995-2009:Analysis of individual data for 25 676 887 patients from 279 population-based registries in 67 countries(CONCORD-2)[J]. Lancet,2015,385(9972):977-1010.

[14]ABERLE D R,ADAMS A M,BERG C D,et al. Reduced lung-cancer mortality with low-dose computed tomographic screening[J]. New England Journal of Medicine,2011,365(5):395-409.

[15]SONE S,LI F,YANG Z G,et al. Results of three-year mass screening programme for lung cancer using mobile low-dose spiral computed tomography scanner[J]. British Journal of Cancer,2001,84(1):25-32.

[16]MOLINA R,FILELLA X,AUGE J M,et al. Tumor markers(CEA,CA 125,CYFRA 21-1,SCC and NSE)in patients with non-small cell lung cancer as an aid in histological diagnosis and prognosis. comparison with the main clinical and pathological prognostic factors[J]. Tumour Biol,2003,24(4):209-218.

[17]BARLESI F,GIMENEZ C,TORRE J P,et al. Prognostic value of combination of Cyfra 21-1,CEA and NSE in patients with advanced non-small cell lung cancer[J]. Respir

Med,2004,98(4):357-362.

[18] QIU J, KEYSER B, LIN Z T, et al. Autoantibodies as potential biomarkers in breast cancer[J]. Biosensors (Basel),2018,8(3):67-83.

[19] SOZZI G, BOERI M, ROSSI M, et al. Clinical utility of a plasma-based miRNA signature classifier within computed tomography lung cancer screening: a correlative MILD trial study[J]. J Clin Oncol,2014,32(8):768-773.

[20] ABBOSH C, BIRKBAK N J, WILSON G A, et al. Phylogenetic ctDNA analysis depicts early-stage lung cancer evolution[J]. Nature,2017,545(7655):446-451.

[21] HODGKINSON C L, MORROW C J, LI Y, et al. Tumorigenicity and genetic profiling of circulating tumor cells in small-cell lung cancer[J]. Nat Med,2014,20(8):897-903.

[22] TAN E M. Autoantibodies as reporters identifying aberrant cellular mechanisms in tumorigenesis[J]. Journal of Clinical Investigation,2001,108(10):1411-1415.

[23] THORAT M A, BADWE R A. Autoantibodies in prostate cancer[J]. New England Journal of Medicine,2005,353(26):2816-2816.

[24] KOBAYASHI M, KATAYAMA H, FAHRMANN J F, et al. Development of autoantibody signatures for common cancers[J]. Semin Immunol,2020,47:101388.

[25] CENCI S, SITIA R. Managing and exploiting stress in the antibody factory[J]. FEBS Lett,2007,581(19):3652-3657.

[26] COOPERMAN J, NEELY R, TEACHEY D T, et al. Cell division rates of primary human precursor B cells in culture reflect in vivo rates[J]. Stem Cells,2004,22(6):1111-1120.

[27] DESMETZ C, MANGE A, MAUDELONDE T, et al. Autoantibody signatures: progress and perspectives for early cancer detection[J]. J Cell Mol Med,2011,15(10):2013-2024.

[28] ZHANG J Y, TAN E M. Autoantibodies to tumor-associated antigens as diagnostic biomarkers in hepatocellular carcinoma and other solid tumors[J]. Expert Review of Molecular Diagnostics,2010,10(3):321-328.

[29] GRIVENNIKOV S I, GRETEN F R, KARIN M. Immunity, inflammation, and cancer[J]. Cell,2010,140(6):883-899.

[30] WELLENSTEIN M D, DE VISSER K E. Cancer-cell-intrinsic mechanisms shaping the tumor immune landscape[J]. Immunity,2018,48(3):399-416.

[31] TAN E M, ZHANG J. Autoantibodies to tumor-associated antigens: reporters from the immune system[J]. Immunol Rev,2008,222(1):328-340.

[32] CASIANO C A, MARTIN S J, GREEN D R, et al. Selective cleavage of nuclear autoantigens during CD95 (Fas/APO-1)-mediated T cell apoptosis[J]. J Exp Med,1996,184(2):765-770.

[33] MAHONEY J A, ROSEN A. Apoptosis and autoimmunity[J]. Curr Opin Immunol,2005,17(6):583-588.

[34] GAIPL U S, SHERIFF A, FRANZ S, et al. Inefficient clearance of dying cells and

autoreactivity[J]. Curr Top Microbiol Immunol,2006,305:161-176.

[35]ZAENKER P,GRAY E S,ZIMAN M R. Autoantibody production in cancer--the humoral immune response toward autologous antigens in cancer patients[J]. Autoimmun Rev, 2016,15(5):477-483.

[36]BENCHIMOL S,PIM D,CRAWFORD L. Radioimmunoassay of the cellular protein p53 in mouse and human cell lines[J]. EMBO J,1982,1(9):1055-1062.

[37]BLAGIH J,BUCK M D,VOUSDEN K H. P53,cancer and the immune response[J]. J Cell Sci,2020,133(5):jcs237453.

[38]CRAWFORD L V,PIM D C,BULBROOK R D. Detection of antibodies against the cellular protein p53 in sera from patients with breast cancer[J]. Int J Cancer,1982,30 (4):403-408.

[39]MATTIONI M,SODDU S,PRODOSMO A,et al. Prognostic role of serum p53 antibodies in lung cancer[J]. BMC Cancer,2015,15(1):148.

[40]KUNIZAKI M,HAMASAKI K,WAKATA K,et al. Clinical value of serum p53 antibody in the diagnosis and prognosis of esophageal squamous cell carcinoma[J]. Anticancer Res, 2018,38(3):1807-1813.

[41]LIU S,TAN Q,SONG Y,et al. Anti-p53 autoantibody in blood as a diagnostic biomarker for colorectal cancer:a meta-analysis[J]. Scand J Immunol,2020,91(2):e12829.

[42]KUNIZAKI M,FUKUDA A,WAKATA K,et al. Clinical significance of serum p53 antibody in the early detection and poor prognosis of gastric cancer[J]. Anticancer Res, 2017,37(4):1979-1984.

[43]HM E I-E,GADELHAK S A,ABDELAZIZ M M,et al. Serum P53 Abs in HCC patients with viral hepatitis-type C[J]. Hepato-gastroenterology,2014,61(134):1688-1695.

[44]LU H,LADD J,FENG Z,et al. Evaluation of known oncoantibodies,HER2,p53,and cyclin B1,in prediagnostic breast cancer sera[J]. Cancer Prev Res(Phila),2012,5(8): 1036-1043.

[45]HAMMEL P,BOISSIER B,CHAUMETTE M T,et al. Detection and monitoring of serum p53 antibodies in patients with colorectal cancer[J]. Gut,1997,40(3):356-361.

[46]VOGELSTEIN B,PAPADOPOULOS N,VELCULESCU V E,et al. Cancer genome landscapes[J]. Science,2013,339(6127):1546-1558.

[47]TABUCHI Y,SHIMODA M,KAGARA N,et al. Protective effect of naturally occurring anti-HER2 autoantibodies on breast cancer[J]. Breast Cancer Res Treat,2016,157(1): 55-63.

[48]CASEY S C,BAYLOT V,FELSHER D W. The MYC oncogene is a global regulator of the immune response[J]. Blood,2018,131(18):2007-2015.

[49]CHAO N X,LI L Z,LUO G R,et al. Cancer-testis antigen GAGE-1 expression and serum immunoreactivity in hepatocellular carcinoma[J]. Niger J Clin Pract,2018,21 (10):1361-1367.

［50］SHAN Q, LOU X, XIAO T, et al. A cancer/testis antigen microarray to screen autoantibody biomarkers of non－small cell lung cancer［J］. Cancer Lett,2013,328(1)：160－167.

［51］WANG H,LI X,ZHOU D,et al. Autoantibodies as biomarkers for colorectal cancer：a systematic review,meta－analysis,and bioinformatics analysis［J］. Int J Biol Markers,2019,34(4):334－347.

［52］TANG Z M,LING Z G,WANG C M,et al. Serum tumor－associated autoantibodies as diagnostic biomarkers for lung cancer：a systematic review and meta－analysis［J］. PLoS One,2017,12(7):e0182117.

［53］KILIC A,SCHUCHERT M J,LUKETICH J D,et al. Use of novel autoantibody and cancer－related protein arrays for the detection of esophageal adenocarcinoma in serum［J］. Journal of Thoracic and Cardiovascular Surgery,2008,136(1):199－204.

［54］LI P,SHI J X,XING M T,et al. Evaluation of serum autoantibodies against tumor－associated antigens as biomarkers in lung cancer［J］. Tumour Biol, 2017, 39(10):1010428317711662.

［55］SOLASSOL J,MAUDELONDE T,MANGE A,et al. Clinical relevance of autoantibody detection in lung cancer［J］. J Thorac Oncol,2011,6(5):955－962.

［56］CARON M,CHOQUET－KASTYLEVSKY G,JOUBERT－CARON R. Cancer immunomics using autoantibody signatures for biomarker discovery［J］. Mol Cell Proteomics,2007,6(7):1115－1122.

［57］TAN H T,LOW J,LIM S G,et al. Serum autoantibodies as biomarkers for early cancer detection［J］. FEBS J,2009,276(23):6880－6904.

［58］LEE S Y,JEOUNG D. The reverse proteomics for identification of tumor antigens［J］. J Microbiol Biotechnol,2007,17(6):879－890.

［59］LI G,MILES A,LINE A,et al. Identification of tumor antigens by serological analysis of cDNA expression cloning［J］. Cancer Immunology and Immunotherapy,2004,53(3)：139－143.

［60］BRASS N,HECKEL D,SAHIN U,et al. Translation initiation factor eIF－4gamma is encoded by an amplified gene and induces an immune response in squamous cell lung carcinoma［J］. Hum Mol Genet,1997,6(1):33－39.

［61］GURE A O,STOCKERT E,SCANLAN M J,et al. Serological identification of embryonic neural proteins as highly immunogenic tumor antigens in small cell lung cancer［J］. Proc Natl Acad Sci U S A,2000,97(8):4198－4203.

［62］PARK S,LIM Y,LEE D,et al. Identification and characterization of a novel cancer/testis antigen gene CAGE－1［J］. Biochimica et Biophysica Acta（BBA）－Gene Structure and Expression,2003,1625(2):173－182.

［63］ZHONG L,PENG X,HIDALGO G E,et al. Identification of circulating antibodies to tumor－associated proteins for combined use as markers of non－small cell lung cancer[J]. Proteomics,2004,4(4):1216-1225.

[64]MIZUKAMI M,HANAGIRI T,BABA T,et al. Identification of tumor associated antigens recognized by IgG from tumor-infiltrating B cells of lung cancer:correlation between Ab titer of the patient's sera and the clinical course[J]. Cancer Sci,2005,96(12): 882-888.

[65]OKADA T,AKADA M,FUJITA T,et al. A novel cancer testis antigen that is frequently expressed in pancreatic,lung,and endometrial cancers[J]. Clin Cancer Res,2006,12 (1):191-197.

[66]ZHONG L,COE S P,STROMBERG A J,et al. Profiling tumor-associated antibodies for early detection of non-small cell lung cancer[J]. J Thorac Oncol,2006,1(6):513 -519.

[67]SHIMONO M,UENAKA A,NOGUCHI Y,et al. Identification of DR9-restricted XAGE antigen on lung adenocarcinoma recognized by autologous CD4 T-cells[J]. Int J Oncol, 2007,30(4):835-840.

[68]YUE W,ZHANG L,ZHENG H,et al. Screening and identification of non-small-cell lung cancer associated antigen with SEREX[J]. Chinese journal of lung cancer,2009,12(4): 289-293.

[69]ZHENG H. Photosensitive OTFT array and its small-signal test[D]. Harbin:Harbin University of Science and Technology,2010.

[70]HANAFUSA T,MOHAMED A E,KITAOKA K,et al. Isolation and characterization of human lung cancer antigens by serological screening with autologous antibodies[J]. Cancer Lett,2011,301(1):57-62.

[71]YUAN N,XIN G H,ZUO X X,et al. Combination of phage display and SEREX for screening early lung cancer associated antigens[J]. Zhejiang Da Xue Xue Bao Yi Xue Ban,2014,43(4):388-396.

[72]LI H M,GUO K,YU Z,et al. Diagnostic value of protein chips constructed by lung-cancer-associated markers selected by the T7 phage display library[J]. Thorac Cancer, 2015,6(4):469-474.

[73]LIPOK M,SZLACHCIC A,KINDELA K,et al. Identification of a peptide antagonist of the FGF1-FGFR1 signaling axis by phage display selection[J]. FEBS Open Bio,2019,9 (5):914-924.

[74]PEI L,LIU H,OUYANG S,et al. Discovering novel lung cancer associated antigens and the utilization of their autoantibodies in detection of lung cancer[J]. Immunobiology, 2019,225(2):1-11.

[75]PISERA A,CAMPO A,CAMPO S. Structure and functions of the translation initiation factor eIF4E and its role in cancer development and treatment[J]. J Genet Genomics, 2018,45(1):13-24.

[76]YOUN H,SON B,KIM W,et al. Dissociation of MIF-rpS3 complex and sequential NF-

kappaB activation is involved in IR-induced metastatic conversion of NSCLC[J]. J Cell Biochem,2015,116(11):2504-2516.

[77]PEREIRA C,GIMENEZ-XAVIER P,PROS E,et al. Genomic profiling of patient-derived xenografts for lung cancer identifies B2M inactivation impairing immunorecognition[J]. Clin Cancer Res,2017,23(12):3203-3213.

[78] WANG P. The screening and identification of tumor associated antigens in LC [D] Zhengzhou:Zhengzhou University,2007.

[79]DONG S,PANG X,SUN H,et al. TRIM37 targets AKT in the growth of lung cancer cells[J]. Onco Targets Ther,2018,11:7935-7945.

[80]LIU K,KANG M,LI J,et al. Prognostic value of the mRNA expression of members of the HSP90 family in non-small cell lung cancer [J]. Exp Ther Med, 2019, 17 (4): 2657-2665.

[81]MA W,WANG B,ZHANG Y,et al. Prognostic significance of TOP2A in non-small cell lung cancer revealed by bioinformatic analysis[J]. Cancer Cell Int,2019,19(1):239.

[82]SCANLAN M J,WELT S,GORDON C M,et al. Cancer-related serological recognitionof human colon cancer:identification of potential diagnostic and immunotherapeutic targets[J]. Cancer Res,2002,62(14):4041-4047.

[83]LAGARKOVA M A,KOROLEVA E P,KUPRASH D V,et al. Evaluation of humoral response to tumor antigens using recombinant expression-based serological mini-arrays (SMARTA)[J]. Immunol Lett,2003,85(1):71-74.

[84]KRAUSE P,TURECI O,MICKE P,et al. SeroGRID:an improved method for the rapid selection of antigens with disease related immunogenicity[J]. J Immunol Methods,2003, 283(1-2):261-267.

[85] ZHOU S,YI T,ZHANG B,et al. Mapping the high throughput SEREX technology screening for novel tumor antigens[J]. Comb Chem High Throughput Screen,2012,15 (3):202-215.

[86]KNIEMEYER O,EBEL F,KRUGER T,et al. Immunoproteomics of aspergillus for the development of biomarkers and immunotherapies[J]. Proteomics Clin Appl,2016,10(9-10):910-921.

[87]BRICHORY F,BEER D,LE NAOUR F,et al. Proteomics-based identification of protein gene product 9. 5 as a tumor antigen that induces a humoral immune response in lung cancer[J]. Cancer Res,2001,61(21):7908-7912.

[88]SHIMADA Y,KUDO Y,MAEHARA S,et al. Ubiquitin C-terminal hydrolase-L1 has prognostic relevance and is a therapeutic target for high-grade neuroendocrine lung cancers[J]. Cancer Sci,2020,111(2):610-620.

[89]BRICHORY F M,MISEK D E,YIM A M,et al. An immune response manifested by the common occurrence of annexins Ⅰ and Ⅱ autoantibodies and high circulating levels of IL-6 in lung cancer[J]. Proc Natl Acad Sci U S A,2001,98(17):9824-9829.

［90］MAI J,FINLEY R L JR. ,WAISMAN D M,et al. Human procathepsin B interacts with the annexin Ⅱ tetramer on the surface of tumor cells［J］. J Biol Chem,2000,275（17）: 12806-12812.

［91］RAYNAL P,POLLARD H B. Annexins:the problem of assessing the biological role for a gene family of multifunctional calcium-and phospholipid-binding proteins［J］. Biochim Biophys Acta,1994,1197（1）:63-93.

［92］YAN Z. Screening the proteins associated with early lung squamous carcinoma and validating on differential expression［D］. Zhengzhou:Zhengzhou University,2008.

［93］YANG F,XIAO Z Q,ZHANG X Z,et al. Identification of tumor antigens in human lung squamous carcinoma by serological proteome analysis［J］. J Proteome Res,2007,6（2）: 751-758.

［94］ZHANG X Z,XIAO Z F,LI C,et al. Triosephosphate isomerase and peroxiredoxin 6,two novel serum markers for human lung squamous cell carcinoma［J］. Cancer Sci,2009,100 （12）:2396-2401.

［95］DAI L,LI J,TSAY J J,et al. Identification of autoantibodies to ECH1 and HNRNPA2B1 as potential biomarkers in the early detection of lung cancer［J］. Oncoimmunology,2017, 6（5）:e1310359.

［96］DAI L,QU Y,LI J,et al. Serological proteome analysis approach-based identification of ENO1 as a tumor-associated antigen and its autoantibody could enhance the sensitivity of CEA and CYFRA 21-1 in the detection of non-small cell lung cancer［J］. Oncotarget, 2017,8（22）:36664-36673.

［97］KIJANKA G,MURPHY D. Protein arrays as tools for serum autoantibody marker discovery in cancer［J］. J Proteomics,2009,72（6）:936-944.

［98］DUARTE J G,BLACKBURN J M. Advances in the development of human protein microarrays［J］. Expert Rev Proteomics,2017,14（7）:627-641.

［99］ZHONG L, HIDALGO G E, STROMBERG A J,et al. Using protein microarray as a diagnostic assay for non-small cell lung cancer［J］. Am J Respir Crit Care Med,2005, 172（10）:1308-1314.

［100］PAN J, SONG G, CHEN D, et al. Identification of serological biomarkers for early diagnosis of lung cancer using a protein array-based approach［J］. Mol Cell Proteomics, 2017,16（12）:2069-2078.

［101］HUO Y. Screening of plasma protein markers in small cell lung cancer and their potential clinical value［D］. Baoding:Hebei University,2018.

［102］CAO Y. Screening of serum markers in patients with lung cancer and bone metastases by protein chip technique and exploring its expression significance.［D］. Hefei:Anhui medical university,2019.

［103］KULAR R K,YEHIELY F,KOTLO K U,et al. GAGE,an antiapoptotic protein binds and modulates the expression of nucleophosmin/B23 and interferon regulatory factor 1［J］. J

Interferon Cytokine Res,2009,29(10):645-655.

[104]LIN C Y,BEATTIE A,BARADARAN B,et al. Contradictory mRNA and protein misexpression of EEF1A1 in ductal breast carcinoma due to cell cycle regulation and cellular stress[J]. Sci Rep,2018,8(1):13904.

[105]HUANG H,LI T,CHEN M,et al. Identification and validation of NOLC1 as a potential target for enhancing sensitivity in multidrug resistant non-small cell lung cancer cells[J]. Cell Mol Biol Lett,2018,23:54.

[106]OPPEZZO P,VASCONCELOS Y,SETTEGRANA C,et al. The LPL/ADAM29 expression ratio is a novel prognosis indicator in chronic lymphocytic leukemia[J]. Blood,2005, 106(2):650-657.

[107]REUSCHENBACH M,VON KNEBEL DOEBERITZ M,WENTZENSEN N. A systematic review of humoral immune responses against tumor antigens [J]. Cancer Immunol Immunother,2009,58(10):1535-1544.

[108]WATANABE Y,LEPAGE S,ELLIOTT M,et al. Characterization of preexisting humoral immunity specific for two cancer-testis antigens overexpressed at the mRNA level in non-small cell lung cancer[J]. Cancer Immun,2006,6(2):3.

[109]ZHU H,BILGIN M,BANGHAM R,et al. Global analysis of protein activities using proteome chips[J]. Science,2001,293(5537):2101-2105.

[110]JEONG J S,JIANG L,ALBINO E,et al. Rapid identification of monospecific monoclonal antibodies using a human proteome microarray[J]. Mol Cell Proteomics,2012,11(6): O111 016253.

[111]DAI L,LEI N,LIU M,et al. Autoantibodies to tumor-associated antigens as biomarkers in human hepatocellular carcinoma (HCC)[J]. Exp Hematol Oncol,2013,2(1):15.

[112]SEIJO L M,PELED N,AJONA D,et al. Biomarkers in lung cancer screening: Achievements,Promises,and Challenges[J]. J Thorac Oncol,2019,14(3):343-357.

[113]OJI Y,KITAMURA Y,KAMINO E,et al. WT1 IgG antibody for early detection of non-small cell lung cancer and as its prognostic factor[J]. Int J Cancer,2009,125(2): 381-387.

[114]CHERNEVA R,PETROV D,GEORGIEV O,et al. Clinical usefulness of alpha-crystallin antibodies in non-small cell lung cancer patients[J]. Interactive cardiovascular and thoracic surgery,2010,10(1):14-17.

[115]PARK Y,KIM Y,LEE J H,et al. Usefulness of serum anti-p53 antibody assay for lung cancer diagnosis[J]. Arch Pathol Lab Med,2011,135(12):1570-1575.

[116]ZHANG Y,YING X,HAN S,et al. Autoantibodies against insulin-like growth factorbinding protein-2 as a serological biomarker in the diagnosis of lung cancer [J]. Int J Oncol,2013,42(1):93-100.

[117]DAI N,CAO X J,LI M X,et al. Serum APE1 autoantibodies:a novel potential tumor marker and predictor of chemotherapeutic efficacy in non-small cell lung cancer[J]. PLoS

One,2013,8(3):e58001.

[118]MA L, YUE W, TENG Y, et al. Serum anti-CCNY autoantibody is an independent prognosis indicator for postoperative patients with early-stage nonsmall-cell lung carcinoma[J]. Dis Markers,2013,35(5):317-325.

[119]YANG J,JIAO S,KANG J,et al. Application of serum NY-ESO-1 antibody assay for early SCLC diagnosis[J]. Int J Clin Exp Pathol,2015,8(11):14959-14964.

[120]MYŠÍKOVÁ D,ADKINS I,HRADILOVá N A,et al. Case-control study:smoking history affects the production of tumor antigen-specific antibodies NY-ESO-1 in patients with lung cancer in comparison with cancer disease-free group[J]. Journal of thoracic oncology:official publication of the International Association for the Study of Lung Cancer,2017,12(2):249-257.

[121]LI P,SHI J X,DAI L P,et al. Serum anti-MDM2 and anti-c-Myc autoantibodies as biomarkers in the early detection of lung cancer[J]. Oncoimmunology, 2016, 5(5):e1138200.

[122]DAI L,QU Y,LI J,et al. Serological proteome analysis approach-based identification of ENO1 as a tumor-associated antigen and its autoantibody could enhance the sensitivity of CEA and CYFRA 21-1 in the detection of non-small cell lung cancer[J]. Oncotarget,2017,8(22):36664-36673.

[123]PILYUGIN M,DESCLOUX P,ANDRE P A,et al. BARD1 serum autoantibodies for the detection of lung cancer[J]. PLoS One,2017,12(8):e0182356.

[124]SHEN L,WU X,TAN J,et al. Combined detection of dickkopf-1 subtype classification autoantibodies as biomarkers for the diagnosis and prognosis of non-small cell lung cancer[J]. Onco Targets Ther,2017,10:3545-3556.

[125]JIANG D, ZHANG X, LIU M, et al. Discovering panel of autoantibodies for early detection of lung cancer based on focused protein array[J]. Front Immunol,2021,12:658922.

[126]CHAPMAN C J,THORPE A J,MURRAY A,et al. Immunobiomarkers in small cell lung cancer:potential early cancer signals[J]. Clin Cancer Res,2011,17(6):1474-1480.

[127]FARLOW E C,PATEL K,BASU S,et al. Development of a multiplexed tumor-associated autoantibody-based blood test for the detection of non-small cell lung cancer[J]. Clin Cancer Res,2010,16(13):3452-3462.

[128]ROM W N, GOLDBERG J D, ADDRIZZO-HARRIS D, et al. Identification of an autoantibody panel to separate lung cancer from smokers and nonsmokers[J]. BMC Cancer,2010,10(1):234.

[129]BOYLE P, CHAPMAN C J, HOLDENRIEDER S, et al. Clinical validation of an autoantibody test for lung cancer[J]. Ann Oncol,2011,22(2):383-389.

[130]LAM S,BOYLE P,HEALEY G F,et al. EarlyCDT-Lung:an immunobiomarker test as an aid to early detection of lung cancer[J]. Cancer Prev Res (Phila),2011,4(7):

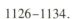
1126-1134.

[131]HEALEY G F,LAM S,BOYLE P,et al. Signal stratification of autoantibody levels in serum samples and its application to the early detection of lung cancer[J]. J Thorac Dis, 2013,5(5):618-625.

[132]PEDCHENKO T,MERNAUGH R,PAREKH D,et al. Early detection of NSCLC with scFv selected against IgM autoantibody[J]. PLoS One,2013,8(4):e60934.

[133]JIA J,WANG W,MENG W,et al. Development of a multiplex autoantibody test for detection of lung cancer[J]. PLoS One,2014,9(4):e95444.

[134]DOSEEVA V,COLPITTS T,GAO G,et al. Performance of a multiplexed dual analyte immunoassay for the early detection of non-small cell lung cancer[J]. J Transl Med,2015, 13(1):55.

[135]WANG J,SHIVAKUMAR S,BARKER K,et al. Comparative study of autoantibody responses between lung adenocarcinoma and benign pulmonary nodules[J]. Journal of Thoracic Oncology,2015,11(3):334-345.

[136]DAI L,TSAY J C,LI J,et al. Autoantibodies against tumor-associated antigens in the early detection of lung cancer[J]. Lung Cancer,2016,99:172-179.

[137]REN S,ZHANG S,JIANG T,et al. Early detection of lung cancer by using an autoantibody panel in Chinese population [J]. Oncoimmunology, 2018, 7 (2):e1384108.

[138]ZANG R,LI Y,JIN R,et al. Enhancement of diagnostic performance in lung cancers by combining CEA and CA125 with autoantibodies detection[J]. Oncoimmunology,2019,8 (10):e1625689.

[139]ZHANG R, MA L, LI W, et al. Diagnostic value of multiple tumor - associated autoantibodies in lung cancer[J]. Onco Targets Ther,2019,12:457-469.

[140]WANG T, LIU H, PEI L, et al. Screening of tumor - associated antigens based on Oncomine database and evaluation of diagnostic value of autoantibodies in lung cancer[J]. Clin Immunol,2020,210:108262.

[141]ZHANG L,WANG H,DONG X. Diagnostic value of alpha-enolase expression and serum alpha-enolase autoantibody levels in lung cancer[J]. J Bras Pneumol,2018,44(1): 18-23.

[142]CASIANO C A,MEDIAVILLA-VARELA M,TAN E M. Tumor-associated antigen arrays for the serological diagnosis of cancer[J]. Molecular & cellular proteomics :MCP,2006, 5(10):1745-1759.

[143]ZAENKER P,ZIMAN M R. Serologic autoantibodies as diagnostic cancer biomarkers—a review[J]. Cancer Epidemiol Biomarkers Prev,2013,22(12):2161-2181.

[144]DAI L,REN P,LIU M,et al. Using immunomic approach to enhance tumor-associated autoantibody detection in diagnosis of hepatocellular carcinoma [J]. Clin Immunol, 2014,152(1-2):127-139.

［145］QIU J,CHOI G,LI L,et al. Occurrence of autoantibodies to annexin I,14-3-3 theta and LAMR1 in prediagnostic lung cancer sera［J］. J Clin Oncol,2008,26（31）: 5060-5066.

［146］GRUNNET M,SORENSEN J B. Carcinoembryonic antigen（CEA）as tumor marker in lung cancer［J］. Lung Cancer,2012,76(2):138-143.

［147］CEDRES S,NUNEZ I,LONGO M,et al. Serum tumor markers CEA,CYFRA21-1,and CA-125 are associated with worse prognosis in advanced non-small-cell lung cancer （NSCLC）［J］. Clin Lung Cancer,2011,12(3):172-179.

［148］REDLITZ A,FOWLER B J,PLOW E F,et al. The role of an enolase-related molecule in plasminogen binding to cells［J］. Eur J Biochem,1995,227(1-2):407-415.

［149］FU Q F,LIU Y,FAN Y,et al. Alpha-enolase promotes cell glycolysis,growth,migration, and invasion in non-small cell lung cancer through FAK-mediated PI3K/AKT pathway［J］. J Hematol Oncol,2015,8:22.

［150］SONG K S,NIMSE S B,WARKAD S D,et al. Quantification of CYFRA 21-1 and a CYFRA 21-1-anti-CYFRA 21-1 autoantibody immune complex for detection of early stage lung cancer［J］. Chem Commun（Camb）,2019,55(68):10060-10063.

［151］ABERLE D R,ADAMS A M,BERG C D,et al. Reduced lung-cancer mortality with low-dose computed tomographic screening［J］. N Engl J Med,2011,365（5）: 395-409.

［152］YOUSAF-KHAN U,VAN DER AALST C,DE JONG P A,et al. Final screening round of the NELSON lung cancer screening trial:the effect of a 2.5-year screening interval［J］. Thorax,2017,72(1):48-56.

［153］MASSION P P,HEALEY G F,PEEK L J,et al. Autoantibody signature enhances the positive predictive power of computed tomography and nodule-based risk models for detection of lung cancer［J］. J Thorac Oncol,2017,12(3):578-584.

［154］EDELSBERG J,WEYCKER D,ATWOOD M,et al. Cost-effectiveness of an autoantibody test（EarlyCDT-Lung）as an aid to early diagnosis of lung cancer in patients with incidentally detected pulmonary nodules［J］. PLoS One,2018,13 (5):e0197826.

［155］MEYER N,PENN L Z. Reflecting on 25 years with MYC［J］. Nat Rev Cancer,2008,8 (12):976-990.

［156］PANDA S,BANERJEE N,CHATTERJEE S. Solute carrier proteins and c-Myc:a strong connection in cancer progression［J］. Drug Discov Today,2020,25(5):891-900.

［157］ELBADAWY M,USUI T,YAMAWAKI H,et al. Emerging roles of C-Myc in cancer stem cell-related signaling and resistance to cancer chemotherapy:a potential therapeutic target against colorectal cancer［J］. Int J Mol Sci,2019,20(9):2340.

［158］ALBERTUS D L,SEDER C W,CHEN G,et al. AZGP1 autoantibody predicts survival and histone deacetylase inhibitors increase expression in lung adenocarcinoma［J］. J

Thorac Oncol,2008,3(11):1236-1244.

[159]HIRASAWA Y,KOHNO N,YOKOYAMA A,et al. Natural autoantibody to MUC1 is a prognostic indicator for non-small cell lung cancer[J]. Am J Respir Crit Care Med, 2000,161(2 Pt 1):589-594.

[160]HAN J M,PARK B J,PARK S G,et al. AIMP2/p38,the scaffold for the multi-tRNA synthetase complex,responds to genotoxic stresses via p53[J]. Proc Natl Acad Sci U S A,2008,105(32):11206-11211.

[161]CHOI J W,KIM D G,PARK M C,et al. AIMP2 promotes TNF alpha-dependent apoptosis via ubiquitin-mediated degradation of TRAF2[J]. J Cell Sci,2009,122(Pt 15):2710-2715.

[162]HWANG S K,CHANG S H,MINAI-TEHRANI A,et al. Lentivirus-AIMP2-DX2 shRNA suppresses cell proliferation by regulating Akt1 signaling pathway in the lungs of AIMP2(+)/(-) mice[J]. J Aerosol Med Pulm Drug Deliv,2013,26(3):165-173.

[163]CHOI J W,KIM D G,LEE A E,et al. Cancer-associated splicing variant of tumor suppressor AIMP2/p38:pathological implication in tumorigenesis[J]. PLoS Genet, 2011,7(3):e1001351.

[164]JUNG J Y,KIM E Y,KIM A,et al. Ratio of autoantibodies of tumor suppressor AIMP2 and its oncogenic variant is associated with clinical outcome in lung cancer[J]. J Cancer,2017,8(8):1347-1354.

[165]LV C,LIU X,ZHENG Q,et al. Analysis of topoisomerase I expression and identification of predictive markers for efficacy of topotecan chemotherapy in small cell lung cancer[J]. Thorac Cancer,2018,9(9):1166-1173.

[166]WU W B,YIE S M,YE S R,et al. An autoantibody against human DNA-topoisomerase I is a novel biomarker for non-small cell lung cancer[J]. Ann Thorac Surg,2018,105 (6):1664-1670.

[167]WU L,CHANG W,ZHAO J,et al. Development of autoantibody signatures as novel diagnostic biomarkers of non-small cell lung cancer[J]. Clin Cancer Res,2010,16 (14):3760-3768.

[168]ZHAO H,ZHANG X,HAN Z,et al. Circulating anti-p16a IgG autoantibodies as a potential prognostic biomarker for non-small cell lung cancer[J]. FEBS Open Bio, 2018,8(11):1875-1881.

[169]PEPE M S,ETZIONI R,FENG Z,et al. Phases of biomarker development for early detection of cancer[J]. J Natl Cancer Inst,2001,93(14):1054-1061.

第六章 非编码RNA

随着高通量测序技术和生物信息学的发展,大量的非编码RNA(non-coding RNA, ncRNA),如微小RNA(microRNA,miRNA)、长链非编码RNA(long non-coding RNA, lncRNA)、环状RNA(circular RNA,circRNA)等被发现参与了基因表达调控、细胞分化生长等生物过程,此外,它们还与肿瘤的发生和发展密切相关。大量研究表明,外周血中存在相当稳定丰富的ncRNA。其中,肿瘤来源的ncRNA的功能类似于循环肿瘤DNA(circulating tumor DNA,ctDNA),携带肿瘤细胞的重要遗传信息,对于肿瘤的辅助诊断、治疗和预后评估有极高的应用价值。本章旨在对ncRNA中的circRNA、miRNA、lncRNA作为肺癌生物学标志物的研究进行探讨。

第一节 ncRNA的概念及生物学功能

一、circRNA的概念及生物学功能

目前,已发现大量的circRNA广泛存在于哺乳动物体内。最初,由于其低丰度、结构特异性、功能未知等特点,circRNA被认为是前体mRNA(pre-mRNA)在剪接过程中的错误剪切或无功能的转录副产物。但是进入21世纪后,研究者们发现circRNA参与多种疾病(如肿瘤、风湿系统疾病、心血管系统疾病、神经系统疾病等)的发生和发展过程。

CircRNA是一类不含5′端帽子与3′端poly(A)尾结构的ncRNA,主要通过蛋白质编码基因与RNA聚合酶Ⅱ(RNA polymerase Ⅱ,Pol Ⅱ)转录合成。与典型线性RNA不同,circRNA呈闭合环状结构,是由共价键首尾相连形成的,因而不易被核糖核酸酶降解,结构更加稳定,血浆中circRNA的平均半衰期超过48 h,比mRNA更长。此外,许多研究表明,circRNA的表达具有组织和发育阶段特异性,且在癌组织和非癌组织中的表达不同,这使circRNA成为一些疾病的特异性潜在生物标志物。根据circRNA亲本基因的外显子和内含子的组成成分不同可将circRNA分为3类:外显子circRNA(exonic circRNA,ecRNA)、内含子circRNA(circular intronic RNA,ciRNA)、外显子-内含子circRNA(exon-intron circRNA,EIciRNA)。其特点也各不相同:ecRNA的形成是mRNA前体剪接的结果,是3′剪接供体与5′剪接受体结合而形成的,可吸附miRNA;ciRNA仅含有内含子,与Pol Ⅱ结合,可以促进转录;EIciRNA在形成过程中。内含子可能不会被完全切除,而是被包围在外显子之间保留下来,上游外显子的起始点与下游外显子的末端连接使中间的RNA发生了环化,由此产生了EIeiRNA(图6-1)。

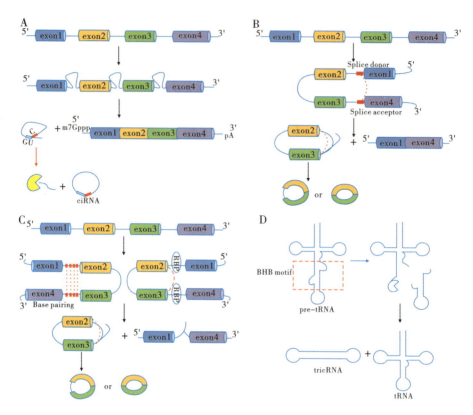

A. 规范拼接。Pre-mRNA 通过剪接体剪接以去除插入的内含子,只留下依次连接的外显子以形成成熟的 mRNA。其余的内含子可以逃避降解,在 5′剪接位点附近有 7 个 nt 富含 GU 的序列,在分支位点附近有 11 个富含 C 的序列,因此,3′下游序列被修饰以形成稳定的 ciRNA。B. Lariat 驱动的环化。第 4 外显子的下游 5′剪接位点与第 1 外显子的上游 3′剪接位点连接,形成套索结构。然后,含有跳过的外显子的套索内部剪接一个内含子的内部剪接以形成 EIciRNA 或剪接两个内含子剪接以形成 ecircRNA。C. 内含子配对驱动的环化。环状外显子 2 和 3 的内含子具有相当多互补的序列,使剪接位点接近以形成 EIciRNA 或 eciRNA。RNA 结合蛋白(RMP)可以驱动环化,在外显子 2 和 3 上具有结合位点的 RMP 可以将两个剪接位点靠近在一起,以促进环化。D. tRNA 剪接内切酶复合物(TSEN)识别凸起–螺旋–凸起(BHB)序列,并进行 pre-tRNA 的内含子切除,然后释放和修饰末端以形成 tRNA 和 tricRNA。

图 6-1　不同类型 circRNA 形成的剪切方式

(图片来源:LIR,JIANG J,SHI H,et al. CircRNA:a rising star in gastric cancer[J]. Cellular and Molecular Life Sciences,2020,77(6):1661-1080.)

目前研究认为,circRNA 发挥生物学功能的方式主要有以下几种。

(1)竞争性内源性 RNA:作为竞争性内源性 RNA 的 circRNA 与同种 miRNA 有一种或多种类型的结合位点。circRNA 通过碱基互补作用,像海绵一样竞争性地与 miRNA 结合,这种作用形式被称为"miRNA 海绵作用"。circRNA 通过这种作用吸附于 miRNA 的结合位点,竞争性地结合同种 miRNA 并调控靶基因表达,从而影响细胞的相关生物学功能。

（2）与 RNA 结合蛋白（RBP）相互作用：circRNA 通过存贮和转运 RBP 的模式，与 RBP 的底物结合位点进行竞争性结合，进而调节 RBP 活性，同时，RBP 又能促进 circRNA 的生物合成。

（3）circRNA 能够与蛋白质共同作用：调控亲本基因的转录起始位点，进而影响转录过程，从而调控亲本基因的表达。

（4）circRNA 参与调控蛋白质翻译：Guo 等报道，人骨肉瘤细胞 U2OS 内的 circRNA 具有效率较低的蛋白质翻译功能。Legnini 等发现 circ-ZNF609 在蛋白质的转录翻译过程中与多聚核糖体结合，通过以不依赖 5′端帽结构的方式和剪接依赖这两种形式参与蛋白质的转录翻译。另外他们通过体外实验发现，某些重组后的 circRNA 可通过结合内部核糖体进入位点（IRES）的方式参与蛋白质的翻译，而缺乏 IRES 的 circRNA 则无法通过以上结合方式参与蛋白质的转录翻译过程。

二、miRNA 的概念及生物学功能

miRNA 是一类由 19～22 个成熟核苷酸组成的小分子非编码 RNA，通过与靶 mRNA 非翻译区部分互补配对来调节特定基因的表达，参与调节生命的基本过程，如器官组织的发生、发育等。miRNA 既可作为肿瘤抑制因子，也可作为致癌因子。哺乳动物血浆和血清中的 miRNA 具有很高的稳定性，可在反复冻融和不同 pH 条件下稳定存在。目前已知 800～1 000 种 miRNA 与肿瘤细胞的增殖、分化、凋亡、转移有关。近年来的研究表明，肿瘤患者的组织及血液中均存在 miRNA，与肺癌的发生、诊断、耐药性、治疗等有密切的关系，其作为一种新型的肿瘤标志物有多种潜能。

miRNA 首先在细胞核内由 RNA 聚合酶 Ⅱ 转录出长度为 33～35 对碱基的初级 miRNA（priRNA），成熟的 miRNA 序列位于其包含的局部茎环结构内，随后细胞核内 RNase Ⅲ、Drosha 及其基本辅助因子 DGCR8 剪切茎环结构形成一个长度约为 65 个核苷酸的发卡状 RNA（pre-miRNA）（图 6-2），然后在 Exprotin-5 复合物的作用下被转运到细胞质中，在胞质中由 Dicer 酶剪切成为成熟 miRNA 双链，最后转运至 AGO 蛋白上形成 RNA 诱导沉默复合物（RNA-induced silencing complex, RISC）。成熟 miRNA 与 AGO 蛋白形成的 RISC 与 mRNA 靶位点完全互补或近乎完美的互补，会导致靶 mRNA 的降解，这种作用机制在植物中较为常见。动物体内的调控机制与植物不相同，动物的 RISC 主要通过与靶 mRNA 的 3′-UTR 区不完全互补配对，导致其在蛋白翻译水平上抑制相关基因的表达，这些基因的 mRNA 水平几乎不受影响；有些研究也表明部分互补配对的作用机制也可诱导 mRNA 的降解。miRNA 也能与基因启动子区域结合，对组蛋白进行修饰，在转录水平上调控基因的表达。miRNA 通过上述作用机制参与调节多种细胞的生理过程，如分化、增殖、凋亡等，被广泛认为是基因表达的关键调控因子。miRNA 表达水平的改变与人类癌症的发生及发展密切相关，其异常表达可作为致癌因子或抑癌因子靶向和调控基因的表达，影响包括肺癌细胞在内的多种肿瘤细胞的增殖、迁移、侵袭。

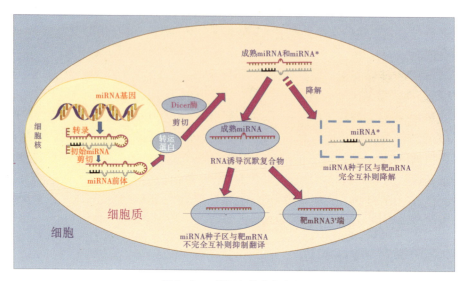

图 6-2　miRNA 的生物起源

三、lncRNA 的概念及生物学功能

　　lncRNA 包含了至少 200 个核苷酸的功能性 RNA,由 Okazaki 等首次在小鼠的 DNA 转录产物中发现。已有的研究表明,lncRNA 主要通过以下几种途径产生。①蛋白编码基因的结构中断,从而形成一段 lncRNA;②一个独立基因与两个未转录基因串联,产生含多个外显子的 lncRNA;③局部的复制子串联形成;④非编码 RNA 在复制的过程中反移位产生;⑤基因中插入一个转座成分而产生有功能的非编码 RNA。根据 lncRNA 的位置和来源,可将其分为内含子 lncRNA(intronic lncRNA)、基因间 lncRNA(intergenic lncRNA)、正义 lncRNA(sense lncRNA)、反义 lncRNA(antisense lncRNA)和双向 lncRNA(bidirectional lncRNA)。

　　lncRNA 可与 DNA、RNA 或蛋白质分子相互作用,调节基因表达,并通过多种机制发挥效应。LncRNA 可通过以下 3 个水平参与基因表达的调控:转录水平调控、表观修饰水平调控和转录后水平调控(图 6-3)。①转录水平调控:局部 lncRNA 招募转录因子调控相邻蛋白质编码基因的表达。例如,与附近的蛋白质编码基因相反方向转录的 lncRNA,可以调节多种附近发育相关基因的转录。②表观修饰水平调控:lncRNA 可通过表观遗传修饰,包括组蛋白及 DNA 甲基化、组蛋白乙酰化和类泛素化,重塑染色质结构域来调节大量的基因的表达,进而参与许多生物学过程。③转录后水平调控:lncRNA 可调控转录后 mRNA 各方面的功能,作用方式类似于 miRNA,通常能够与靶 mRNA 的碱基互补配对。互补 lncRNA 和 mRNA 形成 RNA 双链,可能占据了结合反式作用因子所需的关键位点,进而影响转录后基因表达,包括 mRNA 前体加工和剪接、转运、翻译和降解。

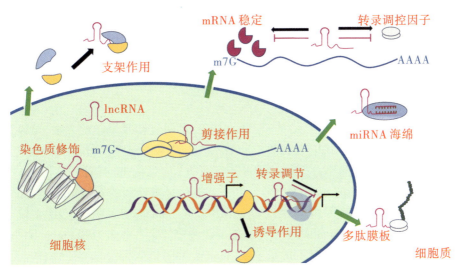

图 6-3 lncRNA 的产生及生物学功能

（图片来源：YANG Z，JIANG S，SHANG J J，et al. LncRNA：Shedding light on mechanisms and opportunities in fibrosis and aging[J]. Ageing Research Reviews，2019，52：17-31. ）

第二节　ncRNA 的筛选与检测

一、ncRNA 的高通量筛选方法

（一）微阵列芯片技术

微阵列（microarray）芯片是以高密度阵列为特征的芯片。该研究始于 20 世纪 80 年代末，主要是在生物遗传学领域发展起来的一种生物技术。微阵列芯片也称生物芯片，是一种平面的基质载体，上面规则地、特异性地吸附着基因或基因的产物。当与荧光标记过的样本杂交后，相应位置荧光信号的强弱即可反映对应基因表达的丰度。微阵列芯片应用流程包括，①制备靶点：从生物标本中提取核苷酸并进行标记。②杂交：让靶点与芯片上的 cDNA 或寡核苷酸序列进行孵育。③获取数据：扫描与探针杂交后靶点的信号强度。④数据分析：从大量数据中得出具有生物学意义的结论。

筛选 ncRNA 常见的手段就是 ncRNA 芯片，与高通量测序相比，两种产品各有优劣。微阵列芯片的优点是能够同时检测多个样本的表达量，实现 ncRNA 的高通量分析。但芯片检测技术对 ncRNA 的纯度质量要求较高，而目前 RNA 提取过程中为了获取高质量的 RNA，往往会在纯化过程中丢失许多小分子 RNA，影响一些低表达 RNA 的检测。此外，在检测 ncRNA 的种类上，芯片只能够检测到已知的 ncRNA。ncRNA 芯片可以从不同数据库中收集整理、筛选出高可信度的 ncRNA 来设计探针,所以芯片检测到的 ncRNA 可信度更高。在定量的准确性上,ncRNA 芯片采用探针来捕获 junction reads,在不同样本中覆盖度较为均一,在大多数样本中都能够检测到 ncRNA 的表达。在分析结果的可重复性上,商业化的 ncRNA 芯片配套了成熟的分析软件,结果可重复性较好。综上所述,如果只关注常见物种的 ncRNA,那么芯片可以满足要求。

(二)RNA 测序

RNA 测序,简称 RNA-Seq,是基于二代测序技术研究转录组学的方法,可以快速获取某一时刻的一个基因组中 RNA 的种类和数量。该技术能够直接对样本中特定大小的 ncRNA 分子进行高通量测序,可以在无需任何 ncRNA 序列信息的前提下研究 ncRNA 的表达谱,并发现和鉴定新的 ncRNA 分子。新一代测序最常使用的 3 种平台是 Illumina 基因组分析仪、Roche454 基因组测序仪以及 AB Life Technologies 的 SOLiD 系统。因为 miRNA 的序列较短,应用于 miRNA 检测的新一代测序技术平台多为 Illumina 基因组分析仪和 AB Life Technologies 的 SOLiD 系统。Illumina 基因组分析仪具有所需样品少、数据误差小、操作流程简单等优点。SOLiD 系统的读长为 35 nt,且准确度最高、单次运行所得的数据量最大,特别适用于 miRNA 的研究。Roche454 基因组测序仪测序读长可达 400 ~ 500 碱基,而 miRNA 序列长度仅为 22 碱基,所以该测序仪常用于新物种的基因组测序和转录组测序,极少应用于 miRNA 测序。

高通量测序相对于 ncRNA 芯片有不同的优势。在物种的适用范围上,高通量测序适用范围广,由于采用的是从头预测的策略,只需要这个物种有基因组序列就可以进行 ncRNA 分析;在 ncRNA 的种类上,高通量测序采用软件预测的方式,不仅能够识别已知 ncRNA,还能够发现新的 ncRNA;在 ncRNA 的数量上,理论上来说测序的数据量越大,其能够识别的 ncRNA 数量会越多;在分析内容的多样性上,高通量测序只需要一个去 rRNA 的文库就可以同时分析 mRNA、lncRNA、circRNA 的结果。但高通量测序也存在一定的缺点,比如在 ncRNA 的可靠性上,高通量测序采用的是软件预测的方法,结果中必然存在一定的假阳性率;在定量的准确性上,高通量测序采用覆盖连接点的 junction reads 来作为 ncRNA 的表达量,由于 ncRNA 相比线性 RNA 占比低,及随机打断检测到 junction reads 有一定的概率,会导致高通量测序得到的 ncRNA 表达量普遍较低,且样本间差异较大,往往只在某一个或者某几个样本中有表达,在其他样本中检测不到。综上所述,如果想要研究其他物种或者更加广泛的分析内容,选择高通量测序会更加方便。

二、ncRNA 的检测

(一)Northern 印迹分析

Northern 印迹分析(Northern analysis)是基于杂交技术检测 RNA 的常用方法,它是最早用于 miRNA 分析的几种方法之一。这种方法简单易行,大部分实验室都可以进行操作,不需要额外的资金投入与设备更新。

印记分析是基于 DNA 与 RNA 的分子杂交来检测特异性 RNA 的技术,首先将 RNA

混合物按它们的大小和分子量通过琼脂糖凝胶电泳进行分离,分离出来的 RNA 转至尼龙膜或硝酸纤维素膜上,再与放射性标记的探针杂交,通过杂交结果可以对表达量进行定性或定量分析。

主要实验步骤包括:①完整的 RNA 的分离;②根据 RNA 的大小通过琼脂糖凝胶电泳对 RNA 进行分离;③将 RNA 转移到固相支持物上,在转移过程中,要保持 RNA 在凝胶中的相对分布;④将 RNA 固定到固体支持物上;⑤固相 RNA 与探针分子杂交;⑥除去非特异结合到固相支持物上的探针分子;⑦对特异结合的探针分子的图像进行检测、捕获和分析。

优点:高度灵敏,而且通过结合 RNA marker 可以检测出 ncRNA 片段的大小,能够排除实验中被其他小分子 RNA 污染的可能性。

但同时也存在一些不足之处,具体如下。

(1)Northern 分析的过程涉及大量人工操作,并且每次仅有 1 条 ncRNA 探针与 1 个 RNA 印迹杂交,因此它不适用于大规模的筛选实验。尽管如此,在简单探究 miRNA 功能机制的实验中,Northern 印迹分析还是能够满足研究需要的。

(2)Northern 印迹分析的动态范围只能达到两个数量级,这就引发了一个严重的问题,待测细胞内的 ncRNA 分子的数量要达到比较大的范围,例如,能够检测每细胞40 000 个miRNA 分子的印迹条件实际上却不能准确检测每细胞 10 个 miRNA 分子。另外,由于 Northern 印迹以杂交为原理,它通常不能有效区分具有细微序列差异的 ncRNA。例如,同一个家族中的 miRNA let-7c 与 let-7a、let-7b 之间仅有一个碱基的差异,导致 Northern 印迹分析无法清晰区分它们。此外,Northern 印迹实验的重复性较弱。

(3)Northern 印迹分析耗时、耗量。进行 1 次 ncRNA 检测需要 3 个工作日,不仅减慢了实验进程,也增加了杂交膜上信号扩散的风险。此外,Northern 印迹需要 5～10 μg 的总 RNA 上样量才能成功检测出 ncRNA,增加了检测干细胞或人类初期肿瘤细胞这些稀少样品的难度,甚至无法顺利开展实验。

该方法验证 circRNA 主要通过分离得到非多聚腺苷酸化 RNA 或去 rRNA 后的 RNA、用核糖核酸酶(RNase R)去除线性 RNA、变性聚丙烯酰胺凝胶电泳(PAGE)等技术手段来验证。其中根据 circRNA 环化的方式设定探针序列是至关重要的步骤。对于内含子环化产生的 circRNA,可以根据内含子序列设计探针;对于外显子环化产生的 circRNA,尽可能跨越反向剪切位点设计探针。验证策略是对基因组 DNA、总 RNA 以及 circRNA 同时进行杂交验证。

(二)定量实时 PCR

定量实时 PCR 技术(quantitative real-time PCR,qRT-PCR)是指在 PCR 反应体系中加入荧光基团,利用荧光信号积累实时监测整个 PCR 进程,最后通过标准曲线对未知模板进行定量分析的方法。起始目标核酸的拷贝数越高,就越快观察到荧光强度的显著增加。其检测方法有 2 种,①SYBR Green 法:在 PCR 反应体系中,加入过量 SYBR 荧光染料,SYBR 荧光染料特异性地掺入 DNA 双链后,发射荧光信号,而不掺入链中的 SYBR 染料分子不会发射任何荧光信号,从而保证荧光信号的增加与 PCR 产物的增加完全同步。②TaqMan 探针法:探针完整时,报告基团发射的荧光信号被淬灭基团吸收;PCR 扩增时,

Taq 酶的 5′-3′外切酶活性将探针酶切降解,使报告荧光基团和淬灭荧光基团分离,荧光监测系统可接收到荧光信号,即每扩增一条 DNA 链,就有一个荧光分子形成,实现了荧光信号的累积与 PCR 产物的形成完全同步。

尽管 qRT-PCR 相比 Northern 分析和微阵列芯片技术样本需要量较少,并且显著的提高了动态范围和灵敏度,但是这种技术在检测 miRNA 时还是遇到了挑战。由于成熟 miRNA 长度较短,难以设计针对成熟 miRNA 的有效的特异引物和探针,于是很多研究者对较长的前体 miRNA 分子进行 qRT-PCR 检测,利用前体 miRNA 的水平作为成熟的活性 miRNA 的替代标记。然而细胞内存在的前体 miRNA 的水平不能有效地指示相应的成熟 miRNA 水平,因此,这种方法无法达到预想中的效果。

目前已有新的 qRT-PCR 的方法用于解决检测 miRNA 中遇到的问题。这种新方法利用一种茎环(stem-loop)状引物进行 miRNA 的反转录,然后再进行 qRT-PCR。这个茎环状结构对成熟 miRNA 的 3′ prime 端具有特异性,能够将非常短的成熟 miRNA 分子扩展并且增加了一个通用的 3′ prime 引物位点用于实时 PCR。这种茎环状结构也被认为可以形成一种空间的阻碍以防止对前体 miRNA 进行 PCR 引导,之后利用 qRT-PCR 对 miRNA 的表达水平进行高特异性的定量检测。这种 qRT-PCR 的优点是:①可以在起始样本量很小的情况下进行(RNA 总量为 1~10 ng);②动态范围达到了 7 个数量级,因此可以检测大量的 miRNA;③这种方法可以区分只有一个碱基差别的 miRNA;④与传统的 qRT-PCR 检测相比,在实验室中生产这些新的茎环状结构是很简单的,因此可以快速生产。

circRNA 定量验证最关键的步骤是针对 circRNA 设计特异性的 qRT-PCR 引物。circRNA 的环化方式有 2 种:内含子环化(ciRNA)和外显子环化(circRNA),通过外显子环化产生的 circRNA 除了反向剪切位点处与线性 RNA 不同外,其他区域是一致的,因此可以针对 circRNA 的反向剪切位点设计特异性的引物(divergent primers),特异性的引物可以通过网站(如 Primer Blast、circInteractome 等)直接进行设计。

(三)荧光原位杂交

荧光原位杂交技术(fluorescence in situ hybridization,FISH)是一种重要的非放射性原位杂交技术,原理是利用报告分子(如生物素、地高辛等)标记核酸探针,然后将探针与染色体或 DNA 纤维切片上的靶 DNA 杂交,若两者同源互补,即可形成靶 DNA 与核酸探针的杂交体。此时可利用该报告分子与荧光素标记的特异亲和素之间的免疫化学反应,经荧光检测体系在镜下对待测 DNA 进行定性、定量或相对定位分析。

荧光原位杂交应用于许多方面,如血液肿瘤学和实体肿瘤学。与其他原位杂交技术相比,荧光原位杂交具有很多优点,主要体现在:①FISH 不需要放射性同位素标记,更经济安全;②FISH 的实验周期短、探针稳定性高、特异性好、定位准确,能迅速得到结果;③FISH 通过多次免疫化学反应,使杂交信号增强,灵敏度提高,其灵敏度与放射性探针相当。

荧光原位杂交可以更为直观地显示出 ncRNA 的表达情况,可直接观测到 ncRNA 的表达时间、表达分布范围、具体位置等,不仅可以检测不同细胞系单个细胞中的 ncRNA 表达,还可在不经分类和分离的情况下,比较不同细胞系中 ncRNA 的表达水平。但 miRNA

分子太小,要对传统的原位杂交技术进一步改进,增加杂交的亲和性与结合的牢固性,以防止洗脱过程中的丢失,造成结果不准确。

(四)荧光素酶报告基因检测

荧光素酶报告基因系统是以荧光素为底物来检测荧光素酶活性的一种报告系统,可以通过荧光测定仪(也称化学发光仪或液闪测定仪)测定荧光素氧化过程中释放的生物荧光。其原理简述如下:①构建一个将靶启动子的特定片段插入荧光素酶表达序列前方的报告基因质粒,如 pGL3-basic 等;②将要检测的转录因子表达质粒与报告基因质粒共转染 293T 细胞或其他相关的细胞系,如果此转录因子能够激活靶启动子,则荧光素酶基因就会表达,荧光素酶的表达量与转录因子的作用强度成正比;③加入特定的荧光素酶底物,荧光素酶与底物反应,产生荧光,通过检测荧光的强度可以测定荧光素酶的活性,从而判断转录因子是否能与此靶启动子片段有作用。

荧光素和荧光素酶这一生物发光体系,将报告基因的编码序列与目的基因相结合,使结合基因表达,通过检测 ncRNA 的表达产物来测定目的基因的表达量,可以极其灵敏、高效地检测 ncRNA 的表达。

三、ncRNA 的生物信息学分析

(一)miRNA 分析常用数据库

1. miRBase

miRBase 数据库(http://www.mirbase.org/)是一个提供包括 miRNA 序列数据、注释、预测基因靶标信息的全方位数据库,是存储 miRNA 信息最主要的公共数据库之一。它包含 223 个物种的 35 828 个成熟的 miRNA 序列,库中所有数据都可以从首页 Download page 或者直接进入 FTP 站点下载。该数据库提供便捷的网上查询服务,允许用户使用关键词或序列在线搜索已知的 miRNA 和靶标信息(仅包含已有的靶标信息,所以会出现部分 miRNA 没有靶标信息的现象)。该数据库用于 miRNA 信息查询较多,靶关系预测较少。

2. TargetScan

TargetScan 数据库(http://www.targetscan.org)是大家比较常用的预测 miRNA 靶基因的数据库,主要通过搜索和每条 miRNA 种子区域匹配的保守位点来预测靶基因。该数据库提供人、小鼠、大鼠、奶牛、狗、猩猩、恒河猴、负鼠、鸡和青蛙等动物信息。

3. starBase

该数据库(http://starbase.sysu.edu.cn/)采集了 6 000 多份样本、14 种癌症、来自于 37 个独立研究的 108 份 CLIP-seq 数据,提供了各式各样的可视化界面去探讨 miRNA 靶标。除了 miRNA 和靶标 mRNA 之间关系,该数据库还进行 lncRNA、circRNA、蛋白质与 mRNA 之间的相互作用分析,并分析了 ceRNA 机制。该数据库主要包含人、小鼠、线虫 3 个物种信息。

4. PITA

该数据库(http://www.pita.org.fj/)基于靶位点的可接性和自由能预测 miRNA 的靶标,是著名的生物信息学家 Segal 实验室开发的。主要包含人、小鼠、果蝇和线虫的信息,使用者可以通过 miRNA 预测靶基因,也可以通过 mRNA 预测 miRNA 信息,无论是 miRNA 还是 mRNA 均可通过提供 name 或 ID 进行分析。

5. PicTar

PicTar(http://www.pictar.org/)是通过一定计算法则来鉴定 miRNA 的靶基因。该可搜索的网站可以提供以下物种的关于 miRNA 靶基因的预测详细信息,包括脊椎动物、7 个果蝇种类、3 个线虫种类和人类的非保守但共表达的 miRNA(例如:表达在同一组织的 miRNA 和 mRNA)。

6. RNAhybrid

RNAhybrid(http://bibiserv.techfak.uni-bielefeld.de/rnahybrid/)是 Behmsmeier M 等基于 miRNA 和靶基因二聚体二级结构开发的 miRNA 靶基因预测软件。RNAhybrid 预测算法禁止分子内、miRNA 分子间及靶基因间形成二聚体,根据 miRNA 和靶基因间结合能探测最佳的靶位点。尽管随着靶基因序列长度增加,运算复杂度也相应增加,但 RNAhybrid 和其他 RNA 二级结构预测软件诸如 mfold、RNAfold、RNAcofold 和 pairfold 相比,仍具有明显的速度优势。此外,RNAhybrid 允许用户自定义自由能阈值及 P 值,也允许用户设置杂交位点的偏向,如杂交位点必须包含 miRNA 5′端 2~7nt 等。

7. miRWalk

miRWalk(http://mirwalk.umm.uni-heidelberg.de/)是一个归档全面、可自由使用,以多种新颖方式提供关于预测性的、实验证实的 miRNA 靶标相互作用的集合的综合性数据库,这为 miRNA 的研究提供了极大帮助。它不仅仅记录了基因全长序列上的 miRNA 结合位点,也会将其与已有的 12 个 miRNA 靶标预测程序的预测结合信息集合进行结合关联。miRWalk 旨在建立一个全新的比对平台,包括启动子(4 个预测数据库)、CDS 区(5 个预测数据库)、5′-UTR 区(5 个预测数据库)以及 3′-UTR 区(13 个预测数据库)。

(二)circRNA 分析常用数据库

1. circBase

circBase(http://circrna.org/)是一个通过收集和整合已经发布的 circRNA 数据构建的数据库,是目前最大的 circRNA 数据库,收集了以下 6 个物种的 circRNA 信息:人(hg19)、小鼠(mm9)、秀丽线虫(ce6)、黑腹果蝇(dm3)、矛尾鱼(latCha1)、腔棘鱼(latCha1)。通过在搜索界面中的 list search 提交 circBase 支持的 circRNA ID 或基因组区域位置信息,可以快速查询相关 circRNA 信息;研究者也可以通过 table browser 进行条件设置,筛选自己所需要的 circRNA 数据。

2. CSCD(cancer-specific circRNA database)

CSCD(http://gb.whu.edu.cn/CSCD/)是一个全新的肿瘤特异性的 circRNA 数据库,包括了 ENCODE 中收集的 19 种肿瘤类型的 87 种细胞系及 141 种正常细胞的 circRNA 数据,汇总得到了 272 152 种肿瘤特异性的 circRNA、950 962 种正常细胞特异的 circRNA

以及170 909种肿瘤和正常样本共有的circRNA。该数据库提供circRNA亚细胞定位、预测miRNA结合（MRE）位点与RBP位点、预测开放阅读框（ORF）以及相关基因可变剪切分析等功能，是现今较为完善的一个癌症相关的circRNA数据库。

3. circInteractome

该数据库（https://circinteractome.nia.nih.gov/index.html）预测了109个RBP数据集以及miRNA数据集与circBase数据库中的人类circRNA数据之间潜在的结合位点，提供了预测circRNA潜在的RBP、miRNA结合位点以及核糖体进入位点（internal ribosomal entry sites）的功能，并能够为circRNA的实验验证设计特异性引物与相应的用于沉默circRNA的siRNA，是一个功能性较强的circRNA相关数据库。

4. DeepBase

该数据库（http://rna.sysu.edu.cn/deepBase/browser.php）共收集包括人类、小鼠、果蝇、线虫等10万个以上的circRNA，其中90%以上为人类circRNA，同时也包含了大量的miRNA、lncRNA等各种类型的ncRNA，并且构建了目前较为全面的ncRNA表达网络。

5. Circ2Traits

该数据库（http://gynxet-beta.com/circdb）是一个收集与人类疾病或潜在性状相关的circRNA数据库。该数据库通过预测miRNA和人类的蛋白质编码基因、长链非编码基因及circRNA间的相互作用关系，构建了相互作用网络，并对miRNA-circRNA相互作用组中的蛋白编码基因进行了GO富集分析；此外，将与疾病相关的单核苷酸多态性（single nucleotide polymorphism，SNPs）位点定位到circRNA基因座上，并鉴定了circRNA上的Ago相互作用位点。

6. circNet

该数据库（http://circnet.mbc.nctu.edu.tw/）是由研究人员对464个RNA-seq测序数据进行系统的整理挖掘后建立的，它进行了新circRNA预测及基因组注释，并计算已知的及新预测的circRNA表达情况，整合了一系列的circRNA-miRNA-mRNA互作网络，并对许多circRNA的亚型也进行了系统的整理，包括circRNA亚型的表达水平、基因组注释、序列等相关信息。

（三）lncRNA分析常用数据库

1. LNCipedia

该数据库（https://lncipedia.org/）针对人lncRNA数据进行收集、整理，共收录111 685条人类有注释的lncRNA转录本，同时还包含ncRNA转录本在基因组位置、长度、结构、miRNA结合、lncRNA在其他数据库中相关记录等信息。使用者可以在该数据库中录入、搜索和下载lncRNA相关信息。

2. LncRNAdb

该数据库（http://www.lncrnadb.org）提供有生物学功能的lncRNA的全面注释。这是lncRNA研究领域的Johnmattick实验室构建的网站，只收入真核生物的lncRNA信息，主要包含lncRNA的序列特性、表达信息、功能、物种保守性、与其相互作用RNA分子等信息。使用者可以在该数据库中搜索和下载lncRNA相关信息。

3. lncRNome

该数据库(https://www.lncrnablog.com/tag/lncrnome/)是针对人类 lncRNA 构建的,收录了超过 18 000 条转录本,主要提供 lncRNA 的分类、染色体位置、二级结构、与其他数据库相关联信息、生物功能描述、与疾病关联的数据,同时提供 lncRNA 与蛋白互作功能预测、SNP 位点等信息。

4. LncRNADisease

该数据库(http://www.cuilab.cn/lncrnadisease)由北京大学构建,主要收录了已研究与疾病相关的 1 564 个 lncRNA 数据,同时也可对新的 lncRNA 进行与疾病关联预测,支持上传、浏览、搜索和数据下载。

第三节　ncRNA 的研究进展与展望

一、circRNA 在肺癌中的研究进展

(一)circRNA 在肺癌诊断中的研究进展

circRNA 在肺癌诊断中的作用越来越受到关注。Hang 等利用高通量测序结合 qRT-PCR 验证发现,circFARSA 在 NSCLC 患者血浆中表达上调,并与肿瘤组织中 circFARSA 的表达呈线性相关,而 FARSA 的 mRNA 在血浆中无法检测出。以健康人群为对照,血浆 circFARSA 具有一定的诊断价值,AUC 为 0.71。Liu 等的实验表明,hsa_circ_0005962 在 LUAD 细胞系和患者血浆中表达均升高,其 AUC 为 0.73,表明 hsa_circ_0005962 可作为诊断 LUAD 的生物标志物。Luo 等通过新一代测序方法筛选出 hsa_circ_0000190 是潜在的生物标记物,随后通过 RT-ddPCR 对 231 位肺癌患者和 41 位对照组的血浆样本进行了临床验证,hsa_circ_0000190 在肺癌血浆中表达上调,其 AUC 为 0.95,且 hsa_circ_0000190 诊断肺癌的灵敏度和特异度分别为 0.9 和 0.902。

Zhu 等收集了 30 例来自 LUAD 患者的血浆样品和 30 例来自健康志愿者的血浆样品,发现 hsa_circ_0013958 在 LUAD 组织和血浆中均上调,hsa_circ_0013958 在 LUAD 血浆中诊断 AUC 为 0.794,hsa_circ_0013958 可能成为诊断 LUAD 的生物标志物。Lu 等通过 circRNA 芯片及 qRT-PCR 发现 hsa_circ_0001715 在 LUAD 组织及血浆中均高表达,血浆 hsa_circ_0001715 高表达与 TNM 分期和远处转移显著相关。此外,ROC 曲线分析显示 hsa_circ_0001715 具有较高的诊断价值,AUC 为 0.871。Liu 等收集 153 名 LUAD 患者的外周血进行分离后发现,hsa_circ_0005962 和 hsa_circ_0086414 的表达水平与 circRNA 芯片结果一致,进一步研究发现,hsa_circ_0005962 在 LUAD 中的 AUC 为 0.73,灵敏度为 71.90%,特异度为 72.22%。hsa_circ_0086414 在 LUAD 中的诊断 AUC 为 0.78,灵敏度和特异度分别为 77.12% 和 66.67%,说明 hsa_circ_0005962 和 hsa_circ_0086414 对肺癌的诊断具有一定的潜在价值。

Fan 等通过收集 45 例肺癌患者和健康对照组的血清,发现 circMAN1A2 在肺癌患者的血清中显著上调,通过绘制 ROC 曲线发现,circMAN1A2 的 AUC 为 0.654,表明 circMAN1A2 可以作为肺癌的有效诊断生物标志物。Zhang 等发现 circSATB2 在 NSCLC 细胞和组织中高表达,circSATB2 高表达促进 NSCLC 细胞的增殖、迁移和侵袭;之后,通过检测 83 例 NSCLC 患者和 95 例健康对照组的血清中外泌体发现,circSATB2 在 NSCLC 患者血清的外泌体中高表达,且与非转移性肺癌相比,转移性患者血清的外泌体中 circSATB2 表达也更高;NSCLC 患者血清中的 AUC 值为 0.660,转移性 NSCLC 患者血清中的 AUC 值为 0.797,表明血清外泌体 circSATB2 具有作为血液检测指标的潜力,具有高灵敏度和特异度,可用于诊断肺癌和肺癌转移。

Wang 等通过 circRNA 芯片及 qRT-PCR 发现 circRNA-002178 在 LUAD 组织中上调,circRNA-002178 存在于 LUAD 患者血浆的外泌体中,其 AUC 为 0.9956,可作为 LUAD 早期诊断的生物标记。He 等收集了 90 例 LUAD 样本及对应患者的血浆,研究发现,T1 和 T2 期患者的血浆外泌体中 hsa_circRNA_0056616 的表达水平高于 T3 和 T4 期患者,且 hsa_circRNA_0056616 的表达与 TNM 分级之间存在显著的负相关,通过绘制 ROC 曲线,hsa_circRNA_0056616 在 LUAD 中的诊断 AUC 为 0.812,说明 hsa_circRNA_0056616 对 LUAD 的诊断具有一定的价值。Wang 等通过对肺鳞癌(LUSC)患者的血浆外泌体样品进行测序发现,hsa_circ_0014235 和 hsa_circ_0025580 表达的增加与较高的 TNM 分期和较大的肿瘤大小密切相关,为了进一步评估二者在 LUSC 中的诊断能力,进行了 ROC 曲线分析,结果表明,hsa_circ_0014235 和 hsa_circ_0025580 具有较高的诊断价值,AUC 分别为 0.8254 和 0.8003。

(二)circRNA 在肺癌预后中的研究进展

预后评价可以作为调整治疗方案的重要参考,据此能有效改善患者生存时间。Fu 等通过高通量测序及 qRT-PCR 发现 hsa_circRNA_012515 在 NSCLC 组织及血浆中高表达,具有淋巴结转移的Ⅲ期和Ⅳ期患者的血浆中 hsa_circRNA_012515 高表达,KM 生存分析表明 hsa_circRNA_012515 的高表达与较低的总生存期(OS)和较短的无进展生存期(PFS)有关,表明 hsa_circRNA_012515 可能是预测 NSCLC 患者预后不良的重要生物标志物。Lu 等通过收集 60 例血浆样本发现 hsa_circ_0001715 在 LUAD 血浆中高表达,血浆中 hsa_circ_0001715 高表达的 LUAD 患者的 OS 明显短于低表达的 LUAD 患者。单因素和多因素生存分析表明血浆 hsa_circ_0001715 水平是 OS 的独立预后因素;淋巴结转移、远处转移及 TNM 分期与 hsa_circ_0001715 显著相关,表明 hsa_circ_0001715 可能是预测肺癌腺癌患者预后的新型肿瘤生物标志物。

(三)circRNA 在肺癌耐药中的研究进展

虽然现有靶向药物在肺癌的治疗中效果良好,但是几乎每一种药物均存在耐药现象,晚期肺癌患者的治疗面临巨大的挑战,因此深入理解肿瘤耐药机制并寻找新的治疗靶点非常重要。

Fu 等收集了 60 例 NSCLC 患者的外周血样本,患者接受了吉非替尼治疗,根据患者对吉非替尼治疗的反应,进一步研究发现,在对吉非替尼耐药的 NSCLC 患者的外周血样本中,hsa_circRNA_012515 的表达明显高于对吉非替尼敏感的 NSCLC 外周血样本中的表达量。此外,在对吉非替尼耐药的 NSCLC 细胞系中进行了 qRT-PCR 验证,结果与临床样本一致。这表明 hsa_circRNA_012515 的上调可能是导致 NSCLC 患者吉非替尼耐药的原因。Ma 等发现,对奥西替尼耐药的 NSCLC 患者的血清外泌体中,hsa_circ_0002130 表达显著增强,hsa_circ_0002130 抑制细胞增殖、糖酵解并促进细胞凋亡,体外和体内实验均证实了下调 hsa_circ_0002130 可显著抑制 NSCLC 对奥西替尼的耐药性。Luo 等通过收集 272 例血液样本,探索了 hsa_circ_0000190 和 hsa_circ_0001649 预测和监测接受免疫治疗的晚期肺癌患者的治疗反应的潜力,数据表明,50 名接受免疫治疗的患者中有 40 名符合疾病反应评估标准,hsa_circ_0000190 和 hsa_circ_0001649 均可用作预测免疫治疗有效性的新型生物标记物。

二、miRNA 在肺癌中的研究进展

(一)miRNA 在肺癌诊断中的研究进展

由于肺癌患者早期多无症状或症状轻微,不易被发现,待出现咳嗽、咯血、气促及胸痛等症状时,往往已是中晚期,所以肺癌的早期诊断非常重要。血液中的 miRNA 可作为筛查 NSCLC 高危人群的非侵入性标志物。

Sun 等收集了 99 份血浆样本,发现 miRNA-30a 在 NSCLC 中表达下调,通过绘制 ROC 曲线,其 AUC 为 0.727,表明 miRNA-30a 水平可能是诊断 NSCLC 的重要指标。Arab 等采用 qRT-PCR 检测 34 例 NSCLC 患者及 20 例健康志愿者血浆中的 4 种 miRNA,结果显示血浆 miR-141 诊断早期 NSCLC 特异度(82.7%)和灵敏度(98.0%)较高,ROC 曲线下面积为 0.918,提示 miR-141 可作为 NSCLC 早期诊断的标志物。Shang 等发现 miR-22 在 LUSC 患者血浆中表达高于正常人,miR-126 在腺癌患者血浆中表达低于正常人,并且这两个 miRNA 预测 NSCLC 发生的 AUC 均大于 0.8,另外,关于 NSCLC 转移的 ROC 中 AUC 均大于 0.7。Geng 等研究发现血浆 miRNA-20a、miRNA-145、miRNA-221 在肺癌患者组与健康对照组的表达有明显差异,AUC 值相对较高,具有高特异度和灵敏度,其中血浆 miR-20a 和 miR-145 在吸烟者中的检测价值要高于非吸烟者,3 种循环 miRNA 均可作为早期肺癌诊断的肿瘤标志物。

Shi 等发现血清 miR-15b 检测早期肺癌(Ⅰ期+Ⅱ期)的灵敏度显著高于癌胚抗原(CEA),血清 miR-22(AUC=0.725)和 miR-15b(AUC=0.619)对肺癌的诊断意义均高于血清 CEA(AUC=0.594),具有成为肺癌筛查肿瘤标志物的潜力,可作为未来肺癌早期诊断的参考指标。Heegaard 等研究发现,早期肺癌患者血清 miR-146b、miR-221、let-7a、miR-155、miR-17-5p、miR-27a、miR-106a 表达显著下调,而 miR-29c 表达显著上调,上述 miRNA 可能对早期肺癌的诊断有一定价值。Chen 等人利用 TaqMan 探针定量 RT-PCR 技术,检测 400 例 NSCLC 病例和 220 例对照组血清样本 miRNAs 的表达,发现 miR-20a、miR-24、miR-25、miR-145、miR-152、miR-221、miR-222、miR-223、miR320 和 miR-199a-5p 在 NSCLC 血清中的表达量显著高于对照人群。Wang 等选取 118 例早期肺癌患者、48 例中晚期肺癌患者和 135 例健康人血清进行探针预测 miRNA 和 qRT-PCR 验证,

发现 miR-125a-5p、miR-25 和 miR-126 联合诊断效能更高,诊断早期肺癌的 AUC 已达 0.936。

(二)miRNA 在肺癌预后中的研究进展

Zhang 等发现 miR-25 在 NSCLC 组织和血浆中表达上调,血浆 miR-25 的过表达与临床特征和不良生存密切相关。因此,血浆 miR-25 被确定为 NSCLC 总体生存的独立预后指标。Silva 等分析了 28 例 NSCLC 患者体内的 miRNA-30e-3p 的表达水平,并分析与患者临床病理学特征的相关性,发现在非小细胞肺癌患者的血浆中 miRNA-30e-3p 表达下降,血浆中 miRNA-30e-3p 水平与患者 DFS 和 OS 有关,miRNA-30e-3p 的表达水平可以判定患者疾病的分期和评估手术的可能性。Su 等通过 qRT-PCR 评估了 100 名 NSCLC 患者和 100 名健康志愿者的血浆 miRNA-195 水平,研究发现,NSCLC 患者的血浆 miRNA-195 表达下调,血浆 miRNA-195 表达降低与淋巴结转移和晚期临床分期显著相关,血浆 miRNA-195 水平低的 NSCLC 患者的总生存期显著低于血浆 miRNA-195 水平高的 NSCLC 患者,因此,血浆 miRNA-195 可能作为 NSCLC 的早期检测和预后评估的生物标志物。Paola Ulivi 等收集了 99 例腺癌和 83 例鳞癌患者的外周血,分析了 miRNA 的表达与 DFS 和 OS 的关系,结果表明,在单变量分析中,miR-26a-5p、miR-126-3p、miR-130b-3p、miR-205-5p 和 miR-21-5p 与鳞癌中的 DFS 显著相关,miR-222-3p、miR-22-3p 和 miR-93-5p 与腺癌中的 DFS 显著相关;在多变量分析中,miR-126-3p 表现出独立的预后预测价值,较高的表达量与鳞癌患者较长的 DFS 相关。Xu 等通过收集 196 例有淋巴结转移(TNM)Ⅰ～Ⅲ期的肺癌患者的外周血样品并进行分析发现,miR-18a、miR-20a 和 miR-92a 的高血浆表达水平与较短的 DFS 和 OS 相关,血浆 miR-18a、miR-20a 和 miR-92a 水平以及淋巴结转移是肺癌患者 DFS 和 OS 的独立危险因素,可以作为肺癌患者的新型预后生物标志物。Hu 等研究Ⅰ～Ⅲ期肺癌患者的血清发现,较长存活组与较短存活组间 miRNA 的相对表达量相差 5 倍,其中 miRNA-1、miRNA-30d、miRNA-1、miRNA-486 和 miRNA-499 与总生存期显著相关,可作为 OS 的独立预测因素,也可作为一种非侵入性检测,预测非小细胞肺癌患者的转移及 OS,判断患者的预后。

(三)miRNA 在肺癌耐药中的研究进展

以铂类药物为基础的系统化学治疗在一定程度上改善了患者的预后,延长了患者的生存期,但肿瘤细胞容易产生耐药性。越来越多的证据表明,miRNA 的调节异常与多种肿瘤细胞对抗癌药物的耐药性密切相关,如顺铂、吉非替尼等。

Xu 等通过 qRT-PCR 测量了 43 例 NSCLC 患者铂类化疗 1 周期之前和之后的血浆 miRNA-32 水平,结果发现,在 1 个化疗周期之前和之后,miRNA-32 水平的变化与治疗反应之间存在显著相关性;此外,KM 生存分析表明,1 个化疗周期后 miRNA-32 的水平与患者的预后显著相关。在 1 个化疗周期后,miRNA-32 水平较高的患者的 DFS 和 OS 分别为 9 个月和 21 个月。相反,低 miRNA-32 水平的患者的 DFS 和 OS 分别为 5 个月和 10 个月。因此,接受铂类化学疗法的 NSCLC 患者血浆中 miR-32 水平可以预测对化学疗法的敏感性并预测患者的预后。Wei 等通过 qRT-PCR 研究了 63 例 NSCLC 患者和 30 例健康对照者血浆中 miR-21 的表达,发现 miR-21 在 NSCLC 血浆中表达上调,miR-21 高表达与 TNM 分期有关,T3 和 T4 期患者的血浆 miR-21 表达高于 T1 和 T2 期患者,Ⅲ～Ⅳ期患者血浆表达高于Ⅰ～Ⅱ期患者,表明血浆 miR-21 对Ⅰ～Ⅳ期 NSCLC 的诊断具有重要价值;对 35 例晚期 NSCLC 患者进行了 2-3 个铂类化疗周期的随访后发现,血浆 miR-21 的高表达可能与 NSCLC 对化疗的敏感性有关。Li 等收集了 63 例小细胞癌(SCLC)患者的血浆,评估了 miR-92b 和 miR-375 在 SCLC 中监测化疗耐药性的价值,发现血浆 miR-92b 和 miR-375 是监测 SCLC 化疗耐药和预后的候选生物标志物。Shen 等通过检测 60 例表皮生长因子受体(EGFR)突变患者和 68 例 EGFR 未突变患者血清 miRNA 表达谱发现,miR-21 可作为吉非替尼治疗反馈的预测因子,吉非替尼治疗后降低了 miR-21 表达,患者获得了更长的 OS。

三、lncRNA 在肺癌中的研究进展

(一) lncRNA 在肺癌诊断中的研究进展

lncRNA 的表达具有组织特异性,并且在体液和组织中保持稳定,体液样本中的 lncRNA 检测方便、快捷,避免了有创性的操作,这为 lncRNA 成为新的肿瘤生物标志物奠定了坚实的基础。研究显示,目前已经在患者的体液中检测到数种可作为候选肿瘤生物标志物的 lncRNA。

Weber 等通过比较 45 例 NSCLC 患者及 25 名正常人外周血中 MALATl 的表达水平,发现在 NSCLC 患者外周血中更容易检测到 MALATl。并且 MALATl 在指导 NSCLC 的诊断中具有容易获取、损伤较小的优点,因此该研究建议纳入 MALATl 作为新的 NSCLC 的诊断标志物。Wang 等研究发现,UCA1 在 NSCLC 患者的血浆中表达显著升高,且与肿瘤组织中的表达一致,AUC 为 0.886,因此,血浆 UCA1 同样可作为 NSCLC 诊断的潜在生物标志物,能提高 NSCLC 的筛选效能。Huang 等收集了 126 例 NSCLC 患者和 62 例健康对照组的血浆,发现 lncRNA FEZF1-AS1 在 NSCLC 血浆中表达上调,通过 ROC 曲线分析,其 AUC 为 0.855。比较 FEZF1-AS1 与细胞角蛋白 19(CYFRA 21-1)、NSE 和 CEA 的诊断能力,其 AUC 分别为 0.722,0.579 和 0.812,之后通过二元逻辑回归分析计算发现,与单独使用 FEZF1-AS1 或 NSE 相比,联合使用 FEZF1-AS1 和 NSE 的诊断能力显著提高,其 AUC 为 0.932。因此,FEZF1-AS1 是较好的诊断生物标志物,并且是非小细胞肺癌筛查的潜在预测性生物标志物。

Wang 等通过收集 60 例 NSCLC 患者和 60 例良性肺病患者的血浆样本,发现与良性肺病患者相比,NSCLC 患者血浆中 lncRNA-GAS5 表达显著下调,而 lncRNA-CCAT1 表达明显上调。血浆 lncRNA-GAS5 和 lncRNA-CCAT1 诊断 NSCLC 的敏感性分别为 86.2% 和 88.3%,高于 CEA 和 CYFRA 21-1。相比于单独诊断,两种 lncRNA 联合诊断时敏感性提升到 91.7%,但特异性略有降低;当 lncRNA-GAS5 及 lncRNA-CCAT1 联合传统肿瘤标志物时诊断效能增加,且敏感性得到明显提升,特异性保持良好,对 NSCLC 的诊断有一定价值。Lin 等收集了 39 名 NSCLC 患者和 28 名健康对照组的血浆,进行 ddPCR 后发现,SNHG1 和 RMRP 联合使用可以区分 NSCLC 患者与健康对照组,敏感性为 82.05%,特异性为 83.36%,证明两种 lncRNA 结合使用可以作为早期检测肺癌的血浆生物标志物。

Tang 等利用 lncRNA 芯片分析寻找血液中潜在的 NSCLC 生物标志物,发现了 3 种 lncRNA(RP11-397D12.4、AC007403.1、ERICH1-AS1)表达均上调,且 3 种 lncRNA 的合并阳性预测值、阴性预测值分别为 0.72 和 0.87,有望成为预测 NSCLC 发生的潜在生物标志物。

Chen 等通过收集 60 例经手术治疗的 NSCLC 患者和 60 例健康体检者的血清样本研究发现,lncRNA SNHG5 在 NSCLC 患者血清中表达下降。与健康体检者比较,Ⅰ期 NSCLC 患者血清 SNHG5 表达下降;但Ⅱ期和Ⅲ期的 NSCLC 患者血清 SNHG5 表达与健康体检者比较差异无统计学意义。血清 SNHG5 水平与 NSE 和 CA125 无相关性,而与 CEA 和 CA199 有相关性。ROC 曲线结果表明,血清 SNHG5 早期诊断 NSCLC 的 AUC 为 0.735,灵敏度和特异度分别为 68.33% 和 76.67%,有望成为早期诊断 NSCLC 的新型分子标志物。Luo 等发现 lncRNA H19 在 NSCLC 血浆中高表达,其 AUC 为 0.73,灵敏度为 67.74%,特异度为 63.08%。

(二)lncRNA 在肺癌预后中的研究进展

Chen 等对血清 SOX2OT 和 ANRIL 研究发现,CEA、CYFRA 21-1、SCCA 等传统标志物联合 SOX2OT、ANRIL 检测可显著提高 NSCLC 的诊断效能,对 95 例 NSCLC 患者的随访资料进行生存分析,结果提示低水平 SOX2OT 和 ANRIL 的 NSCLC 患者具有更高的 5 年生存率,且 SOX2OT 表达水平和淋巴结转移显著相关,是 NSCLC 预后的独立预测因子。Chen 等通过对 69 例 NSCLC 患者及健康对照组血浆进行 qRT-PCR 后发现,RP11-438N5.3 在 NSCLC 血浆中低表达,血浆 RP11-438N5.3 的高水平与 NSCLC 的 TNM 分期(肿瘤大小、淋巴结和转移)和远处转移呈正相关,且高水平的 RP11-438N5.3 与 NSCLC 患者更长的 OS 相关,提示 RP11-438N5.3 与患者预后密切相关,可能作为诊断及预后评估的分子标志物。

(三)lncRNA 在肺癌耐药中的研究进展

EGFR-TKIs(吉非替尼、厄洛替尼、埃克替尼)的发展是目前治疗含有 *EGFR* 激活突变的 NSCLC 患者的希望,但抗 *EGFR* 药物的耐药性大大限制了抗 *EGFR* 药物的有效性。Deng 等分离了来自奥西替尼治疗前的 NSCLC 患者血浆的外泌体和奥西替尼耐药的 NSCLC 患者的外泌体,发现与对奥西替尼敏感的外泌体相比,在奥西替尼耐药的外泌体中 lncRNA MSTRG.292666.16 的表达水平显著上调,lncRNA MSTRG.292666.16 可能与奥西替尼耐药有关,可作为克服奥西替尼耐药性的治疗靶点。Zhang 等收集了 78 份血清样本后发现,lncRNA RP11-838N2.4 在厄洛替尼耐药的 NSCLC 细胞和血清外泌体中上调,体外实验发现,在厄洛替尼耐药的患者血清中,外泌体 lncRNA RP11-838N2.4 表达上调与厄洛替尼反应相关。Pan 等从 28 名接受厄洛替尼治疗的晚期 NSCLC 患者的血清中分离出外泌体,发现对厄洛替尼无反应的患者血清外泌体中 lncRNA H19 上调,且血清外泌体中 lncRNA H19 表达水平可以作为厄洛替尼治疗 NSCLC 患者有效性的预测因子。

四、展望

ncRNA 在肿瘤发生、发展过程中存在差异表达,其通过包装进入外泌体、微囊泡、凋亡小体,折叠形成复杂的高级结构或与 RNA 结合蛋白形成复合物以避免降解,从而具有很好的稳定性,在对肺癌辅助诊断、预后评估方面有广阔的应用前景。但是,多项关于肺癌相关差异表达 miRNA、lncRNA、circRNA 的结果存在较大偏差,部分原因可能是多数研究样本量较小,另一方面也反映了肿瘤细胞本身的异质性,需要进一步加大样本量或对现有多个研究进行分析。ncRNA 在肺癌发生和发展中到底扮演什么样的角色还需要进一步研究。寻找肿瘤特异性 ncRNA,探讨 ncRNA 的生物学功能,将极大提升 ncRNA 在肺癌中的应用价值。灵敏、可靠的检测技术是 ncRNA 用于临床检测的重要基础,标准化、易于质量控制的 ncRNA 检测体系还有待于进一步完善。对于肺癌相关的大多数 ncRNA 检测,目前的研究大多是探索性的,还没有足够的证据证实其检测的临床有效性和实用性,用于早期癌症、治疗监测、残留病灶检测等亦没有足够有效的证据,还需要大样本、多中心的前瞻性队列研究为 ncRNA 在肺癌中的应用提供高质量的循证医学证据。

参考文献

[1] ASHWAL-FLUSS R, MEYER M, PAMUDURTI N R, et al. CircRNA biogenesis competes with pre-mRNA splicing[J]. Mol Cell, 2014, 56(1):55-66.

[2] GUO J U, AGARWAL V, GUO H, et al. Expanded identification and characterization of mammalian circular RNAs[J]. Genome Biol, 2014, 15(7):409.

[3] LEGNINI I, DI TIMOTEO G, ROSSI F, et al. Circ-ZNF609 is a circular RNA that can be translated and functions in myogenesis[J]. Molecular Cell, 2017, 66(1):22.

[4] CHEN C Y, SARNOW P. Initiation of protein synthesis by the eukaryotic translational apparatus on circular RNAs[J]. Science, 1995, 268(5209):415-417.

[5] EDMONDS M D, BOYD K L, MOYO T, et al. MicroRNA-31 initiates lung tumorigenesis and promotes mutant KRAS-driven lung cancer[J]. J Clin Invest, 2016, 126(1):349-364.

[6] OKAZAKI Y, FURUNO M, KASUKAWA T, et al. Analysis of the mouse transcriptome based on functional annotation of 60, 770 full-length cDNAs[J]. Nature, 2002, 420(6915):563-573.

[7] PONTING C P, OLIVER P L, REIK W. Evolution and functions of long noncoding RNAs[J]. Cell, 2009, 136(4):629-641.

[8] HANG D, ZHOU J, QIN N, et al. A novel plasma circular RNA circFARSA is a potential biomarker for non-small cell lung cancer[J]. Cancer Medicine, 2018, 7(6):2783-2791.

[9] LIU X X, YANG Y E, LIU X, et al. A two-circular RNA signature as a noninvasive diagnostic biomarker for lung adenocarcinoma[J]. Journal of Translational Medicine, 2019, 17:50-62.

[10] LUO Y H, YANG Y P, CHIEN C S, et al. Plasma level of circular RNA hsa_circ_0000190 correlates with tumor progression and poor treatment response in advanced lung cancers[J]. Cancers (Basel), 2020, 12(7):1740.

［11］ZHU X,WANG X,WEI S,et al. Hsa_circ_0013958：a circular RNA and potential novel biomarker for lung adenocarcinoma［J］. FEBS J,2017,284（14）:2170-2182.

［12］LU G J,CUI J,QIAN Q,et al. Overexpression of hsa_circ_0001715 is a potential diagnostic and prognostic biomarker in lung adenocarcinoma［J］. Oncotargets and Therapy,2020,13:10775-10783.

［13］FAN C M,WANG J P,TANG Y Y,et al. CircMAN1A2 could serve as a novel serum biomarker for malignant tumors［J］. Cancer Science,2019,110（7）:2180-2188.

［14］ZHANG N,NAN A R,CHEN L J,et al. Circular RNA circSATB2 promotes progression of non-small cell lung cancer cells［J］. Molecular Cancer,2020,19（1）:101.

［15］WANG J F,ZHAO X H,WANG Y B,et al. CircRNA-002178 act as a ceRNA to promote PDL1/PD1 expression in lung adenocarcinoma［J］. Cell Death & Disease,2020, 11（1）:32.

［16］HE F,ZHONG X J,LINL Z,et al. Plasma exo-hsa_circRNA_0056616：a potential biomarker for lymph node metastasis in lung adenocarcinoma［J］. Journal of Cancer, 2020,11（14）:4037-4046.

［17］WANG Y W,ZHANG H Y,WANG J,et al. Circular RNA expression profile of lung squamous cell carcinoma：Identification of potential biomarkers and therapeutic targets［J］. Bioscience Reports,2020,40（4）.

［18］FU Y F,HUANG L,TANG H,et al. Hsa_circRNA_012515 Is highly expressed in NSCLC patients and affects its prognosis［J］. Cancer Management and Research,2020,12: 1877-1886.

［19］MA J,QI G B,LI L. A Novel serum exosomes-based biomarker hsa_circ_0002130 facilitates osimertinib-resistance in non-small cell lung cancer by sponging miR-498［J］. Oncotargets and Therapy,2020,13:5293-5307.

［20］SUN L,CHEN Y F,SU Q L,et al. Increased Plasma miRNA-30a as a biomarker for non-small cell lung cancer［J］. Medical Science Monitor,2016,22:647-655.

［21］ARAB A,KARIMIPOOR M,IRANI S,et al. Potential circulating miRNA signature for early detection of NSCLC［J］. Cancer Genetics,2017,216:150-158.

［22］SHANG A Q,XIE Y N,WANG J,et al. Predicative values of serum microRNA-22 and microRNA-126 levels for non-small cell lung cancer development and metastasis：a case-control study［J］. Neoplasma,2017,64（3）:453-459.

［23］GENG Q,FAN T,ZHANG B Y,et al. Five microRNAs in plasma as novel biomarkers for screening of early-stage non-small cell lung cancer［J］. Respiratory Research,2014, 15（1）:149.

［24］SHI G L,CHEN Y,SUN Y,et al. Significance of serum microRNAs in the auxiliary diagnosis of non-small cell lung cancer［J］. Clinical Laboratory,2017,63（1）:133-140.

［25］CHEN X,HU Z B,WANG W J,et al. Identification of ten serum microRNAs from a genome-wide serum microRNA expression profile as novel noninvasive biomarkers for nonsmall cell lung cancer diagnosis[J]. International Journal of Cancer,2012,130(7):1620-1628.

[26]WANG P,YANG D W,ZHANG H L,et al. Early detection of lung cancer in serum by a panel of microRNA biomarkers[J]. Clinical Lung Cancer,2015,16(4):313.

[27]ZHANG Y L,ZHANG Z L,ZHU X B,et al. Low plasma miR-25 expression is a favorite prognosis factor in non-small cell lung cancer[J]. European Review for Medical and Pharmacological Sciences,2019,23(12):5251-5259.

[28]SILVA J,GARCIA V,ZABALLOS A,et al. Vesicle-related microRNAs in plasma of non-small cell lung cancer patients and correlation with survival [J]. European Respiratory Journal,2011,37(3):617-623.

[29]SU K L,ZHANG T C,WANG Y R,et al. Diagnostic and prognostic value of plasma microRNA-195 in patients with non-small cell lung cancer[J]. World Journal of Surgical Oncology,2016,14(1):224.

[30]ULIVI P,PETRACCI E,MARISI G,et al. Prognostic role of circulating miRNAs in early-stage non-small cell lung cancer[J]. Journal of Clinical Medicine,2019,8(2):131.

[31]XU X X,ZHU S,TAO Z W,et al. High circulating miR-18a,miR-20a,and miR-92a expression correlates with poor prognosis in patients with non-small cell lung cancer[J]. Cancer Medicine,2018,7(1):21-31.

[32]HU Z B,CHEN X,ZHAO Y,et al. Serum microRNA signatures identified in a genome-wide serum microRNA expression profiling predict survival of non-small-cell lung cancer[J]. Journal of Clinical Oncology,2010,28(10):1721-1726.

[33]XU S Y,LI J,CHEN L,et al. Plasma miR-32 levels in non-small cell lung cancer patients receiving platinum-based chemotherapy can predict the effectiveness and prognosis of chemotherapy[J]. Medicine,2019,98(42):e17335.

[34]LI M,SHAN W L,HONG B,et al. Circulating miR-92b and miR-375 for monitoring the chemoresistance and prognosis of small cell lung cancer[J]. Scientific Reports,2020,10(1).

[35]SHEN Y,TANG D F,YAO R Y,et al. MicroRNA expression profiles associated with survival,disease progression,and response to gefitinib in completely resected non-small-cell lung cancer with EGFR mutation[J]. Medical Oncology,2013,30(4):750.

[36]KONG L,WU Q,ZHAO L,et al. Upregulated lncRNA-UCA1 contributes to metastasis of bile duct carcinoma through regulation of miR-122/CLIC1 and activation of the ERK/MAPK signaling pathway[J]. Cell Cycle,2019,18(11):1212-1228.

[37]WANG H M,LU J H,CHEN W Y,et al. Upregulated lncRNA-UCA1 contributes to progression of lung cancer and is closely related to clinical diagnosis as a predictive biomarker in plasma[J]. Int J Clin Exp Med,2015,8(7):11824-11830.

[38]HUANG Y J,LIU G J,MA H D,et al. Plasma lncRNA FEZF1-AS1 as a potential biomarker for diagnosis of non-small-cell lung carcinoma [J]. Medicine, 2020,

99（26）：e21019.

［39］LIN Y L，LENG Q X，ZHAN M，et al. A plasma long noncoding RNA signature for early detection of lung cancer［J］. Translational Oncology，2018，11（5）：1225−1231.

［40］TANG Q F，NI Z H，CHENG Z A，et al. Three circulating long non−coding RNAs act as biomarkers for predicting NSCLC［J］. Cellular Physiology and Biochemistry，2015，37（3）：1002−1009.

［41］LUO J H，LI Q Q，PAN J S，et al. Expression level of long noncoding RNA H19 in plasma of patients with non−small cell lung cancer and its clinical significance［J］. Journal of Cancer Research and Therapeutics，2018，14（4）：860−863.

［42］CHEN Q J，ZHU C J，JIN Y Y，et al. Plasma long non−coding RNA RP11−438N5. 3 as a novelbiomarker for non−small cell lung cancer［J］. Cancer Management and Research，2020，12：1513−1521.

［43］DENG Q F，FANG Q Y，XIE B X，et al. Exosomal long non−coding RNA MSTRG. 292666. 16 is associated with osimertinib（AZD9291）resistance in non−small cell lung cancer［J］. Aging−Us，2020，12（9）：8001−8015.

［44］ZHANG W，CAI X，YU J，et al. Exosome−mediated transfer of lncRNA RP11838N2. 4 promotes erlotinib resistance in non−small cell lung cancer［J］. Int J Oncol，2018，53（2）：527−538.

［45］PAN R，ZHOU H. Exosomal transfer of lncRNA H19 promotes erlotinib resistance in non−small cell lung cancer via miR−615−3p／ATG7 axis［J］. Cancer Manag Res，2020，12：4283−4297.

第七章 循环肿瘤 DNA

血液中的循环血浆游离 DNA(cell-free,cfDNA)是由细胞的被动和主动释放产生的。在癌症患者中,循环肿瘤 DNA(circulating tumor DNA,ctDNA)占总 cfDNA 的一小部分,可以识别肿瘤特异性突变,已被探索用于癌症检测以及作为预后和疗效预测标志物。近年来,循环肿瘤 DNA 正越来越多地被用作指导临床决策的生物标志物,在人群筛查、肿瘤亚分类、监测肿瘤状态以及肿瘤基因分型导致的个体化治疗方面具有潜在的临床应用价值。本章旨在对 ctDNA 作为一种肺癌生物标志物的检测方法、面临的挑战和 ctDNA 的研究现状作介绍。

第一节 ctDNA 概述

一、ctDNA 与液体活检

Mandel 和 Métais 在 1948 年首次发现了血浆游离 DNA(cfDNA),主要是指血浆中发现的细胞外 DNA。直到 40 年后,Stroun 等在 1989 年报道称肿瘤患者血浆中的一部分 cfDNA 来自肿瘤细胞,并将来自于肿瘤的 cfDNA 称为循环肿瘤 DNA(ctDNA)。通常情况下,ctDNA 仅占 cfDNA 的 0.1%~1.0%(图 7-1)。ctDNA 是由肿瘤细胞释放到血液的 DNA,其以单链 DNA、双链 DNA、DNA 蛋白质复合物等形式广泛存在于血液、脑脊液等体液中。据报道,ctDNA 主要来自血液中坏死、凋亡的肿瘤细胞、循环肿瘤细胞和肿瘤细胞分泌的外泌体,而另有研究表明原发肿瘤部位的肿瘤细胞是 ctDNA 的主要来源,而不是循环肿瘤细胞(circulating tumor cells,CTCs)。近年来,ctDNA 已成为一种很有潜力的肿瘤生物标志物,其含量与肿瘤的分期密切相关,因此,在肿瘤的无创检测、晚期肿瘤的个性化治疗以及治疗期间和治疗后肿瘤的复发监测等方面具有潜在的应用价值。

ctDNA、CTCs 和外泌体被认为是液体活检的三大主要研究方向。作为传统组织活检的替代和补充以及多种肿瘤早期筛查的新技术,液态活检通过非侵入性的血液取样方式检测肿瘤来源的生物标志物,从而获得肿瘤病变信息,用于肿瘤的早期筛查诊断、靶向用药预测、疗效动态监测、耐药分析和预后评估等,是当代"精准医疗"体系中具有代表性的诊断技术。

液体活检可以对任何体液(包括血液,尿液和脑脊髓液)中的生物标志物进行分析,是检测肿瘤和辅助治疗的突破性技术,目前已逐步进入临床。液体活检可以分析肿瘤来源的 DNA、RNA、miRNA 和蛋白质,它们也可以是被包含在 CTCs、细胞外囊泡(extracellular vesicles,EVs)或血小板内的。液体活检的优势在于能解决精准医疗的缺点,通过非侵入性取样降低活检的危害,并且有效延长患者生存期,具有比较高的性价比。

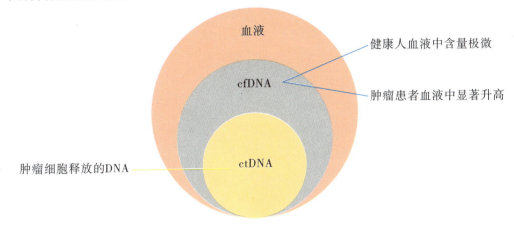

图 7-1　血液中 cfDNA 和 ctDNA 的关系

　　大量研究表明,液体活检可以在不同进展阶段的肿瘤患者管理中发挥重要作用,对 ctDNA、CTCs 或外泌体的分析可为肿瘤的早期诊断提供相关信息,并且更广泛地为早期肿瘤患者的复发风险提供评估。由于液体活检的非侵入性、实时性、可以反复取样以及可动态监测肿瘤进程等优势,引起了临床工作者的广泛关注。

　　在精准医疗的时代背景下,基于液体活检的 ctDNA 检测凭借其可对肿瘤进行无创、实时、全面的动态监测,同时还能够克服传统组织活检的局限性等优势,迅速成为研究热点,在肿瘤的诊治方面具有较高的临床价值。1994 年,科学家们通过识别 ctDNA 上的特异性突变来确定它是来自肿瘤细胞还是正常细胞。随后研究人员们通过不断地研究,终于将 ctDNA 应用于肿瘤的早筛上。在实践中,ctDNA 数量的多少对于临床检测方法的发展非常重要。准确检测 ctDNA 的关键是其半衰期,许多研究表明,通常 ctDNA 检测的半衰期很短,大约是几分钟。ctDNA 的半衰期对肿瘤诊断非常重要,较短半衰期的 ctDNA 是一个理想的诊断指标,因为它的消失或重现与治疗效果和疾病复发有关。有关研究表明,ctDNA 可以在临床疾病复发之前监测到微小残留病灶,并预测多种肿瘤类型的复发和对治疗的反应,这使得 ctDNA 成为跟踪疾病动态变化的一个良好的生物标志物。在 ctDNA 中鉴定出的分子改变反映了肿瘤内和所有远处肿瘤转移部位的细胞异质性,并且已经在诊断和预后、治疗决策、治疗反应监测和耐药性方面显示出临床实用性。

二、ctDNA 作为标志物的优势

　　目前,肿瘤组织活检是临床研究检测的金标准,但肿瘤组织活检仍然存在一些不足。

　　(1)肿瘤组织的获取过程为有创性操作,具有一定侵入性且操作起来相对复杂,部分患者在术后可能出现严重并发症。

　　(2)组织活检只能反映肿瘤在某一时刻的状态。

　　(3)获取的肿瘤组织的量可能仅足以用于病理评估,却不足以用于分子分析。同时获得

的组织标本是通过福尔马林固定、石蜡包埋的方式进行保存,有可能出现DNA降解的情况。

(4)由于肿瘤异质性的存在,可能会错过重要的肿瘤特征或突变信息,并且体积小的肿瘤可能还需要进行多次操作来获取足够的活检肿瘤组织,且即便是在同一个体中,其体内转移灶与原发灶的肿瘤细胞共有的突变可能仅占三分之一,不能反映全身状况,因而通过组织活检诊断患者肿瘤基因状况不能达到百分之百的准确率。

而检测血液中的ctDNA,可以随时抽取患者的血液等标本,比组织活检更快。其主要的优势有以下几点。

(1)副作用小,非侵入式。ctDNA检测只需抽取血液即可完成对DNA的分析与检测,避免穿刺、手术等有创方式采集肿瘤组织的风险和痛苦。在恶性肿瘤发生早期,ctDNA含量和基因的异常改变就可以被检测到,并且可以反映患者全身的ctDNA浓度,这是组织活检检测不可能达到的。

(2)操作简便,无须影像学支持。ctDNA可以通过无创的方式获得,操作十分便捷并且可以反映肿瘤组织中基因的突变。因为影像学方法在病理诊断前无法确定肿瘤的良恶性,会产生假阳性结果。重复进行影像学检查,多次暴露于电离辐射,会增加个体的患病风险,加重个体医疗负担。

(3)可重复取样。由于抽取血样更容易重复,有创性小,患者接受意愿更高。这样可以获取关于肿瘤患者的实时信息,从而获得更全面的关于肿瘤进展的动态变化信息。ctDNA检测可以实现实时、多阶段、个体化诊疗服务,进而指导临床治疗方案的选择。

(4)有效应对肿瘤异质性。ctDNA检测可克服肿瘤组织异质性带来的检测差异。ctDNA不仅可以阐明异质基因突变的特征,还可以阐明疾病的发生和发展。ctDNA的突变和甲基化分析可能会提高肿瘤诊断的特异性,检测更敏感,可以指导靶向用药和检测特定耐药位点。

(5)成本低。因为血液ctDNA的检测只需要患者像查"血常规"一样简单,不需要进行手术,这样有助于减轻个体医疗负担。

基于血液中的ctDNA含量的检测,不仅可以提供全身的肿瘤基因信息,还具有更全面、快捷、方便、无创等特点。相对于组织活检获得的肿瘤静态方面的信息,通过液体活检检测血液中ctDNA含量的技术更能及时、有效地反映治疗过程中肿瘤情况的变化。

第二节　ctDNA的检测方法

一、突变扩增系统

突变扩增系统是一种在聚合酶链式反应(polymerase chain reaction,PCR)技术的基础上发展起来的检测已知点突变的方法,也称为等位基因特异扩增(amplification refractory mutation system quantitative-qPCR,ARMS-qPCR)。ARMS-qPCR的基本原理是由于Taq DNA(Thermus aquaticus DNA,TaqDNA)聚合酶缺少3′→5′外切酶活性,在一定条件下PCR引物3′端的错配导致产物的急剧减少,针对不同的已知突变,设计适当的引物,通过

PCR 直接达到区分突变型和野生型基因的目的。其主要操作方法是设计两个 5′端引物，一个与突变 DNA 互补，一个与正常 DNA 互补，仅当靶等位基因存在时，扩增才能正常进行。目前基于 ARMS 检测 ctDNA 的试剂盒已经被国家药监局批准使用，实现了对罕见突变的检测，具有较高的灵敏度与特异度。

有研究人员使用 ARMS-qPCR 检测非小细胞肺癌中人 *EGFR* 基因的突变，证实了 ARMS-qPCR 是一种快速、灵敏的检测方法。有研究显示，ARMS 的灵敏度在 50%~75%，特异性在 85%~100%，一致性在 72.7%~94.3%，远高于常规 PCR 技术。ARMS-qPCR 将实时定量 PCR 方法与少数（突变）等位基因的选择性扩增相关联，可用于鉴定任何涉及单点突变或微缺失的已知突变。ARMS-qPCR 的优势是可以区分等位基因的杂合子和纯合子。许多采用 ARMS-qPCR 的商业试剂盒提供了多种省时的方法，便于在临床实践中进行分子检测。对于单一的已知基因突变且临床可操作的，推荐使用 ARMS 进行 ctDNA 检测。

二、低温变性共扩增 PCR 技术

低温变性共扩增 PCR(co-amplification at lower denaturation temperature-PCR, COLD-PCR)是一种改良的 PCR 富集方法，不管突变存在于什么位置，均能从野生型和突变型的基因混合物中选择性扩增出为数不多的等位基因，而与突变的性质和扩增子的位置无关。对于低丰度突变体，COLD-PCR 可以代替经典 PCR 并与大多数下游检测技术(例如 Sanger 测序、焦磷酸测序)结合使用。COLD-PCR 的独特特性是利用扩增子熔化温度的微小差异，在靶扩增子内选择性富集低丰度突变。因此，COLD-PCR 从基因组中扩增出突变的等位基因的概率相对来说是很高的。最近的研究表明，COLD-PCR 在检测突变变异方面的灵敏度是标准 PCR 的 10~100 倍。COLD-PCR 的原理是基于每个 DNA 序列的临界变性温度(T_c)低于其熔融温度(T_m)，如果变性温度低于其 T_c，DNA 序列的 PCR 扩增效率会急剧下降。因为 COLD-PCR 不需要额外的试剂或配备光循环器，所以可以很容易地取代传统的 PCR，同时提高下游 Sanger DNA 测序的突变检测灵敏度极限。

三、甲基化特异性 PCR

近年来，DNA 甲基化图谱已成为用于肿瘤诊断、预后和治疗反应监测的具有前景的表观遗传标记，因此需要新的策略来区分甲基化的 DNA 和未甲基化的 CpG 岛。最常见的甲基化特异性 PCR (methylation-specific-qPCR, MS-qPCR)方法是使用亚硫酸氢盐处理基因组的 DNA 再与 PCR 技术联合使用。亚硫酸氢盐可将未甲基化的胞嘧啶转化为尿嘧啶并随机产生单链断裂，同时保留大多数甲基化的胞嘧啶的完整，这些可通过后续的 PCR 扩增进行检测。然而，转化率会根据可商购的试剂盒而变化，导致产生具有误差的结果。此外，化学转化本身也会导致 DNA 断裂和降解，从而降低了 DNA 产量。该方法灵敏度高，无须特殊仪器，因此经济实用，是应用最为广泛的检测方法。另一种非亚硫酸氢盐方法使用甲基化敏感的限制性核酸内切酶进行酶促 DNA 消化，该酶仅裂解未甲基化的胞嘧啶残基，然后进行 PCR 分析，以扩增残留的未切割甲基化 DNA。

四、数字聚合酶链反应

数字聚合酶链反应(digital PCR,dPCR)是另一种定量检测 ctDNA 的方法,通过将一个 PCR 反应分成多个较小的反应来量化 ctDNA,包括微滴式数字 PCR、乳液 PCR 和 ChIP-PCR。它实现了对变异基因的绝对定量,提高了检测的灵敏度与特异度,灵敏度稍高于 ARMS 法。数字 PCR 代表了 Vogelstein 和 Kinzler 在 1990 年代引入的第三代 PCR 技术。它将常规 PCR 技术的指数模拟响应转换为线性数字信号,从而可以对核酸进行终点绝对定量分析。复杂的 DNA 混合物(例如从生物样品中分离出来的混合物)被分成多个单独的小室,并分别进行实时 PCR 反应,使用特异性靶向突变或野生型物种的荧光探针进行检测(图 7-2)。

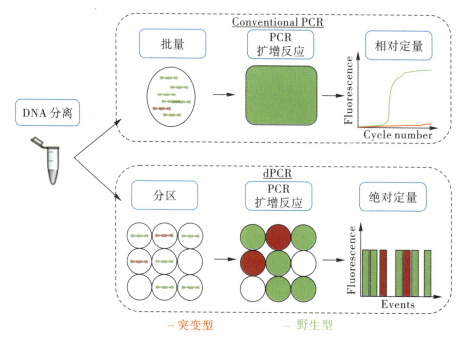

图 7-2 常规 PCR 和 dPCR 系统的比较

Conventional PCR:常规 PCR;Fluorescence:荧光值;Cycle number:循环数;Events:样本。

在传统的 PCR 中,进行大规模 PCR 反应,大量的野生型序列(绿色)将突变靶标(红色)掩蔽,所以只能得到相对定量。而在 dPCR 方法中,样品被分成多个的 PCR 反应室,用于并行的多个 PCR 反应。这种策略增加了稀有突变等位基因的相对丰度,使得其能够在野生型背景下被检测到,数字 PCR 能够直接数出 DNA 分子的个数,因此可以得到绝对定量。

(图片来源:SCHAFFNERF, MERLIN J L, BUBNOFF N V. Tumor Liquid Biopsies[J]. Recent results in cancer research. Fortschritte der Krebsforschung. Progrès dans les recherches sur le cancer,2020.)

基于泊松统计,一个分区中最初会存在一个或零个 DNA 分子,使得每个部分中生成的所有扩增子均来自单个 DNA 模板。通过这种方式,它可以增加稀有突变等位基因的相对丰度,并且无须计算标准校正曲线就可以通过计算正负值的比率来对其进行量化。dPCR 技术的灵敏度是可变的(范围为 0.50% 至 0.04%),主要取决于可以分析的分区数量。dPCR 作为核酸定量的新技术,与此前的核酸定量方法相比,灵敏度、准确度更高。dPCR 为分子生物学、微生物学等领域提供了新的检测方法和实验思路。从应用的范围、实验的成本角度来看,dPCR 不可能完全取代 qPCR,但是 dPCR 方法可以进行精准的绝对定量分析,具有极好的数据重现性,而且样本需求较低,在核酸检测与定量等方面有非常重要的补充。在整个 dPCR 的发展过程中,应用越来越广泛,对核酸检测定量、抗病毒治疗监测、预后判断具有重要的意义。随着 dPCR 技术和商品化平台的发展,dPCR 的通量将会更高、成本更低,在科学研究领域将会发挥更重要的作用。

五、磁珠乳液扩增数字 PCR-流式技术

磁珠乳液扩增数字 PCR-流式技术(beads,emulsion,amplification,magnetics-dPCR,BEAMing-dPCR)将数字 PCR 与磁珠和流式细胞仪结合使用。BEAMing-dPCR 技术融合了基于磁珠的油包水乳液扩增和等位基因特异性杂交的方法对突变分子信号进行放大,进一步采用流式细胞术分析,灵敏度得到了进一步提高。

预先扩增的 DNA 模板在油包水乳液中分离,产生数百万个单独的液滴,每个液滴包含 DNA 的单个扩增模板和一个磁微珠,表面带有共价涂覆的特定引物。在每个液滴的乳液 dPCR 过程中,PCR 产物会生成并保持附着在珠子上,然后将乳液破坏,通过磁力程序纯化珠子。两种截然不同的荧光探针与捕获的 DNA 片段杂交,并通过流式细胞术区分带有野生型和突变型的 DNA 珠子,每一类 DNA 珠子通过流式细胞仪检测荧光标记来做出评估(图 7-3)。

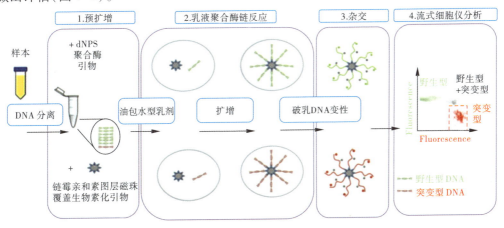

图 7-3 磁珠乳液扩增数字 PCR-流式技术的原理

Fluorescence:荧光值。

DNA 样品中包含的突变(红色)和野生(绿色)片段都通过多重 PCR 进行了预扩增。油包水型乳剂产生数百万个液滴,每个液滴包含单个 DNA 序列和涂有特定生物素化引物的单个链霉亲和素涂层磁珠。在每个小液滴中进行多次 PCR 反应,生成附着在每个小珠上的数百万个相同的 DNA 模板,乳剂破裂,并使用磁铁回收珠粒。使捕获的 DNA 片段变性,并与对突变和野生型序列特异的荧光探针杂交。携带野生型和突变型 DNA 的珠子最终通过流式细胞仪进行区分。

(图片来源:SCHAFFNERF,MERLIN J L,BUBNOFF N V. Tumor Liquid Biopsies[J]. Recent results in cancer research. Fortschritte der Krebsforschung. Progrès dans les recherches sur le cancer,2020.)

BEAMing-dPCR 技术可将 ctDNA 连在磁珠上,然后进行分离和计数。即使正常细胞 DNA 与 ctDNA 的比值达到 10 000∶1,BEAMing-dPCR 技术也可以有效检测出 ctDNA。有研究人员已采用该技术用于动态监测鼠类肉瘤病毒致癌基因(kirsten rat sarcoma viral oncogene,*KRAS*)突变的结直肠癌患者在接受西妥昔单抗治疗后 ctDNA 量的改变,以无差别和前瞻性的方式提供了液体活检在肿瘤患者耐药监测应用中的证据。BEAMing-dPCR 具有更高的灵敏度,可能为更多患者选择最有效的靶向治疗方案提供参考。

六、微滴式数字 PCR

微滴式数字 PCR(droplet digital PCR,ddPCR)系统是第三代 PCR 技术。其在传统的 PCR 扩增的基础上将含有核酸分子的反应体系分成成千上万个纳米级的微滴,逐个对每个微滴进行检测,不需要标准品和标准曲线便可以实现绝对定量。该方法只需要很少的模板量便可实现分析,与第二代 PCR 技术相比,该技术可以精确测定基因拷贝数,实现定性和定量分析痕量突变。2015 年 ddPCR 技术首次应用于肺癌 *EGFR* 突变基因检测,研究结果显示 ddPCR 技术在检测血浆 ctDNA 时灵敏度可达 0.01%,明显高于其他检测方法。同时有临床研究结果也表明 ddPCR 技术在灵敏度方面明显优于 ARMS 技术。大量研究证实了 ddPCR 技术具有高灵敏度和特异度,相较于其他检测技术具有更高的检测价值,有望成为检测现有 ctDNA 突变位点、指导晚期肺癌治疗以及疗效评估的一种可靠方式。

七、二代测序

二代测序(next generation sequencing,NGS)是采用边合成边测序的策略将数百万 DNA 模板同时进行测序,基于大规模平行测序技术,大幅提高了效率,并显著降低了成本。NGS 是目前基因研究的主要方法之一,运用 NGS 进行基因组 DNA 序列分析和风险预测,在肿瘤研究领域做出了极大贡献。尽管基于 PCR 的方法已经成功地用于 ctDNA 分析,但由于通量低,一次只能筛查出有限数量的基因变异,会遗漏某些类型的基因变异,不能检测未知基因变异等因素,其应用受到了很大的限制。相比传统基因检测方法,NGS 检测有明显的技术优势。NGS 可以一次性、特定时间(约 10 个工作日)产生覆盖基因组特定区域(从数个基因到数百个基因以至全外显子组或全基因组)的高通量测序数据,在临床诊疗中有重要的应用价值。NGS 方法应用广泛,包括 DNA 突变分析、确定肿瘤突变负荷(tumor mutation burden,TMB)、鉴定染色体畸变和重排、基因表达筛选以及表观遗传变化的检测。在所有情况下,它都可以分为 4 个步骤:DNA 库生成、DNA 片段扩增、测序和原始数据生物信息学分析。与全基因组或全外显子组测序相比,靶向 NGS 具有提高基因组选定区域的覆盖深度和灵敏度的优势,同时降低了成本。

对于多重平行且临床可操作的基因突变,推荐使用 NGS 进行 ctDNA 检测,以发现新的分子变化,监测反应和预后,并确定对目标药物的耐药机制。利用 NGS 检测 ctDNA,灵敏且准确,可检测到低至 0.1% 的低频突变。NGS 等先进的生物检测技术的出现,使人们对肿瘤生物学的理解和肿瘤基因组的综合评估有了迅速的发展。NGS 检测驱动基因的罕见变异的能力扩大了其评估早期肺癌血清中 ctDNA 的实用性,增加更多患者获得精准治疗的机会,同时也为肺癌新药的研发提供证据支持。这项技术已经能够通过可用的靶向治疗来识别特定的驱动突变,并且有数据表明,ctDNA 可作为监测肺癌治疗反应、耐药性和早期复发的诊断工具。

八、个体化深度测序分析方法

个体化深度测序分析方法(cancer personalized profiling by deep sequencing,CAPP-Seq)是一种超灵敏技术,首先在肿瘤基因突变数据库(筛选库)中寻找重复出现的突变相关的外显子,再从肿瘤基因图谱库患者的全基因组测序结果中筛选突变,设计探针,靶向富集含常见突变基因中的外显子和内含子,有效地把测序区段浓缩到整个基因组大小的 0.004%,使得后续超高深度测序得以实现。其对肿瘤的 ctDNA 检测灵敏度更高,特异度更强,与全外显子测序等相比经济可行,它依靠筛选器来发现大多数特定肿瘤类型患者(>95%)中的突变,而无须进行个体优化。CAPP-Seq 筛选器使用多步生物信息学方法和公开可用的肿瘤测序数据设计,为了最大化每个位置的测序覆盖范围并限制成本,需要在目标数量和大小之间取得良好的平衡。

CAPP-Seq 可以分析单核苷酸变体,插入、缺失、重排和拷贝数变化,并且已经首次在肺癌中应用。研究人员在肺癌中引入 CAPP-Seq 技术,设计为能够覆盖在 95% 以上肿瘤中鉴别出的体细胞突变,利用该技术,研究人员能够在 100% 的 Ⅱ～Ⅳ期肺癌患者及 50% 的 Ⅰ 期肺癌患者的血液中检测到 ctDNA 的存在。在检测突变率低至 0.02% 的等位基因突变时,该技术的特异性能够达到 96%,分析灵敏度也很高,可以推广到已知的肿瘤类型的早期筛查或晚期治疗中。

九、全外显子测序

人类外显子组序列约占人类全部基因组序列的 1%(约 30 Mb),但包含将近 85% 的致病突变的编码序列。全外显子组测序(whole exome sequencing,WES)是一种高效的基因组分析法,基于捕获技术的准确性和测序技术的高通量性,将基因组中全部的外显子区域捕获富集并进行测序。外显子组测序是一种特异性测序,只针对基因组编码区域及其侧翼序列。基本流程包括外显子区域序列的富集、高通量测序及测序数据的生物信息学分析,其靶向的内容可以扩展为包含功能性非蛋白质编码序列(microRNA),它为 WGS 提供了一种经济高效的替代方案,同时降低了数据的排序、存储和分析成本。

基于基因注释数据库提供的信息设计外显子捕获过程的探针,因此可以仅捕获并分析已知基因的全外显子测序来寻找肺癌细胞易感基因以及驱动基因,可以作为肿瘤早期诊断及早期预防的生物标志物。全外显子测序可以检测肿瘤突变负荷,肿瘤突变的负荷不同,免疫检查点抑制剂的效果也不同,这为肿瘤的精准治疗和个体化治疗进一步提供依据。大量的研究表明,全外显子测序在人类疾病中的应用越来越广泛,在肺癌中的应用也越来越多,由于与疾病相关的大部分功能性变异基本集中在染色体的外显子区,因此外显子测序可以快速有效地发掘肺癌的致病基因或易感基因。运用全外显子测序研究肺癌在基因水平上的临床诊断和分型，对于全面揭示肺癌的发生发展机制，寻找治疗靶点以及个体化治疗有着重要的指导意义。

十、全基因组测序

全基因组测序（whole-genome sequencing，WGS）是通过新一代的生物信息技术，并结合新的模式识别方法和网络分析，来分析不同机体基因组间的结构差异、单核苷酸多态性（single nucleotide polymorphism，SNP）和核心基因组多位点序列。具有信息全面、精确、高通量及高分辨率等优点。且随着高通量测序技术的发展，测序成本的大幅降低，WGS检测技术得以迅速普及，并快速超越传统策略，成为当前群体进化、变异分析和功能基因挖掘的最主要研究策略。假设在 WGS 工作流程中跳过了捕获过程，则此技术相对于WES 的优势在于，可以更有效地覆盖编码外显子并对所有外显子进行测序，包括外显子组捕获过程中可能错过的某些区域。WGS 比 WES 昂贵得多，并且生成的数据量比 WES获得的数据大 100 倍，因此目前在临床中的利用率较低。WGS 具备高通量及高分辨率的特点，可更加精确、快速地应用于体液检测。因而 WGS 有望应用于消化系统、呼吸系统、生殖泌尿系统等疾病的临床致病机制及药物靶点研究，从而为其诊断及后续治疗提供新思路。

十一、游离 DNA 甲基化免疫共沉淀测序

游离 DNA 甲基化免疫共沉淀测序（cell-free methylated DNA immunoprecipitation and high-throughput sequencing，cfMeDIP-seq）是一种可灵敏检测低水平的 DNA 甲基化的技术（DNA 使用量可以低至 100 ng），可以灵敏地检测早期肿瘤。cfMeDIP-seq 是一种基于富集的方法，将免疫共沉淀技术与高通量测序结合，通过对 cfDNA 中的甲基化 DNA 片段（富含 CpG 区域）进行特异性富集，提高检测效率。同时结合机器学习构建一种分类器，能够识别血液样本中肿瘤来源的 DNA，并确定肿瘤类型（图 7-4），可用于全面的 cfDNA甲基化分析，在局部和转移性疾病中对多种肿瘤类型的检测和分类具有很高的敏感性，另外达到了基因组覆盖率、分辨率和成本的平衡。

通过大规模表观遗传变化的检测，可以突破高频突变数量少的限制，其中 DNA 甲基化是目前研究的主要表观遗传修饰形式之一，也是一种寻求高灵敏度、高特异度、高一致性的检测技术的热点研究方向。基于 cfDNA 甲基化的生物标记物的方法具有在血液中检测肿瘤的潜力。通过更大的数据集进行训练并进行前瞻性验证后，这种方法可以在早期就准确地检测出肺癌和其他肿瘤，最终降低发病率和死亡率。该检测技术虽然还需要在独立样本中进行验证，但能够准确鉴定不同肿瘤的特定甲基化谱。该技术有望成为一种非侵入性、高灵敏度的低成本早期肿瘤检测手段，为肺癌的早期诊断和精确化的个性治疗提供技术支持。

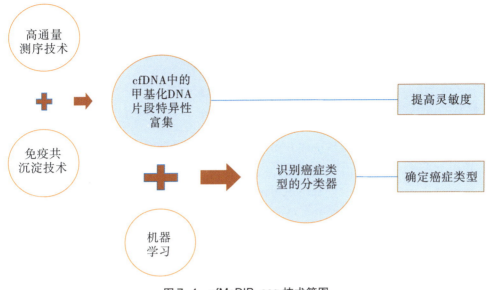

图 7-4 cfMeDIP-seq 技术简图

十二、小结

目前,液体活检技术已在预后评估、鉴别诊断、治疗决策方面起到重要的作用。液体活检是有创检测的替代方法,即替代侵入性和难于重复的肿瘤患者组织活检。然而,考虑到体液中的微小含量,ctDNA 的分析具有挑战性,并且需要优化和标准化的分析程序来进一步优化 ctDNA 的检测。合理的检测方法不仅能指导肿瘤患者靶向药物个体化治疗,还可能推进全病程管理模式下的肿瘤患者预后分层及靶向治疗的优势人群筛查,造福更多患者。ctDNA 分析需要许多性能和设计可变的方法,应根据临床情况加以考虑。基于 PCR 的方法提高了灵敏度,但是目前研究方向专注于特定的已知突变,并且主要用于监视。相反,基于 NGS 的检测方法可以对突变进行广泛的筛选、诊断或耐药性突变的鉴定。迄今为止,PCR 分析法和靶向测序分析法因其成本低、周转时间短和道德原因而受到青睐。不同的检测方法,可能会因为不同的突变截断值设定导致灵敏度的差异或呈现不准确的检测结果,从而无法正确指导治疗决策的实施,不利于患者预后的风险分层。但在不久的将来,随着测序系统和生物信息学的快速发展,WGS 和 WES 的成本仍会随着时间的推移而降低,因此可能会被更多地使用。

第三节 ctDNA 的研究现状与展望

一、ctDNA 标志物在肺癌临床治疗中的应用

（一）用于早期筛查和早期诊断

在肿瘤发展的不同时期，ctDNA 的含量有很大变化，这种变化和肿瘤的体积与进展有关。鉴于 ctDNA 可以在早期肿瘤患者中被检测到，但其水平通常较低，因此其在无症状人群肿瘤筛查中的应用受到了广泛关注。从 ctDNA 的来源来看，理论上只要有肿瘤细胞进入血液循环，ctDNA 就可以被检测到。ctDNA 的半衰期为 16 min 至数小时，通过检测 ctDNA 可以判定是否存在肿瘤，短期内能够对肿瘤发展程度作出评估。由于大多数肺癌患者确诊时已经处于肺癌晚期，因此通过手术方法进行的组织活检往往是不可行的。ctDNA 检测作为一种非侵入性的诊断技术，在不能进行组织活检、高并发症风险及耐药性效果监测的患者中发挥着越来越重要的作用。

（二）监测肿瘤患者的病情

利用 ctDNA 检测进行肿瘤进展及疗效监测时，主要是定量检测 ctDNA 随时间的变化情况。ctDNA 检测可对肿瘤进行无创、实时、全面的动态监测，同时还能够克服传统组织活检的局限性，在肿瘤的病情监测中比肿瘤标志物和影像学检查更具优势。Solassol 等报道了第 1 例使用达拉非尼/曲美替尼和奥希替尼进行序贯治疗的成功案例，主要得益于ctDNA 长时程监测。ctDNA 作为生物标志物对肿瘤进行检测具有更明显优势，主要由于ctDNA 检测可以实时检测肿瘤风险，并与基因组测序相结合，实时检测肿瘤的进展情况，可监测放疗和化疗以及手术切除效果。今后，ctDNA 或将成为肿瘤监测的一种重要指标。

（三）指导肿瘤患者的治疗

由于 ctDNA 提供的基因信息，实时反映了肿瘤组织的当前基因特征，而这些基因特征更能代表整个肿瘤，所以 ctDNA 的检测结果用于指导治疗可能更具有独特优势。近年来，肺癌患者的治疗策略逐渐从经验性化疗演变为基于组织学和分子标志物的个性化诊疗方案。目前已在高达 60% 的肺腺癌和 50%~80% 的肺鳞癌中发现了致癌驱动基因的突变，其直接导致肿瘤生长、增殖。多项研究证明靶向治疗对晚期肺癌患者有明显的临床效益，同时免疫治疗有利于宿主免疫系统识别肿瘤为外来物，刺激免疫系统，抑制肿瘤的生长和扩散。有研究发现治疗后肿瘤患者血浆 ctDNA 浓度的增加也是某些病例治疗成功的指标，ctDNA 水平的升高反映了细胞死亡的增加，这反过来表明了治疗的有效性。ctDNA 的早期变化与后期治疗过程中肿瘤的反应相关，并且连续的 ctDNA 检测具有更显著的应用潜力，可补充到基于实体瘤的疾病评估标准中。

（四）指导耐药患者药物的选择

从理论上看，血液 ctDNA 可提供肿瘤的全基因组信息，对其进行分析可发现耐药产生的分子机制，找到新的治疗靶点。ctDNA 可以用于药物指导当中，对患者耐药情况也能进行分析。目前，临床针对肺癌患者的靶向治疗所使用的靶向药物一般只有其中一个或者几个有较好的效果，这是因为当阻断了患者肿瘤组织转移的一个通路，肿瘤组织可能通过其他的通路进行转移。如果使用 ctDNA 进行监测分析，就可以及时发现肿瘤组织通过哪一条通路进行转移，为医生尽早确定治疗方案提供更为科学的参考。有研究表明，通过进行连续的 ctDNA 监测发现了在肺癌患者治疗过程中对克唑替尼的继发耐药，提示其针对靶向治疗的继发耐药的监测价值。

总之用 ctDNA 检测多个基因可明确肿瘤异质性，用以指导治疗、更改方案、提示预后或监测新发基因突变、发现耐药等，可以更早地停止使用无效疗法，更改治疗方案。ctDNA 的动态变化能有效地反映肿瘤患者不同治疗阶段肿瘤负荷的变化，为临床治疗及用药提供精确指导，但肿瘤负荷对肿瘤 ctDNA 含量的影响仍有待进一步明晰。

（五）术后疗效的评估

对于早期肺癌患者，外科手术切除是最佳治疗方式。手术效果评估多以术中冰冻结果进行判断，但是术后患者仍存在复发风险。有报告显示 I 期患者术后 5 年复发率为 20%，III 期患者为 50%。然而，目前临床对于手术的效果评估以及术后是否需要采取辅助化疗、靶向治疗等没有明确的判断指标。ctDNA 能够实时反映肿瘤负荷，所以在肿瘤的疗效评估和预后方面也有明显优势。尽管每例患者的 ctDNA 水平差异大，但是随着时间的推移，个体患者的 ctDNA 水平与肿瘤负荷和治疗效果的变化密切相关。有研究表明，当肿瘤细胞死亡导致 ctDNA 释放增加时，ctDNA 水平可能在治疗开始后短暂增加。在经过 1~2 周的治疗后，对治疗有反应的患者 ctDNA 水平会出现急剧下降的现象。有研究已经表明，术后检测 ctDNA 可以监测乳腺癌、肺癌、结直肠癌和胰腺癌的残留病变和预测复发，这使得 ctDNA 检测成为一个有发展前景的术后管理方法。基于目前 ctDNA 检测技术的发展，有望在肺癌患者术后通过对 ctDNA 进行定量分析或基因突变分析以判断手术疗效，并评估是否需要术后辅助治疗；以及术后定期评估血液中的 ctDNA 以判断是否存在微小残留病灶，以达到早期干预并提高生存率的目的。

二、常见的 ctDNA 基因突变位点

长期以来，研究人员一直在寻找存在于血液中的生物分子用以预测疾病，提供更有效的、患者更易于接受的方法来检测、监视和治疗肿瘤。随着测序技术的高速发展，大量肿瘤基因组测序研究鉴定了肿瘤发生和发展有关的基因突变。驱动基因是与肿瘤发生和发展相关的重要基因，驱动基因的突变直接"驱动"肿瘤细胞。肺癌常见驱动基因包括人表皮生长因子受体（EGFR）、鼠类肉瘤病毒致癌基因（KRAS）、间变性淋巴瘤激酶（anaplastic lymphoma kinase，ALK）、TP53 基因、鼠类肉瘤病毒癌基因同源物 B1（BRAF）和磷脂酰肌醇激酶-3 催化亚基 α（PIK3CA）等。

（一）EGFR

表皮生长因子受体（*EGFR*）是一种具有胞质激酶活性的跨膜蛋白，是细胞增殖和信号传导的受体，可将重要的生长因子信号从细胞外环境传导至细胞内，因此在细胞生长和分裂中起到了重要的作用。*EGFR* 表达于正常上皮细胞表面，而有研究表明超过 60% 的肺癌患者中 *EGFR* 异常表达，其突变或过表达是引发肿瘤的重要因素。著名的 PIONEER 试验结果显示亚裔肺腺癌患者 *EGFR* 突变率为 51.4%。众多研究发现性别、吸烟与否、组织学类型与 *EGFR* 突变频率相关，并且 *EGFR* 突变在不吸烟的女性患者中更常见，其中最常见的突变是外显子 19 的缺失及外显子 21 的点突变。另外，EGFR 的配体通过自分泌形式激活 EGFR 从而促进肿瘤细胞增殖，EGFR 及配体的共表达往往预示肿瘤的不良预后。EGFR 已成为治疗这些肿瘤的重要靶标。针对 EGFR 的靶向药物可抑制下游信号通路的传导，实现抑制肿瘤的效果。目前治疗非小细胞肺癌通常使用 EGFR-酪氨酸激酶抑制剂（EGFR-tyrosine kinase inhibitor，EGFR-TKI）类药物，常见的有阿法替尼、吉非替尼等，EGFR-TKI 通过竞争性的抢占酪氨酸激酶区域的 ATP 结合位点，抑制磷酸化过程和细胞内信号传导、诱导细胞周期滞留、凋亡和抑制血管形成。多项研究已证实 EGFR-TKI 类药物对晚期 *EGFR* 突变的肺癌患者疗效显著。

而在 TKI 治疗中 *EGFR* 基因第 20 号外显子 T790M 位点突变导致患者产生耐药，目前，针对 T790M 的第三代 *EGFR* 靶向药物——奥希替尼已经获得美国食品药品监督管理局（FDA）与中国国家药品监督管理局（National Medical Products Administration，NMPA）批准用于 *EGFR* 阳性的耐药患者。因此，在 TKI 治疗后对 T790M 位点突变的检测非常重要，如何准确、快速地检测患者的基因突变情况已成为临床检测的重要工作。

（二）KRAS

鼠类肉瘤病毒致癌基因（*KRAS*）是一种膜结合型的蛋白，定位于细胞膜内侧，是 EGFR 信号通路中的关键分子，对于肿瘤的发生及发展非常重要。正常情况下 KRAS 蛋白和 GDP 结合没有活性，当细胞外的生长分化因子把信号传到 KRAS 蛋白时，增强了其与 GTP 结合的能力，KRAS 蛋白和 GTP 结合成为激活状态，信号系统开放。在正常生理情况下，EGFR 信号通路被活化后，KRAS 蛋白短暂激活，其后迅速失活，KRAS 激活/失活效应是受控的。而 *KRAS* 基因突变时，可以导致 EGFR 信号通路持续激活，加速肿瘤细胞增殖，并且不受上游 EGFR 的信号影响。

KRAS 是 RAS 家族的重要成员且在多种肿瘤中具有较高的突变率，一直备受关注。目前，对 KRAS 下游效应途径研究较多的是 raf protein kinase（RAF）-mitogenactivated extracellular signal-regulated kinase（MEK）-extracellular regulated protein kinases（ERK）、PI3K-AKT 及 RalGDS-Ral 等信号通路。其中作为有丝分裂原活化蛋白激酶（mitogen-activated protein kinase，MAPK）信号通路之一，RAS-RAF-MEK/ERK 信号通路是控制细胞生长、增殖、分化和凋亡的关键性通路，可调节不同类型细胞的周期进程以及凋亡，通路中的信号分子突变常与肿瘤的发生密切相关，针对信号通路中关键分子而研发的抑制剂也被广泛运用于临床治疗。

KRAS 基因突变的检测是了解肿瘤的发展、预后以及化疗疗效的重要指标。研究证

实肿瘤生长需要大量的能量和大分子合成的前体物质。与正常细胞相比,肿瘤细胞的能量代谢通路被重新编程以满足肿瘤细胞快速生长的需要。近年来,随着对 *KRAS* 突变体的结构及其下游信号通路研究的深入,*KRAS* 突变肿瘤的代谢信号通路与正常细胞代谢信号通路之间的差异可能为 *KRAS* 突变肿瘤的治疗提供依据。

(三) *ALK*

间变性大细胞激酶(*ALK*)是强力致癌驱动基因,因为该基因最早发现于间变性大细胞,因此得名 *ALK*,后来在多种肿瘤中被发现。*EML4* 基因的 1～13 号外显子与 *ALK* 基因的 20～29 号外显子融合形成 *EML4-ALK* 融合基因,有研究表明 *EML4-ALK* 融合基因具有强大的致癌活性,其主要通过 EML4-ALK 激活酪氨酸激酶,从而活化下游的 JAK/STAT、PL3K/mToR 及 MAPK 等多条通路使细胞增殖与凋亡失控。截至目前,已发现至少 15 种 *EMLK-ALK* 融合变体亚型,但以 *EML4-ALK* 最为常见。

EML4-ALK 融合癌基因也称为 *ALK* 重排基因,能促进细胞生长和增殖。ALK-酪氨酸激酶抑制剂(ALK-TKI)类药物克唑替尼是 ALK 阳性 NSCLC 的首选治疗药物,也是全球首个口服 *EML4-ALK* 融合基因抑制剂。克唑替尼是一种小分子多靶点的 TKI,可对 ALK、c-MET 及 ROS-1 融合蛋白产生抑制作用,已在美国、中国、日本、欧洲等多个国家和地区被批准应用于 ALK-NSCLC 患者的临床治疗。目前新研制出的劳拉替尼是第三代口服的 ATP 竞争性小分子 ALK 及 ROS1 的双靶点抑制剂,具有高效性及高选择性等特点。有研究人员通过动物模型实验发现,劳拉替尼治疗肺癌中枢系统转移肿瘤的效果较好。肿瘤患者生存期的延长依赖于综合治疗,靶向治疗联合不同方式、不同时机的放疗可能会进一步延长该类肿瘤患者无进展生存期(progression-free survival,PFS)及总生存期(overall survival,OS)。因为 ALK 获得性突变可以在血浆中检测到,所以血浆 ctDNA 可以作为一种前景良好的肿瘤标志物用于药物反应的监测。

(四) *TP53*

TP53 基因是编码肿瘤蛋白 P53 的抑癌基因,其含有不同的功能结构域:N 端反活化结构域、序列特异性 DNA 结合区、寡聚结构域和 C 端负调控结构域。野生型 *P53* 基因是维持细胞基因稳定和完整的"卫士"。但 *P53* 基因经常发生变异,在约 50% 的人癌细胞中 *P53* 因为变异而导致其蛋白失活。而其他蛋白与 P53 的相互作用,也是导致其功能丧失的主要原因,MDM2(murine double mimute2)是 P53 的一个重要抑制因子,二者结合使 *P53* 经蛋白酶体途径发生降解,活性减弱。以 MDM2-P53 为靶点设计开发全新机制的抗肿瘤药物,是当下全球肿瘤药物研发领域热点和重点之一。

TP53 有多种突变类型,几乎 80% 为错义突变,其他突变还包括移码、插入或缺失、无意义突变、沉默突变和其他罕见突变等。根据 P53 蛋白结构和功能紊乱程度,将突变又分为破坏性突变和非破坏性突变。破坏性突变可能导致完全或几乎完全丧失 P53 蛋白的活性。相反,非破坏性突变可以保留野生型 *P53* 的一些功能特性。*TP53* 突变可导致多种间质和上皮性肿瘤早期发病的倾向。最新的证据表明,突变的 *TP53* 除了使野生型 *TP53* 的抑癌功能丧失以外,一些突变还会赋予突变的 P53 蛋白新的活性,成为致癌基因的驱动因子,即所谓的"功能增益"活性(gain of function,Gof)。

作为一种热门的预后指标,近年来研究者们一直在探讨 *TP53* 在肺癌中的预后价值,但到目前为止却没有针对 *TP53* 突变的靶向药物上市。令人欣慰的是,针对 *TP53* 突变的抗癌药物、基因疗法和靶向肿瘤疫苗等正处于临床试验早期,有些方面取得了不错的进展,为 *TP53* 突变基因成为直接或间接靶点提供临床前证据,如最新的研究发现功能增益突变体 *P53* 可以作为治疗靶点。Vaughan 等通过对突变型 *P53* 的肺癌细胞株研究表明,Gof 活性部分是通过 Axl(Anexelekto)介导的。Axl 是酪氨酸激酶受体(RTK)家族中较新的一类,它在细胞内诱导细胞外的信号转导,是一种具有转化活性的 RTK。

DNA 损伤是 *P53* 基因活化最强烈的触发器,*P53* 基因的活化对细胞凋亡通路起着至关重要的控制作用,顺铂、异环磷酰胺、依托泊苷、阿霉素、环磷酰胺、吉西他滨等药物,以及放疗,都会损伤 DNA,从而激活 *P53*。此外,有研究表明,恶性肿瘤突变基因编码的 P53 蛋白释放入血,可诱发机体自身免疫应答,从而产生 P53 自身抗体(P53-autoantibodys,P53AAbs)。血清 P53AAbs 与肿瘤组织中 P53 过表达密切相关,因此 P53AAbs 可作为 *TP53* 突变存在的标志物。将血清中的 P53AAbs 与其他常规标记物相结合,可提高检测肺癌的敏感性和特异性。由于 *TP53* 突变存在于近乎一半的肺癌患者中,且肺癌的发病率呈逐年增加的趋势,所以早期发现突变并解除其致癌效应无疑会对肺癌的防治产生里程碑式的影响。

(五)*BRAF*

鼠类肉瘤病毒癌基因同源物 B1(*BRAF*)是人类最重要的原癌基因之一,1988 年由 Ikawa 等首先在人类尤文肉瘤中发现。该基因可编码丝氨酸/苏氨酸蛋白激酶,与 *CRAF* 和 *ARAF* 具有较高的同源性,在恶性肿瘤形成、发展过程中发挥重要作用。BRAF 蛋白与鼠类肉瘤病毒蛋白同为 RAS-Raf 蛋白激酶(RAF)-丝裂原活化的细胞外信号调节激酶(MEK)-细胞外调节蛋白激酶(ERK)信号通路中上游调节因子,在丝裂原活化蛋白激酶(MAPK)/ERK 信号通路中起着关键作用。有研究显示,*BRAF* 是一个驱动基因,其突变率为 0.5%~4.0%,多见于女性腺癌患者。肿瘤的发生发展常与信号转导通路的异常激活有关,一般情况下,该通路接受外界信号刺激后,RAS 被激活,作用于 RAF,继而活化 MEK、ERK,使核内的转录因子磷酸化,从而调控细胞的生长、增殖及凋亡。

BRAF 属于 RAF 家族,其突变主要集中在第 11 和第 15 外显子,约 50% 为第 15 外显子上第 600 位的谷氨酸突变为缬氨酸,即 V600E。两类突变均可使 *BRAF* 活性增高,而 BRAF V600E 突变能够模拟 T598 和 S601 两个位点的磷酸化作用,最大限度地异常增强 BRAF 活性,且不依赖于上游 RAS 激酶的激活,促使 RAS-RAF-MEK-ERK 通路过度激活,导致肿瘤的产生及侵袭转移。随着 *BRAF* 基因在肿瘤发生和发展过程中研究的逐渐深入,针对 *BRAF* 基因突变的相关靶向治疗也取得了一定效果,为临床常规手段难以治疗的肿瘤提供了新的治疗思路。

(六)*PIK3CA*

磷脂酰肌醇-3 激酶(*PIK3CA*)基因最早由 Volinia 发现于 1994 年,定位于 3q26.3,长 34 kb,含 20 个外显子,编码 1068 种氨基酸。PIK3CA 编码蛋白即 PI3Kp110α,是类磷脂酰肌醇-3-激酶(phosphatidylino-sitol3-kinases,PI3Ks)p110 催化亚单元。PI3Ks 由催化

亚基(p110)和调节亚基(p85)组成,每一种亚基都有不同的亚型,催化亚基有 3 个基因编码,分别为 *PIK3CA*、*PIK3CB* 和 *PIK3CD*,其中,*PIK3CA* 突变是 PI3K 家族中唯一的肿瘤特异性突变。*PIK3CA* 中最常见的突变位点主要定位于螺旋结构域上,主要发生在 Exon 9 中的 E542K 和 E545K 位点,以及激酶结构域位点。PI3Ks 在许多生物学进程中发挥作用,其中包括丝氨酸/苏氨酸激酶(Akt)的活化,Akt 活化后可以进一步激活一系列的因子,其中包括 mTOR。PI3K–Akt–mTOR 信号通路在调节细胞的存活、增殖和细胞周期的过程中具有重要作用。

当 *PIK3CA* 基因突变,导致 PIK3CA 编码蛋白过度表达,PI3K 催化活性增强,PI3K–AKT–mTOR 信号通路被激活,此信号通路与肿瘤细胞增殖、分化、迁移、凋亡以及葡萄糖代谢、蛋白质合成密切相关,这条通路导致的体细胞突变经常发现于肿瘤中,可作为肿瘤治疗的靶点。

有研究显示,肿瘤细胞中的 *PIK3CA* 突变可以激活 PI3K/Akt 通路从而调节 PD–L1 的表达。PD–L1 是程序性死亡受体 1(PD–1)的配体,PD–L1 与 PD–1 结合可以抑制 T 细胞增殖,导致肿瘤免疫逃逸。有研究结果显示,*PIK3CA* 突变的肺鳞癌细胞中 PD–L1 的表达较低且 *PIK3CA* 基因突变多出现于早期肺鳞癌,而 *PIK3CA* 突变的肺鳞癌患者预后较好,可能是由于 *PIK3CA* 突变导致 PD–L1 低表达,从而减弱对免疫细胞的抑制作用,导致肺鳞癌细胞不容易产生逃逸而被清除。另外,*PIK3CA* 突变可以抑制癌细胞的凋亡,抑制免疫监察细胞对于癌细胞的杀伤作用,并可以在影响癌细胞的生存微环境或者氧化应激障碍等方面发挥作用,进而促进临床分期、组织学分型等病理过程的进展。

三、ctDNA 标志物在其他肿瘤中的应用

(一)乳腺癌

有研究人员通过对 44 例妇科肿瘤患者(其中包括 22 例卵巢癌患者)的研究,发现血液标本中 ctDNA 可平均先于影像学 7 个月发现复发。对乳腺癌研究显示,ctDNA 跟踪监测有助于检测和评估早期乳腺癌患者拟行过根治性方案后有无复发。相较于影像学检查,追踪监测术后患者的 ctDNA 能够提前 7～9 个月判断乳腺癌有无复发。有研究人员通过 Tam–Seq 发现,ctDNA 的敏感度及与病情变化的相关性优于循环肿瘤细胞(CTCs)及 CA153。研究表明,ctDNA 作为生物标志物对肿瘤进行检测具有更明显优势,同时,ctDNA 检测可以实时检测肿瘤风险,并与全基因组测序相结合,动态检测肿瘤。ctDNA 检测或将成为肿瘤监测的核心技术,更好地预防肿瘤。

(二)胃癌

目前胃癌的治疗效果欠佳,急需更有效的治疗方案来提高胃癌的存活率以及生存时间,其中靶向治疗或是一个可观方向。但是个性化精准治疗需要精准诊断,而精准诊断则需要更丰富而确定的基因信息。由于疾病的异质性,单个生物标志物不可能具有足够的灵敏度和特异度,因此 ctDNA 检测技术可以最大化包含肿瘤整体基因信息并动态追踪,精准诊断。由此看来 ctDNA 在胃癌中的使用对预测发病、指导治疗、监测复发、耐药

和推测生存预后等方面显示出巨大的前景。

（三）结直肠癌

ctDNA 是转移性结直肠癌患者治疗过程中颇具前景的生物标志物。有研究结果显示，手术前所有受试者均可检测到 ctDNA，血液检测结果显示 ctDNA 水平的变化与手术切除范围相关。手术后检测出 ctDNA 的受试者一般在 1 年内复发。ctDNA 可能是一个比目前的标准生物标志物癌胚抗原（carcinoembryonic antigen，CEA）更可靠和敏感的指标，可以提供早期干预的治疗窗口。结直肠癌患者 ctDNA 的监测对患者预后管理、治疗选择和疗效评估至关重。ctDNA 中检测到的突变状况对制订治疗方案具有启示意义，将 ctDNA 作为结直肠癌生物标志物是非常有前景的，会使临床患者受益。

（四）肝细胞癌

目前研究表明 ctDNA 在肝癌（hepatocellular carcinoma，HCC）的早期诊断、预后评估、疗效评价及术后肿瘤复发监测等方面具有较高的应用价值。美国一项纳入 206 例 HCC 患者的多中心前瞻性队列研究中，利用 ctDNA 的综合基因组检测（guardant health，CA）分析患者的血液样本，结果表明 181 例患者（87.8%）均存在至少 1 种基因改变，最常见的突变基因为 *TP53* 和 *CTNNB1*。ctDNA 的检测是一种发现 HCC 有效靶向分子的分析方法，在 HCC 的诊断及分子靶向治疗方面具有潜在的临床应用价值。同时，ctDNA 甲基化分析对 HCC 的早期诊断及预后评估具有极大的临床应用价值，多种甲基化基因的联合检测可提高 HCC 早期诊断的灵敏度和特异度，基因甲基化联合包括甲胎抗原（alpha fetoprotein，AFP）在内的多个分子标志物的检测可提高 HCC 的诊断性能，进而早期诊断 HCC，进行及时干预，提高患者的生存率及生活质量。

四、ctDNA 检测面临的挑战

（一）ctDNA 检测无统一的标准流程

目前的研究中多数没有考虑可能影响结果的方法学差异，血液采集、储存时间和温度、DNA 分离方法和分析性质（自动或手动）都与检测结果相关，导致结果出现差异。例如，ctDNA 的提取过程可能会导致结果的差异，通常血液中 ctDNA 会被巨噬细胞实时清除掉，从而导致含量极低，且在炎症反应和药物刺激时，人体正常细胞的 DNA 也会对 ctDNA 产生干扰。同时，ctDNA 研究需要考虑的其他特征包括扩增子长度和收集时间等。由于 cfDNA 高度片段化，DNA 的靶向区域需要考虑到这一点。与使用长扩增子测定相比，使用短扩增子测定，可以在血液样品中检测到更多的 ctDNA *KRAS* 突变。采血时间也可能影响 ctDNA 的水平，因为总 DNA 和甲基化 Septin9（*SEPT9*）的水平具有昼夜变化。目前，关于样本采集、ctDNA 提取以及扩增的相关要求，在已发表的相关文献内并未有详细的介绍，且不同文献得到的流程和方法也有所差异。而且目前大多数 ctDNA 研究集中于具有相对高浓度 ctDNA 的晚期肿瘤，缺乏早期肿瘤和低浓度 ctDNA 的相关研究经验。

（二）ctDNA 检测会出现假阴性和假阳性

ctDNA 检测会出现一定概率的假阴性和假阳性的主要原因是肿瘤的异质性，原发肿瘤、转移性肿瘤、ctDNA 三者之间存在差异。而且对肿瘤组织和 ctDNA 检测标准不一致，比如是否包含驱动基因，是否排除拷贝数变异（copy number variations, CNVs），这些原因导致不同研究得出的一致性数据相差很多，而且样本的采集运输、实验过程规范与否、基因检测不同仪器、生物信息分析软件、生物学因素对肿瘤组织和 ctDNA 检测都会产生影响。此外 ctDNA 检测技术在现阶段依然不成熟，ctDNA 检测下限、不同突变类型的最佳检测下限和不同用途对应的处理过程等，这些因素都可能导致检测差异的存在。

（三）ctDNA 检测应用于早期筛查的局限性

美国临床肿瘤学会（American Society of Clinical Oncology, ASCO）在 *Journal of Clinical Oncology* 杂志发表的综述文章中，对 ctDNA 的分析有效性、临床有效性和临床实用性提出质疑。调查结果指出：①ctDNA 更适合用于晚期肿瘤的筛查，而非用于临床早筛，但是目前看来，即使用于晚期肿瘤，其有效性和合理性也没有足够的证据来证明；②还没有足够的证据支持常规使用 ctDNA 检测早期肿瘤，并以此做出治疗决策、监测治疗效果、寻找残留癌细胞；③液体活检与组织检测经常结果不一致，因此阴性液体活检结果应与肿瘤组织基因分型对比确认。同时文章还强调，因为目前 ctDNA 的检测存在无统一的定量标准、不同的检测方法差异较大的现象，所以 ctDNA 检测结果必须与其他信息结合，才能为患者提供最佳选择。

ctDNA 内基因突变和异常甲基化成为肿瘤预测和筛查的指标。但是，有研究表明 ctDNA 的产生与肿瘤组织是否存在无关。比如在一项检测食管癌 ctDNA *TAC1* 高甲基化的研究中，约 13% 的人群在血浆中发现 *TAC1* 高甲基化，但在匹配的肿瘤组织中没有，研究者提出，这预示患者未来可能患上恶性疾病，*TAC1* 高甲基化可能来自癌前病变或者来自身体其他部位的肿瘤。肺癌中也需要考虑此种情况。同时，目前的检测研究主要集中在检测已经被诊断的肿瘤，有少数研究表明，在有限的肿瘤类型中，肿瘤的早期筛查检测比常规诊断要发现得更早。

尽管 ctDNA 有早期诊断的潜力，但一些局限性使这项技术大规模推广变得困难。因为血浆中肿瘤 DNA 的数量是有限的，特别是在早期阶段，这可能会限制检测的敏感性。典型的 ctDNA 突变筛选方法非常容易出错，导致特异性降低。所以 ctDNA 作为一种生物标志物可能不仅仅针对一种肿瘤，需要完善 ctDNA 分析的检测流程与相应的质量标准，还需进一步的临床试验去完善检测的可重复性，从而证明 ctDNA 作为肿瘤临床生物标志物的可靠性。而且 ctDNA 技术作为一项新兴的无创检测技术，临床检测费用昂贵，这也是制约该项技术大规模推广的原因之一。

五、展望

未来肺癌生物标志物的发展趋势包括：使用容易收集的生物样本，结合临床和肿瘤特征，以及高灵敏度和日益发展的技术，以推进用于肺癌诊断和风险评估的生物标志物的发展。由于 ctDNA 可从血液样本中获取，与组织活检操作相比，可以降低患者的医疗风险和成本。近几年对 ctDNA 的定量分析及定性分析，尤其是 ctDNA 中的肺癌细胞特异性基因突变及基因甲基化改变的研究表明，ctDNA 的检测对肿瘤的早期诊断及预后评估具有极大的临床应用前景,有望成为新一代分子标志物,同时联合多种分子标志物(包括AFP、TP53等)检测可提高对肿瘤的诊断价值。但目前的研究大多为小样本回顾性研究,尚缺乏高质量的大样本研究,同时存在一些其他的问题,如检测方法的标准化、检测灵敏度和特异度有待提高及成本等亟待解决。二代基因测序技术的发展极大地促进了ctDNA的研究,但是,NGS本身的使用还涉及一些问题,如成本、所需DNA的质量以及生物信息学支持的必要性等。

随着"精准医疗"方法的提出,以及基于液体活检技术的快速发展,ctDNA作为无创生物标志物正逐步应用于临床。ctDNA的检测具有无创、可重复等优点,可在肿瘤患者的早期诊断、指导治疗和评估预后等方面发挥出巨大的潜在临床应用价值。随着肿瘤发病机制的深入研究和分子检测技术的发展,ctDNA检测有望成功运用于肺癌的临床诊疗。

参考文献

[1] ZHU C, ZHUANG W, CHEN L, et al. Frontiers of ctDNA, targeted therapies, and immunotherapy in non-small-cell lung cancer[J]. Transl Lung Cancer Res, 2020, 9(1): 111-138.

[2] YANG Y C, WANG D, JIN L, et al. Circulating tumor DNA detectable in early- and late-stage colorectal cancer patients[J]. Biosci Rep, 2018, 38(4): 1-8.

[3] USUI K, YOKOYAMA T, NAKA G, et al. Plasma ctDNA monitoring during epidermal growth factor receptor (EGFR)-tyrosine kinase inhibitor treatment in patients with EGFR-mutant non-small cell lung cancer (JP-CLEAR trial)[J]. Jpn J Clin Oncol, 2019, 49(6): 554-558.

[4] SHEN S Y, BURGENER J M, BRATMAN S V, et al. Preparation of cfMeDIP-seq libraries for methylome profiling of plasma cell-free DNA[J]. Nat Protoc, 2019, 14(10): 2749-2780.

[5] SEARS C R, MAZZONE P J. Biomarkers in Lung Cancer[J]. Clinics in Chest Medicine, 2020, 41(1): 115-127.

[6] SCHMID S, STEWART E L, MARTINS-FILHO S N, et al. Early detection of multiple resistance mechanisms by ctDNA profiling in a patient with EGFR-mutant lung adenocarcinoma treated with osimertinib[J]. Clin Lung Cancer, 2020, 21(5): 488-492.

[7] PHUNG T T B, CHU S V, VU S T, et al. COLD-PCR method for early detection of antiviral drug-resistance mutations in treatment-naive children with chronic hepatitis B[J]. Diagnostics (Basel), 2020, 10(7): 1-15.

[8] PENDER A, HUGHESMAN C, LAW E, et al. EGFR circulating tumour DNA testing: Identification of predictors of ctDNA detection and implications for survival outcomes[J]. Transl Lung Cancer Res, 2020, 9(4): 1084-1092.

[9] NUZZO P V, BERCHUCK J E, KORTHAUER K, et al. Detection of renal cell carcinoma

using plasma and urine cell-free DNA methylomes[J]. Nat Med, 2020, 26 (7): 1041-1043.

[10] MAMDANI H, AHMED S, ARMSTRONG S, et al. Blood-based tumor biomarkers in lung cancer for detection and treatment[J]. Transl Lung Cancer Res, 2017, 6 (6): 648-660.

[11] LIU S, WU J, XIA Q, et al. Finding new cancer epigenetic and genetic biomarkers from cell-free DNA by combining SALP-seq and machine learning[J]. Comput Struct Biotechnol J, 2020, 18: 1891-1903.

[12] LIM M, KIM C J, SUNKARA V, et al. Liquid biopsy in lung cancer: Clinical applications of circulating biomarkers (CTCs and ctDNA)[J]. Micromachines (Basel), 2018, 9 (3): 1-18.

[13] LIANG W, ZHAO Y, HUANG W, et al. Non-invasive diagnosis of early-stage lung cancer using high-throughput targeted DNA methylation sequencing of circulating tumor DNA (ctDNA)[J]. Theranostics, 2019, 9 (7): 2056-2070.

[14] GOLDBERG S B, NARAYAN A, KOLE A J, et al. Early assessment of lung cancer immunotherapy response via circulating tumor DNA[J]. Clin Cancer Res, 2018, 24 (8): 1872-1880.

[15] GOBBINI E, SWALDUZ A, LEVRA M G, et al. Implementing ctDNA analysis in the clinic: challenges and opportunities in non-small cell lung cancer[J]. Cancers (Basel), 2020, 12 (11): 3112.

[16] CHIN R I, CHEN K, USMANI A, et al. Detection of solid tumor molecular residual disease (MRD) using circulating tumor DNA (ctDNA)[J]. Mol Diagn Ther, 2019, 23 (3): 311-331.

[17] CHEN X, GOLE J, GORE A, et al. Non-invasive early detection of cancer four years before conventional diagnosis using a blood test[J]. Nature Communications, 2020, 11 (1): 3475.

[18] CHAE Y K, OH M S. Detection of minimal residual disease using ctDNA in lung cancer: Current evidence and future directions[J]. J Thorac Oncol, 2019, 14 (1): 16-24.

[19] BLANDIN KNIGHT S, CROSBIE P A, BALATA H, et al. Progress and prospects of early detection in lung cancer[J]. Open Biol, 2017, 7 (9): 170070.

[20] BATTH I S, MITRA A, MANIER S, et al. Circulating tumor markers: Harmonizing the yin and yang of CTCs and ctDNA for precision medicine[J]. Ann Oncol, 2017, 28 (3): 468-477.

[21] 尹强, 刘群, 李文良, 等. ALK 融合基因阳性非小细胞肺癌脑转移的靶向治疗进展[J]. 中国肿瘤临床, 2020, 47 (2): 95-98.

[22] 王凤, 邓洪滨, 邓立力. TP53, EGFR 共突变对 NSCLC 治疗的影响及对预后预测作用的进展[J]. 中国肿瘤, 2019, 28 (6): 445-449.

[23] 宋治鹏, 刘洋. 液体活检在肺癌早期诊断中的研究进展[J]. 中国肺癌杂志, 2018, 21 (8): 620-627.

[24]任娜,田景艳.ctDNA 检测及其在癌症中的临床应用进展[J].现代医药卫生,2020,
36(1):59-62.

[25]莫佳航,王冰,吕雨琦,等.循环肿瘤 DNA 检测在非小细胞肺癌早期预警及监测管理
中的研究进展[J].临床与病理杂志,2020,40(1):199-204.

[26]毛莉,李金密,任晓东,等.循环肿瘤细胞检测在肺癌中的应用[J].国际检验医学杂
志,2019,40(17):2147-2150.

[27]陆乘俊,肖华,金海,等.PIK3CA 突变影响因素对鳞状细胞肺癌预后的影响[J].中国
现代医学杂志,2018,28(32):69-72.

[28]刘夏,钟殿胜.BRAF 突变型非小细胞肺癌免疫检查点抑制剂治疗进展[J].中国肺
癌杂志,2019,22(9):583-589.

[29]刘夏,钟殿胜.晚期非小细胞肺癌 BRAF 突变靶向治疗进展[J].中国肺癌杂志,
2018,021(8):635-640.

[30]刘万立,洪琼川.循环肿瘤 DNA 检测应用于非小细胞肺癌的研究进展[J].医学综
述,2020,26(2):285-290.

[31]刘红柳,杨家梅.培美曲塞单药或联合吉非替尼治疗 EGFR-TKI 耐药后晚期非小细
胞肺癌临床观察[J].中国癌症杂志,2017,27(2):135-139.

[32]霍雨佳,赵维莅.液体活检在淋巴瘤中的应用进展[J].临床血液学杂志,2020,251
(4):82-85.

第八章　循环肿瘤细胞

随着可重复性检测技术的发展，循环肿瘤细胞（circulating tumor cells，CTCs）已被研究证实为多种类型癌症的诊断、预后和预测性生物标志物。CTCs 能够从原发肿瘤或转移瘤中脱落至患者的血液中，通过一些检测手段能够将它们分离出来，是一种相对容易获得的癌组织样本，可以指示癌症的实际状态。对 CTCs 进行评估可以在治疗期间对疾病进行监视，并且能够多次重复检测。作为液体活检的一部分，通过使用物理、免疫或物理结合免疫等一些检测技术，能够分析包括它们的数量、形态和生物学等各方面的特征。对 CTCs 的评估能够为临床医生提供大量与临床相关的信息，这些信息反映了疾病的实际进展与实时状况，可用于癌症诊断、筛查、实时长期疾病监测甚至治疗指导。

第一节　CTCs 的定义与产生机制

一、CTCs 的定义

循环肿瘤细胞（CTCs）最早发现于 1869 年，是从原发肿瘤和（或）转移部位释放到血流中的肿瘤细胞，代表了一种相对容易获得的肿瘤样本。CTCs 是肿瘤细胞转移的重要方式，也是肿瘤患者术后复发的重要原因，同时还是激发癌症致死机制的重要因素（图8-1）。CTCs 作为肿瘤细胞，包含基因组、蛋白质组等信息，是研究肿瘤组织信息的丰富资源。循环肿瘤细胞是一个高度异质的群体，包括上皮细胞和上皮-间质转化（epithelial-mesenchymal transformation，EMT）细胞，通过分析单个 CTCs 可以更好地描述肿瘤的异质性。

随着可重复性检测技术的发展，CTCs 已被研究证实为多种类型癌症的诊断、预后和预测性生物标志物。CTCs 具有异质性，来自原发或继发肿瘤病变的 CTCs 具有与肿瘤进展和治疗相关的分子特征信息。因此，分析癌症患者血液中 CTCs 并探究这些生物标志物的功能非常重要，不仅能够揭示癌症恶化的关键机制，也可以为癌症的治疗提供理论依据。

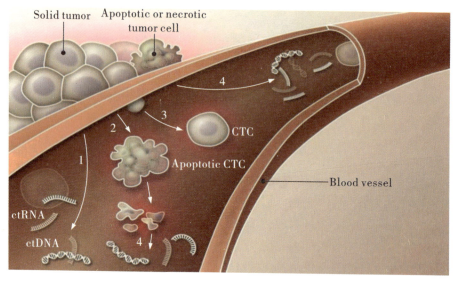

图8-1　循环肿瘤细胞的产生

Solid tumor：实体瘤；Apoptotic or necrotic tumor cell：凋亡或坏死的肿瘤细胞；Apoptotic CTC：凋亡的循环肿瘤细胞；ctRNA：循环肿瘤 RNA；ctDNA：循环肿瘤 DNA；Blood vessel：血管。

二、CTCs 的产生机制

(一)CTCs 从肿瘤组织中脱落的机制

CTCs 从肿瘤组织中脱落与肿瘤 EMT 有关(图8-2)。肿瘤细胞在 EMT 过程中,会下调上皮标志物(如上皮细胞黏附分子、细胞角蛋白和 E-钙黏蛋白),上调间质标志物(如波形蛋白、N-钙黏蛋白等),从而获得干细胞的某些特征并增强自身侵袭力。所以,肺癌患者血液中不仅存在上皮细胞表型的 CTCs,还存在间质细胞表型及上皮间质混合表型的 CTCs。此外,EMT 过程能够调控肿瘤微环境,如与 EMT 密切相关的基质金属蛋白酶会降解细胞外基质,从而使肿瘤细胞易于从肿瘤组织中脱落下来,形成 CTCs,继而导致肿瘤的转移复发。

(二)CTCs 穿透外周毛细血管的机制

CTCs 进入外周毛细血管的机制比较复杂。肿瘤自身分泌的细胞因子在调控血管内渗,特别是在形成侵袭性伪足方面发挥着重要作用,例如 Wiskott-Aldrich 综合征蛋白家族的WAS-like 蛋白对肌动蛋白细胞骨架重塑的调节,有助于肿瘤细胞的血管内渗。同时,肿瘤微环境及肿瘤血管生成亦有助于CTCs 进入血管。此外,肿瘤细胞可诱导细胞外基质成分的改变从而帮助其向血管渗入。转化生长因子 β(TGF-β)可通过诱导肿瘤细胞发生 EMT 使肿瘤细胞渗入血管内,从而阻断 TGF-β 对肿瘤细胞的存活、侵袭和转移的抑制作用。另外,TGF-β还可激活激酶 TAK1,通过调控血管内皮细胞坏死与凋亡帮助肿瘤细胞进入血管。

(三)CTCs 在外周血中逃避失巢凋亡和免疫杀伤的机制

当肿瘤细胞进入外周血液中后,因受到机体免疫细胞的攻击、血液流体剪切力的影响以及失去细胞外基质的营养和黏附作用,最终导致 CTCs 大量凋亡。鉴于 CTCs 抗失巢

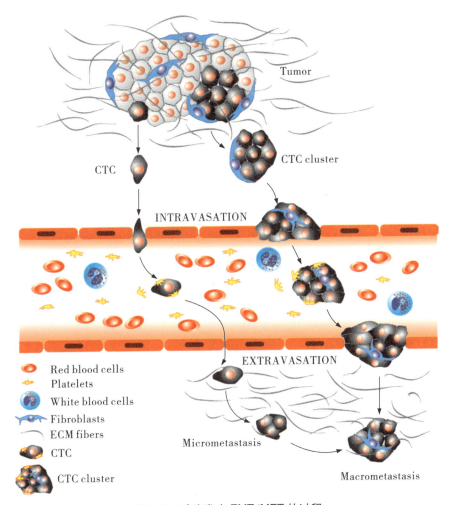

图 8-2　肿瘤发生 EMT/MET 的过程

Tumor：肿瘤；Red blood cells：红细胞；Platelets：血小板；White blood cells：白细胞；Fibroblasts：成纤维细胞；ECM fibers：ECM 纤维；CTC：循环肿瘤细胞；CTC cluster：循环肿瘤细胞团簇；INTRAVASATION：血管内渗；EX-TRAVASATION：溢出血管；Micrometastasis：微转移；Macrometastasis：宏转移。

（图片来源：SKOVIEROVA H，VIDOMANOVA E，SKOVIERA M，et al. Circulating tumor cells in lung carcinogenesis：minireview. Neoplasma. 2019，66（1）：1-7. ）

凋亡能力较弱,因此 CTCs"抱团"形成 CTCs 簇,有助于帮助其逃避失巢凋亡。研究证实,CTCs 簇的形成及集体迁移还可提高肿瘤细胞的转移能力。在抗肿瘤免疫应答中,细胞程序性死亡配体 1（PD-L1）在 CTCs 中的表达使得 T 淋巴细胞不能有效杀伤 CTCs 而发生免疫逃逸;肿瘤细胞表达 PD-L1,低表达或不表达 CD80 和 CD86 这类活化 T 淋巴细胞的共刺激分子,使其不能为 T 细胞的活化提供第二信号,CTCs 可具有免疫耐受的能力。此外,肿瘤患者血液中不同细胞成分在促进 CTCs 的免疫逃逸方面也起重要作用,血小板与肿瘤细胞之间的相互作用在肿瘤细胞逃避免疫监视方面发挥着重要的作用,血小板附着于 CTCs 表面,以致肿瘤浸润淋巴细胞不能有效杀灭 CTCs。肿瘤细胞诱导的调节性 T 细胞与髓源性抑制细胞也具有免疫抑制作用,这也是是免疫治疗的主要障碍。因此,深入研究 CTCs 有助于促进肿瘤免疫治疗的深入变革,引领肿瘤治疗的新策略。

(四)CTCs 促进肿瘤新生血管生成的机制

肿瘤新生血管生成是 CTCs 生长和转移形成的必要条件。其中,血管内皮细胞生长因子(vascular endothelial growth factor,VEGF)是肿瘤血管生成的最重要的刺激因子。有研究显示 VEGF 与 CTCs 均升高的患者,其生存期明显缩短。血管生成素在促进肿瘤血管生成上也发挥着重要的调节作用,血管生成素 2 与 VEGF 结合,可促进新血管形成。此外,基质金属蛋白酶高表达可调节细胞外基质结构从而促进肿瘤新生血管生成。进一步的研究证实,CTCs 还可发生肿瘤原位播种,通过电子数字成像技术对动物模型的染色血管成像显示,侵袭性的 CTCs 能促进肿瘤血管的生成,增加肿瘤血管的平均长度及分支。

第二节　CTCs 的分离、富集和检测方法

原发肿瘤或转移瘤患者的血液中大约每毫升有 1 个 CTC。一个理想的 CTCs 检测平台必须能够分离和检测所有异质 CTCs,同时也要避开正常血细胞。CTCs 选择通常是 CTCs 检测的第一步,检测有阳性或阴性的富集(图 8-3),然后进一步区分 CTCs 与其他正常细胞。选择步骤是基于 CTCs 的物理、免疫或物理结合免疫的特性来进行的,通过 CTCs 和白细胞之间细胞表面抗原表达的差异,筛选阳性的 CTCs。下面介绍根据 CTCs 的 3 个特性对 CTCs 进行分离、富集和检测的方法。

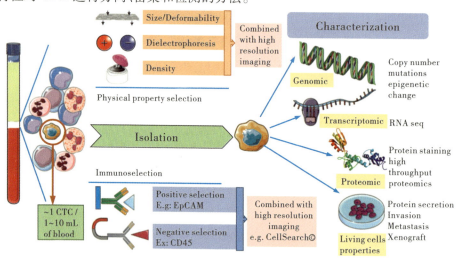

图 8-3　循环肿瘤细胞(CTCs)检测技术

Size/Deformability:大小/可变性;Dielectrophoresis:双向电泳;Density:密度;Physical property selection:物理性质选择;Combined with high resolution imaging:结合高分辨率成像;Characterization:特性描述;Isolation:分离;Immunoselection:免疫选择法;Positive selection:阳性选择;Negative selection:阴性选择;Genomic:基因组;Copy number mutations epigenetic change:拷贝数突变表观遗传变化;Transcriptomic:转录组学;RNA seq:转录组测序;Proteomic:蛋白质组学;Protein staining high throughput proteomics:蛋白质染色高通量蛋白质组学;Living cells properties:活细胞特性;Protein secretion、Invasion、Metastasis、Xenograft:蛋白质的选择、侵袭、转移、异种移植。

(图片来源:CABELL,PROUDHON C,GORTAIS H,et al. Circulating tumor cells:clinical validity and utility[J]. International Journal of Clinical Oncology,2017,22(3):1-10.)

一、基于 CTCs 物理特性的方法

（一）CellSearch 系统

美国 FDA 批准的 CellSearch 系统是 CTCs 检测和计数应用最广泛的技术（图 8-4），它是世界上第一个也是唯一一个被美国 FDA 批准用于检测转移性乳腺癌、前列腺癌和结直肠癌的 CTCs 的技术，也可用于预测转移性乳腺癌、前列腺癌和结直肠癌患者的预后。CellSearch 方法是基于免疫荧光的血液样品抗 EpCAM 免疫磁性富集，对下游的 CTCs 进行检测和评估。全血内补充有与抗 EpCAM 抗体缀合的铁磁纳米颗粒，以捕获 CTCs。进一步处理后，将细胞用 DAPI（非特异性核染色剂）和针对细胞角蛋白 CK8、CK18 和（或）CK19 和 CD45 标记的荧光标记抗体染色。通过自动荧光显微镜对样品进行分析，并由病理学家进行评估。

但是，由于技术问题限制了 CellSearch 系统对某些癌症类型的 CTCs 检测率，例如，由于免疫磁性富集和染色程序无效而导致的 CTCs 检测丢失。此外，由于细胞搜索只捕获 EpCAM 阳性细胞，可能会遗漏具有较高转移潜力的侵袭性 CTCs。EMT 是导致癌症进展、转移和耐药的关键过程，EMT 与上皮标志物（如 E-cadherin 和 EpCAM）的下调以及间充质标志物（如 vimentin 和 N-cadherin）的上调有关。EpCAM 表达在 EMT 过程中逐渐丢失，高转移潜力的侵袭性 CTCs 表面 EpCAM 表达缺失，可能会造成遗漏检测此类 CTCs。事实上，一些研究报道，非小细胞肺癌患者的 CTCs 数量较少，正是由于 EpCAM 表达缺失所致。

（二）基于端粒酶的测定

端粒酶是一种逆转录酶，它通过稳定染色体末端来防止端粒在细胞分裂时变短。大多数正常细胞的端粒酶活性很低或检测不到。然而，端粒酶在肿瘤细胞中能够被激活，这使得细胞可以无限分裂。据报道，端粒酶在正常组织中的阳性率为 1%~4%，而在人类实体瘤中，端粒酶的阳性率为 84%~95%。最近，基于端粒的特异性腺病毒探针，已成为肺癌中 CTCs 分析的一项新技术，可快速识别和复制端粒酶阳性的 CTCs。基于端粒酶的方法可以收集不受上皮-间质转化影响的 CTCs，这有助于进一步的 CTCs 分析，以减少上皮细胞引起的假阳性率。但值得注意的是，端粒酶还可能在腺病毒感染的一些白细胞中被激活，导致错误的阳性结果。因为基于端粒的测定方法复杂，对样品和技术要求高，限制了其在临床的应用，所以还需要更大的、前瞻性的、多中心的研究来更充分地验证其在肺癌中的灵敏度、特异度和有效性。

（三）利用 CTCs 的侵入能力进行分离

该方法是基于 CTCs 侵入能力的一种分离方法，即将 CTCs 放置在胶原细胞黏附基质上时，它们会渗透并吸收该基质。胶原细胞黏附基质被荧光标记，因此摄取胶原细胞黏附基质的细胞就具可视化，从而使 CTCs 的分离更加容易实现。

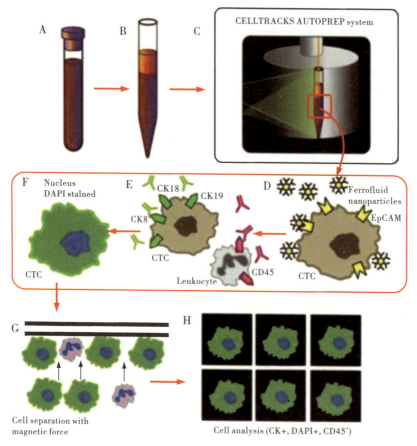

A.将血液吸入含有 EDTA 和细胞保护剂的 CellSave 保护管中；B.将 7.5 mL 血液转移到单独的管中并离心以分离下层血液成分血浆；C.样品放入 CELLTRACKS AUTOPREP 系统中，吸出血浆并将样品重悬于缓冲液中；D.添加偶联 EpCAM 抗体的磁性纳米颗粒并与 EpCAM 阳性细胞结合，从而"富集"上皮来源的 CTC，然后将磁珠结合的细胞与其他细胞通过磁性分离；E.CTC 用 CK8、CK18 和 CK19 抗体染色，CD45 阳性染色细胞被认为是白细胞，并被排除在分析之外；F.应用 DAPI 染色细胞核；G.施加磁力以分离磁珠结合的 EpCAM 阳性细胞；H.CK 阳性、DAPI 阳性、CD45 阴性的细胞被认为是 CTC 用于进一步分析。

图 8-4　用于 CTCs 检测的 Cellsearch 系统

Nucleus DAPI stained：核 DAPI 染色；Ferrofluid nanoparticles：铁磁流体纳米颗粒；Cell separation with magnetic force：磁力分离细胞；Cell analysis：细胞分析。

（四）基于细胞大小的分析

　　该方法通过光学显微镜和流式细胞仪量化细胞大小（图 8-5）。光学显微镜要求将细胞放置在二维表面上进行成像，细胞大小以直径或面积报告。相反，流式细胞术使用光散射数据来确定每个细胞的横截面积。但是用于评估细胞大小的方法会影响结果，二维表面上的细胞可能比流动的细胞更平整，因此，光学显微镜可能为二维微滤提供更多的相关数据，而使用流式细胞术收集的数据可能更适于基于细胞流的三维 CTCs 的富集方法（例如 3D 微滤、流体动力学色谱法），此外，影响尺寸测量的其他因素包括细胞健康状况、细胞周期阶段、培养基组成和固定过程等也会引起误差。

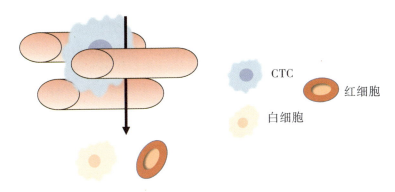

图8-5　Abnova 公司的 ClearCell® CXSystem 原理分离

上皮肿瘤细胞大小溶解法(isolation by size epithelial tumor cells,ISET)是最早应用于肺癌 CTCs 检测的基于细胞尺寸的方法。它用 8 μm 孔径的聚碳酸酯过滤器包裹单个肿瘤细胞,因为这些细胞比血细胞大(>8 柱基),从而更加易于区分。整个过程需要至少 10 mL 的血液样本。ISET 方法富集的 CTCs 可以保存完好的形态学、免疫学和细胞遗传学特征。该方法灵敏度高、操作方便、重现性好、可靠性高。

基于表达 EpCAM 的系统适合于检测小细胞肺癌,但是在非小细胞肺癌的检测中没有取得理想的成果。因此,有学者开发了一种新型系统,即微腔阵列(microcavity cell array,MCA),微腔阵列是另一种基于尺寸的方法,其工作原理与 ISET 方法相似。该系统不依赖 EpCAM 的表达,并且可以根据肿瘤细胞与正常血细胞之间大小和可变形性的差异来检测 CTCs。该系统不需要太多的人工工作,且对于临床应用更加可行。我们比较了 MCA 系统和当前标准的 CTCs 测量系统即 CellSearch 系统获得的 CTCs 数量,MCA 系统检测到的 CTCs 数目明显更多。另一方面,在 SCLC 患者的样本中,两个系统之间的检测灵敏度没有显著差异。

ISET 方法中使用的滤膜孔隙大小和形状不均匀,且分布不规则。相比之下,MCA 可以通过负压使用大小和几何控制的由 10 000 个孔径组成的 MCA 来拦截 CTCs。该方法可以根据靶细胞的大小和变形能力来设计特定的孔径、形状和分布,从而提高其检测率。MCA 富集的 CTCs 能够排列成阵列,便于荧光显微镜对 CTCs 计数。因此,MCA 比 ISET 具有更高的特异性和效率。目前,MCA 作为一种很有前途的 CTCs 检测技术,仅应用于肺癌,但还需进一步验证其在临床中的应用价值。

(五)密度梯度离心

密度梯度离心(使用 Ficoll-Paque® 上溶液)是一种从血液样品中分离单核细胞的常规方法(图8-6)。将全血离心后,在合适的分离介质的存在下,会形成含有特定细胞类型的分层。相同的原理可以应用于 CTCs 的分离,它们具有与单核细胞相似的密度,因此被收集在同一层中。这种方法相对简单,但血液中的白细胞污染非常高。OncoQuick® 系统改进了基于密度的分离方法,在分离介质上方设置特殊的多孔屏障,能够增加密度梯度离心的分离效率(使用 Ficoll-Paque® 上溶液)。

RosetteSep™ 将基于免疫亲和力的富集方法与密度离心方法相结合,通过特异性的四聚体抗体复合物除去阴性细胞,该抗体复合物主要靶向包含小细胞肺癌(CD36)和乳腺癌(CD56)抗原的混合物,经过密度梯度离心后,抗体标记的细胞会与红细胞一起沉到底部。当与 Ficoll-Paque 结合使用时,RosetteSep™ 抗体混合物的捕获效率(62.5%)比单独的 Ficoll(42.3%)高。另外,使用 RosetteSep-Ficoll 方案并结合流式细胞仪分析能够成功地从前列腺癌患者外周血样本中检测到 CTCs。

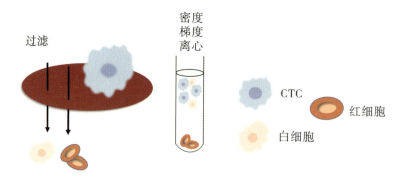

图8-6 基于物理特性的粗分离技术通过特殊滤膜装置、密度梯度离心将 CTCs 分离出来

二、基于 CTCs 免疫特性的方法

(一)基于配体靶向 PCR 的检测

在过去的 10 年中,基于 PCR 或 RT-PCR 的多种富集策略被开发出来,通过识别肿瘤细胞上表达的特异性标志物,如 cytokeratin-19、mammaglobin 和 EpCAM 来筛选和分离 CTCs。基于 PCR 的方法灵敏度和效率都较高,但特异度较低,容易出现假阳性。但是值得注意的是,最近的一项研究发现叶酸受体(FRs),一种细胞表面糖蛋白受体,在肺癌中高表达,而在大多数正常的造血系统相关的细胞中表达水平低到可以忽略不计。基于这一观察结果,成功开发了 CytoploRare™ 试剂盒(GenoSaber Biotech Co.,China),使用新型配体靶向(LT)PCR 方法检测 FRs 阳性的 CTCs。

CytoploRare™ 试剂盒是使用肿瘤特异性叶酸配体和合成寡核苷酸的偶联物作为检测探针,基于叶酸配体和 FRs 的相互作用,通过免疫磁珠富集血液中收集到的 CTCs,从而将 CTCs 转化为探针计数,通过定量 PCR 来分析。这种新的 RT-PCR 方法不仅保留了传统 PCR 方法灵敏度高的优点,并且提高了特异度。研究者还进行了一项大规模、前瞻性、双盲临床试验来评估基于 LT PCR 的技术在非小细胞肺癌患者中的可行性,他们选取473 例 NSCLC 患者、227 例肺良性疾病患者和 56 例健康供体,检测发现 NSCLC 患者的 CTCs 阳性率明显高于非 NSCLC 患者($P<0.001$)。更重要的是,基于 LT PCR 的方法对 NSCLC 的灵敏度(76.4%)和特异度(82.4%)显著增高。另外,该方法对Ⅰ期 NSCLC 的敏感性约为68%,明显高于 CEA、NSE 和 Cyfra211 等肿瘤生物标志物。该半自动系统操作方便,只

需 3 mL 血液,而且报告的等待时间可以低至 6 h。基于上述优点,LT PCR 的方法在肿瘤学实践中具有很大的发展潜力。2016 年,CytoploRare™ 试剂盒作为辅助诊断工具被中国国家药品监督管理局批准用于监测 NSCLC 患者的复发和化疗反应,后续有望获得多中心、大规模、前瞻性的临床数据。

(二)免疫组织化学法

该方法是通过抗原抗体免疫反应,并与组织化学技术相结合,通常需与其他方法联合应用才能满足鉴定需要。而且,在基础研究中可利用该法对单个细胞的形态进行验证。例如,利用滤膜捕获细胞后,可通过该法进行细胞形态学和免疫细胞化学分析,以进行表型鉴定和分类。

(三)Adna Test 方法

该方法是对表面标记抗体组合的优化,包括用于细胞选择的 EpCAM 和基于 PCR 的方法,是根据肿瘤类型来测量特定转录物,检测过程包括肿瘤细胞的浓缩和多种反转录 PCR(RT-PCR)。Adna Test 检测系统可用来鉴定和分析血液中的弥散性肿瘤细胞,为肿瘤患者的术后随访提供了一个新的可能。Adna Test Cancer 检测系统将细胞选择和分子诊断完美结合了起来,使其能够同时检测 2 种弥散性肿瘤细胞。由于肿瘤细胞特异性基因的表达,该系统能够利用 RT-PCR 技术直接、高灵敏度的检测出患者血液中的弥散性肿瘤细胞。

(四)MagSweeper

以往使用离心或细胞裂解液对血液进行预处理可能会导致 CTCs 的大量损失。为了解决这个问题,开发了新的富集技术,例如 MagSweeper,该方法是使用磁棒从非磁性标记的细胞中分离出 CTCs(磁性标记的)。

这也是使用抗 EpCAM 免疫磁分离的一种方法。血液样品用缓冲溶液稀释,并将铁磁流体标记的抗 EpCAM 抗体添加到溶液中,下一步用旋转的磁棒收集细胞,然后将其放入样品中,进行洗涤,随后将所得的细胞使用外部磁体收集。此种方法 CTCs 的富集率非常高,可以用于培养或进一步分析。

(五)免疫磁珠法

肺癌患者的低生存率与肿瘤细胞的扩散有关,其导致癌症远处转移或患者死亡。因此,隐匿性转移细胞的检测对于预测癌症的复发和提高生存率非常重要。检测肺癌转移的常用技术包括免疫组织化学技术和 RT-PCR。免疫组织化学可以提供肿瘤细胞的形态学细节,但该方法不够灵敏,并且缺乏标准化的方法学。另外,尽管 RT-PCR 能够在 10^6 个细胞中发现 1 个癌细胞,但是由于 mRNA 在血液中是游离的,因此无法根据 mRNA 水平准确地量化肿瘤细胞的数量。此外,由于其低特异性和假阳性结果,实用性受到了限制。EpCAM 是一种具有致癌特性的细胞表面蛋白,在多种起源于不同来源的腺癌(例如乳腺癌、卵巢癌、结肠癌和肺癌)中高度表达。但是,EpCAM 在正常组织中的表达会受到限制。有研究表明,将免疫磁性颗粒与抗 EpCAM 抗体结合,CTCs 可以与 EpCAM 特异性结合。将肺癌细胞用抗 EpCAM 磁珠进行标记,然后使用一种新型设备通过磁分离捕获,下一步用苏木精-伊红染色,再通过病理形态学来鉴定分离的肺癌细胞。该系统可用于检测 2 mL 血液中的 CTCs(图 8-7)。它使细胞悬浮液与摇床形成双向流动,并借助平面磁体和被抗体包被的磁珠保留了 CTCs。为了减少白细胞的污染和 CTCs 的损失,可将木箱放置在 15°的斜坡处,并使磷酸盐缓冲溶液(PBS)溶液从箱的底部流出。该方法的一个重要的优点是可以将 CTCs 集中在一块玻璃载玻片上,这有助于进一步计算 CTCs 的数量并分析细胞形态。

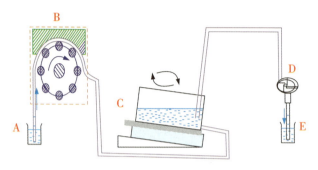

A. 装有 50 mL PBS 的离心管;B. 蠕动泵将 PBS 抽吸到另一个容器中,以洗净白细胞;C. 在单独的容器下面有一个 15°角的支架,使载玻片形成了一定的梯度,可以洗去白细胞,在单独的容器下面有一个振荡器,以保持细胞悬浮液双向流动,并防止更多的白细胞黏附在载玻片上;D. 真空泵连接到调速器,以恒定速度从箱中抽出液体;E. 从盒子中抽出含有白细胞的 PBS。

图 8-7　微流体装置的设计和操作,以分离和富集 CTCs

(图片来源:JI J L,JIANG Y Z,TANG Q Q,et al. Detection of circulating tumor cells using a novel immunomagnetic bead method in lung cancer patients[J]. Journal of Clinical Laboratory Analysis,2016:656-662.)

与其他检测 CTCs 的方法相比,此种方法具有高重复性、标准化操作、低成本、方法简单且快速等优点。首先,该设备非常简单,其中使用的蠕动泵、振荡器、专用容器、真空泵和光学显微镜等组件都是实验室中常用的设备,与专用保存管、激光、芯片和仪器等专用设备不同。其次,成本非常低,因为该方法中使用的所有试剂(例如标准载玻片、PBS 缓冲液和 HE 染料)都是常用的试剂。第三,整个操作过程很简单,没有繁琐的步骤。最重要的是,HE 染色是区分肿瘤细胞与正常细胞的金标准,因此可将其用于识别 CTCs,以提高结果的可靠性。为了提高 CTCs 的富集效率,该设备被设计成具有较高的表面积体积比,这能够增加靶细胞与捕获表面的碰撞机会。在特殊容器的底部装有一块含有磁铁的完整载玻片,可以快速有效地富集肿瘤细胞。

(七)EPISPOT 分析(非商业)

EPISPOT 分析利用 CD45[+]细胞耗竭方法,基于特定的分泌、释放、脱落的肿瘤相关蛋白来捕获 CTCs。CTCs 通过白细胞耗竭而富集,并在已附着抗 MUC-1、CK19 和其他蛋白质(根据癌症类型)的抗体的孔中培养。然后选择标有足够的荧光染料标记的蛋白抗体进行孵育,并用荧光显微镜观察。

(八)EPIC CTCs 平台

该平台是基于非富集的方法——免疫荧光法,来计数和评估与高清晰度成像相关的

CTCs,这项技术已被证明能有效地从冷冻样本中回收 CTCs,从而使回顾性生物标记的研究成为可能。这项技术的进一步改进是高清晰度(HD)-CTCs 系统,这是一个具有高灵敏度和分辨率的创新平台,能够识别和描述包括 NSCLC 在内的多种癌症类型的 CTCs。所有有核细胞被镀在定制的玻璃载玻片上并冷冻,直到通过荧光免疫标记(CK 阳性、CD45 阴性和完整的 DAPI 核)和自动数字显微镜进行成像来进行细胞鉴定。这种装置能够对已知高度异质性的 CTCs 群体进行详细的形态学表征。

(九)流式细胞术检测法

该法依赖细胞的光散射特性,利用抗原-抗体结合的原理,将荧光物质与肿瘤细胞单抗相结合,然后通过荧光抗原抗体检测技术对细胞表面抗原分析,进行细胞分类和亚群分析。有研究表明,成像流式细胞术能够可视化地观察血液中 CTCs 和树突状细胞的相互作用。利用这一技术,单个 CTC 和 CTCs 簇的形态很容易被区分。而且,荧光流式细胞术可应用于凋亡 CTCs 的检测。随着技术的发展,流式细胞术的应用越来越广泛,成为了一种方便快捷的检测方法。

三、基于 CTCs 物理与免疫特性相结合的方法

有一些检测技术将 CTCs 的物理和生物化学特性结合起来富集 CTCs。如 CTCs-iChip(图 8-8),是基于 CTCs 的大小和表面标志物的表达情况对 CTCs 进行富集。该技术首先根据细胞大小,将较小的红细胞和血小板过滤出去,留下白细胞和肿瘤细胞。然后,用识别 EpCAM 的磁珠偶联抗体对 CTCs 进行免疫染色,在磁场中捕获并收集在芯片上,或者用识别 CD45 的磁珠偶联抗体去除白细胞后收集 CTCs。

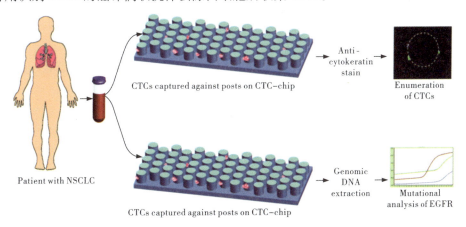

图 8-8　CTCs-iChip 示意

Patient with NSCLC:非小细胞癌患者;CTCs captured against posts on CTCs-chip:循环肿瘤细胞芯片捕获循环肿瘤细胞;Anti-cytokeratin stain:抗细胞角蛋白染色;Enumeration of CTCs:循环肿瘤细胞计数;Genomic DNA extraction:基因组 DNA 提取;Mutational analysis of EGFR:EGFR 突变分析。

（图片来源:SEQUIST LV,NAGRATH S,TONER M,et al. The CTC-chip:an exciting new tool to detect circulating tumor cells in lung cancer patients[J]. Journal of Thoracic Oncology,2009,4(3):281-283.）

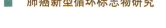
(一)微流控芯片技术

该技术是基于在微通道中流动细胞的惯性迁移来捕获单个 CTC 和团簇。在强烈的惯性作用下,较大的细胞或团簇可能会占据微通道中心的平衡位置,而血液中较小的细胞则被移除。

CTCs 芯片本身是硅芯片,其大小相当于标准显微镜载玻片的大小,在其上以特定的几何图案蚀刻了 78 000 个柱阵列,然后用抗上皮细胞黏附分子的抗体进行涂覆或"功能化"。将患者的全血以气动方式推过 CTCs 芯片的表面,并穿过微柱林的几何排列。所施加的流体动力学可以将血液中的细胞成分引导到含有微柱的特定流线中,从而高效捕获CTCs,使 CTCs 与 EpCAM 功能化表面的相互作用最大化。CTCs 芯片无须经过任何预处理,即可使用全血进行检测。CTCs 穿过芯片时所承受的绝对压力极小,因此 98% 的捕获细胞仍保持活力。另外该技术具有灵活性,可以将不同的抗体固定于微柱,从而可对多种类型的 CTCs 进行检测。

该芯片的设计首先是从非小细胞肺癌患者中分离出较大的 CTCs,具有较高的回收效率,无须样品制备步骤(图 8-9)。通过芯片后,CTCs 可以通过免疫荧光染色和(或)涂有各种抗体(例如 CD45、细胞角蛋白、EpCAM)的磁珠或纳米颗粒,从而对 CTCs 进行检测,并且该方法的检出率要比平常高。

由于捕获到的 CTCs 固定在芯片设备的表面,无法轻易取回进行进一步的分析。而用胰蛋白酶消化后,设备中捕获的细胞可能会释放,胰蛋白酶还很可能会裂解许多表面受体。因此可以使用免疫磁珠技术将 CTCs 固定在磁珠上来规避此问题。Ephesia 芯片是在微流控的基础上进行免疫磁珠吸附的一项技术示例——Ephesia 芯片使用微阵列来创建磁阵,从而促进功能化的磁珠组装成微流体通道内的 48 000 列阵列。Ephesia 芯片的设计结合了免疫磁珠分选和基于微柱的富集设计这两种技术的各个方面,同时克服了以前的微柱技术的某些局限性。例如,可以大批量制备功能化的磁珠,从而降低生产成本并使设计更适于商业化。

但是由于微流控设备只能够处理很小的血容量,这就限制了 CTCs 的检测,尤其是在 CTCs 计数非常低的早期癌症患者中。为了克服这一问题,抗 EpCAM 抗体包被细胞采集器能够直接从癌症患者的臂静脉血液中分离 CTCs。最近,已经证明这个设备能够有效地从不同的肿瘤类型中分离 CTCs,包括前列腺癌和 NSCLC。

近年来,研究人员提出了更多的检测 CTCs 的方法,微芯片包括惯性微流控和快速芯片检测,涉及 CTCs-iChip 技术和微滤膜芯片等热门领域。但是,同时也存在一些局限性,由于该技术是依靠惯性去除白细胞,因而细胞的恢复率和耗竭率不高。尽管快速芯片具有较高的灵敏度和特异度,但其捕获通道较少,而且全血会阻塞该通道。CTCs-iChip 技术需要 2 h 和 10 mL 血液样本进行检测,这使得该芯片法既费时又浪费样本。微滤膜芯片的成本较低,但制造工艺复杂,成功制片的比例不高。因此,与这些芯片相比,基于尺寸的微流控芯片制造成本更低,完成注入过程所需的时间更少(仅 15 min),并且制造过程非常简单。最重要的是它可以应用于大量样品,非常适合临床使用。

微流体学是一个新兴的多学科领域,在该领域中,工程、物理、化学、微技术和生物技术相交叉以创建受控的纳米级环境,可以进行宏观上不可能的生物测定。这种微量测定

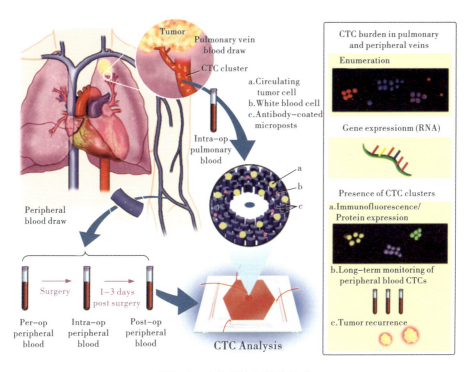

图8-9 直接微流控芯片技术

Pulmonary vein blood draw:肺静脉抽血;Peripheral blood draw:提取外周血;Pre-op peripheral blood:术前外周血;Intra-op peripheral blood:肺静脉血;Post-op peripheral blood:术后外周血;Antibody-coated microposts:抗体包被的微柱;CTC burden in pulmonary and peripheral veins:肺和外周静脉循环肿瘤细胞负荷;Gene expression(mRNA):基因表达;Presence of CTC clusters:循环肿瘤细胞团的存在;Immunofluorescence/Protein expression:免疫荧光/蛋白表达;Long term monitoring of peripheral blood CTCs:外周血中循环肿瘤细胞长期监测;Tumor recurrence:肿瘤复发。

（图片来源:MURLIDHARV,REDDY R M,FOULADDEL S,et al. Poor prognosis indicated by venous circulating tumor cell Clusters in early stage lung cancers[J]. Cancer Research,2017,77(18):5194.）

的原理是利用流体动力学特性差异,在短时间内可在纳米级的范围内对流体进行微观距离的测定。此外,使用微流控设备,研究人员能够通过创建受控微环境来操纵细胞和转运试剂。CTCs芯片技术之所以独特,是因为其使用微流控技术提供了一个平台,通过该平台,可以大大地提高从全血中捕获稀有细胞群体的灵敏度和数量,同时以温和的方式保持分离出的CTCs的活力。

CTCs芯片是一项具有里程碑意义的技术,可从癌症患者的外周血中分离出大量稀有CTCs。独特的微流控平台为肺癌研究和临床管理提供了希望,并且在不久的将来可用于早期检测、疾病监测和肿瘤基因分型。

总之,各种技术分离出的CTCs可以用作各种疾病的预后和预测疾病复发的生物标志物。因此为了提高CTCs作为临床癌症诊断生物标志物的灵敏度和特异度,科学家开发出各种微流控芯片,并将其用于分子诊断中进行个性化治疗。

第三节　临床应用

目前在临床应用方面,CTCs 的检测分析可广泛用于健康状态、癌前病变、恶性肿瘤和肿瘤转移的人群。对 CTCs 数目或分型、特性进行分析,将有助于肿瘤的体外早期诊断、耐药性监测、判断预后及生存分析、检测肿瘤复发、评价药物疗效以辅助治疗决策及调整治疗方案。CTCs 计数在多种癌症类型中具有很大的预后价值,并可作为临床药理学生物标志物。

一、CTCs 在肺癌早期诊断中的应用

虽然 LDCT 在肺癌早期筛查中发挥了重要的作用,但由于假阳性率高和无法对肺结节进行鉴别诊断等问题,尚未能完全满足临床需求,而自身抗体、循环 RNA 等检测手段,也还未能对肺癌和肺结节良恶性进行独立与有效的诊断。CTCs 在肺癌早期诊断方面具有较大的应用潜力。研究显示,CTCs 在肿瘤形成的早期就存在于血液中,预示 CTCs 在肺癌早期诊断方面可能是一个重要指标与突破口。CTCs 的检测可作为监测孤立性肺结节和诊断筛查早期肺癌的生物标志物。

研究发现,基于基因膜阵列的检测方法可以检测 90% 处于不同疾病阶段的 NSCLC 患者和 6% 健康对照中的 CTCs。该测试在 3/20 乳腺癌患者、3/15 大肠癌患者和 2/12 胃癌患者中也呈阳性。并且该测定的灵敏度也表明与远端转移的存在和疾病的分期显著相关,在 I 期患者中灵敏度最低。

另有研究中使用叶酸受体作为标志物来识别 CTCs。叶酸受体通常在 NSCLC 细胞中表达,在血细胞中通常表达较低。通过使用叶酸受体作为标志物,可以区分 NSCLC 患者、患有肺良性疾病的个体和健康受试者。IV 期患者的敏感性更高,而 I 期患者的敏感性低于 70%。

二、CAC 检测诊断早期肺癌

通过 CTCs 技术进行肺癌的早期诊断,必须要突破其对上皮细胞标志物(EpCAM 等)的依赖,同时将 CTCs 与血液中的白细胞区分开来。2010 年美国安德森癌症中心病理学教授 KATZ 等在肺鳞状细胞癌和腺癌的外周血单个核细胞(peripheral blood mononuclear cell,PBMC)中发现多个共同缺失或扩增基因,开发出一种基于四色荧光原位杂交(FISH)技术来识别细胞基因组中 3 号染色体(3p22.1 和 3q29)与 10 号染色体(10q22.3 和 CEP10)的遗传学变化,并将这类具有相同染色体位点突变的 PBMC 命名为 CAC(cells with abnormal circulating chromosomes),该研究结果还显示 CAC 可与 LDCT 联合辅助鉴别诊断良恶性肺结节,以提高诊断准确率,减少不必要的有创性病理组织检查。2020 年 4 月,KATZ 等又进一步公布了基于 FISH 的 CAC 检测技术的肺结节良恶性鉴别的临床研

究成果,评估了 CAC 在肺结节患者外周血中的分布特征和辅助诊断价值。

相关研究结果显示,基于 FISH 检测技术检出的 CAC 数量显著高于其他研究中报告的 CTCs 的数量,对血液中肿瘤特异稀有细胞检测具有较高的灵敏度。这种针对细胞染色体检测的技术是细胞病理学在临床运用中的一个重大突破,不仅可以作为传统组织病理检测的补充,还能用于其他非血液类样本的分析,如痰液、肺泡灌洗液等。在无创技术和取样简单背景下,CAC 作为新的精准诊断指标,是细胞病理学领域又一充满希望的研究方向。

综上所述,由于肿瘤组织活检的难获取性、不能多次获取、操作难度大和有创伤性等原因,液体活检有望成为肿瘤精准诊疗的重要组成部分,而 CAC 作为液体活检创新技术中一项新的指标,已在肺结节良恶性辅助诊断和肺癌早期诊断方面得到初步验证与应用。肿瘤早期发现、早期诊断和早期治疗一直是研究的热点与难点,随着 CAC、影像 AI 分析、基因组学等技术的运用与整合,必将进一步推进临床真正实现肿瘤的早期诊断、早期治疗。

三、在肺癌中 CTCs 的发现、检测和预后价值

肺癌的早期诊断对治疗效果至关重要,早期发现并及时治疗是提高生存率的关键。研究显示 CTCs 对肺癌早期诊断具有潜在的应用价值。目前,在无明显临床症状和转移灶的 I 期患者体内也可检测到 CTCs,说明在现有临床分期的早期就已存在肺癌细胞的播散,并能在大量聚集后形成具有高度转移潜能的循环肿瘤微栓(circulating tumor microemboli,CTM)。研究发现对于同一名肺癌患者,CTCs 的出现比 CT 检出病灶早 1~4 年。在一项前瞻性研究中,采用 ISET 方法检测了 167 名慢性阻塞性肺疾病患者的 CTCs,除其中 5 名患者外,其余 CTCs 阳性的慢性阻塞性肺疾病患者在 1~4 年后均发现恶性肺结节,提示 CTCs 可作为早期诊断肺癌的潜在生物标志物。

CTCs 的检测可作为监测孤立性肺结节和诊断筛查早期肺癌的生物标志物,联合检测 CTCs 和 CEA 可显著提高肺腺癌的早期检出率,有助于肺腺癌的早期诊断。CytoploRare™试剂盒被中国国家药品监督管理局批准用于肺癌的早期诊断,特别是用于孤立性肺小结节的评估。国家药品监督管理局已经认可 CellSearch®平台在许多实体癌中的预后效用。对于早期的 NSCLC,与患者在手术期间采集的外周血相比,肺静脉样本中的 CTCs 检测率更高。但是,无论样本位置如何,CTCs 的存在都会导致不良结果和较短的无病生存期。即使在疾病早期,非小细胞肺癌患者中也能够检测到 CTCs,而在健康个体中,其检出率是零。与目前的影像学、肿瘤标志物等相比,CTCs 在肺癌早期诊断中的应用尚处于起步阶段,CTCs 能否作为早期诊断的指标还需进一步探讨,但联合多项检查后的综合判断可以提高临床医师诊疗的准确性。

血液中 CTCs 的存在是肿瘤从原发部位扩散的重要标志,这使 CTCs 有望成为肿瘤预后预测的重要标志物。术前或术后高水平的 CTCs 与肺癌术后早期复发或转移的高风险相关。监测 CTCs 目前被应用于肺癌患者的疗效评价,并获得了初步的结果。有研究显示,小细胞肺癌在放化疗过程中,外周血 CTCs 中 PD-L1 高表达提示预后不良。CTCs 检

测可作为非小细胞肺癌患者放疗的疗效评价手段:术前 CTCs 检出数目少的患者较数目多的患者生存时间更长,无进展时间更长;放疗后外周血 CTCs 阴性的患者肿瘤无复发或进展,而外周血 CTCs 阳性的患者出现肿瘤的进展且中位生存期显著缩短。因而可以推测,治疗前 CTCs 处于较高基线的患者,可判定为复发转移高危人群,而加强治疗后则有望改善该人群的预后。CTCs 检测可有效监测早期肺癌术后的复发及转移,并可作为术后辅助治疗疗效评价的重要手段。

四、血清 CEA 联合 CTCs 对肺癌侵袭性的预测

NSCLC 患者中 CTCs 的检出率相对较低,只有23.7%的患者每7.5 mL 血液中显示>1 CTCs。因此,我们建议检查时能够添加一些成本较低的临床变量来增强其预测疾病的能力。为此,可使用逻辑回归分析来评价 CTCs 联合血清 CEA 预测 NSCLC 侵袭性的能力,包括 TNM 分期(Ⅰ~ⅢA 和ⅢB~Ⅳ)、Ki-67 水平和肿瘤等级等。我们发现与 CTCs 模型相比,CTCs 和 CEA 的组合模型对晚期和 Ki-67 的预测能力有所提高。

五、通过 CTCs 分析确定新药靶标

CTCs 的数量与患者的临床分期和病情发展密切相关,或可利用 CTCs 的计数来检测肿瘤的药物敏感性。但目前更倾向于结合 CTCs 计数和分析来对肿瘤患者病情进行综合判断。由于 CTCs 可以从治疗前采集的简单血液样本中获得,因此,治疗中或治疗后的 CTCs 也是药物靶标的潜在来源。目前还没有系统地使用 CTCs 进行药物靶标鉴定,但单细胞谱分析方法的发展,可使研究 CTCs 的遗传学和表观遗传学成为可能。例如,可以通过检查单个和合并的 CTCs 中与治疗反应相关的基因来确定药物靶标。

据报道,源自小细胞肺癌患者的 CTCs 在免疫受损的小鼠中具有致瘤性,并反映了供体患者对铂和依托泊苷治疗的反应,因而源自 CTCs 的外植体可能有助于监测肿瘤药物敏感性的变化模式并确定潜在的新治疗靶点等。

六、CTCs 评估并监测耐药

除了将 CTCs 用作预后或预测标志物外,它们还被用作药效学标志物,其中治疗后 CTCs 的数量变化可表明患者对治疗的反应,例如 CTCs 数量增加表明对治疗无效。对接受局部放射治疗的 NSCLC 患者的 CTCs 数量变化进行了检测,发现治疗后 CTCs 数量的变化可被评估为疾病反应的替代物。最近,免疫检查点抑制剂已成为 NSCLC 和 SCLC 具有希望的治疗药物,可改善患者的 OS(总生存期)和生活质量。通过对非小细胞肺癌患者的 CTCs 进行基因分析,可以监测非小细胞肺癌患者对酪氨酸激酶抑制剂的耐药机制,从而指导临床患者用药。

总之,CTCs 对肺癌个体化治疗具有潜在的重大意义,有望依靠非侵入性的血液检测获悉当前治疗的疗效,起到实时监测的作用,从而指导临床医师及时调整治疗策略,达到

个体化治疗目的。但其能否替代原发组织标本指导分子靶向治疗,并对服用吉非替尼等分子靶向药物治疗进行实时监测及避免耐药基因的出现而影响疗效等方面的问题,尚需通过大规模的前瞻性研究来证实。

七、CTCs 预测肿瘤的异质性

肿瘤的异质性是精准医学面临的挑战。目前用于肿瘤分析和治疗方法的设计都是基于肿瘤组织特征的检测,但没有考虑肿瘤克隆及其微环境的异质性和多样性。肿瘤细胞的异质性限制了生物标志物的预后和预测能力。此外,转移部位的肿瘤细胞进化和微环境的差异,也可能降低原发肿瘤中发现的生物标志物。在疾病进展和治疗过程中监测细胞群的变化能够改善癌症诊断和治疗策略。目前用于肿瘤诊断和治疗的生物标志物检测都是基于对原发肿瘤和转移部位的活体组织检查(例如针穿刺活检),但大多数转移瘤难以获得,而且活检是有创的、不方便、成本高,不易对肿瘤的异质性进行纵向随访,为了克服这些问题,检测和表征 CTCs 的异质性可能是一种很好的方式。

在过去十年中,许多临床研究揭示了 CTCs 数量与转移预后之间的联系,CTCs 的表型特性可能与患者的总体生存有关。最近研究表明,CTCs 数目是早期乳腺癌患者的一个独立的预后因素。与 EpCAM 类似,乳腺癌细胞的高可塑性导致 HER2 表达的变化,并反映了特定时间点肿瘤的异质性。

总的来说,CTCs 具有在单细胞水平上研究的优势,是确定肿瘤异质性的潜在方法。

八、CTCs 用于癌症筛查和探索癌症起源

即使在肿瘤发展的早期阶段,也可以在血液中检测到 CTCs,因此它们是癌症筛查的候选方法。在健康人或患有良性肿瘤的患者的血液中,CTCs 非常罕见,但在某些情况下存在着循环的非血液细胞,因此,在评估 CTCs 时,必须考虑到这一点。在肺癌中,曾有研究人员尝试将 CTCs 的评估与既定的筛查方法结合起来。通过与 CTCs 相结合,能够改善低剂量 CT 筛查程序的特异性。对发现肺部"毛玻璃样"结节的患者和健康对照进行 CTCs 计数评估,发现只有一些结节患者的血液中存在 CTCs,同时这些 CTCs 具有恶性倾向。CTCs 筛选与免疫组织化学或细胞的基因表达谱相结合,可有助于追踪原发性肿瘤的起源。

九、CTCs 监测肿瘤复发

有研究表明,未经治疗的肺癌患者(包括腺癌、鳞状细胞癌和 SCLC)中 CTCs 数目与癌症复发之间具有关联性,复发的患者在诊断时具有较高水平的 CTCs。CTCs 中出现包括 *KRAS* 和 *P53* 在内的肿瘤特异性突变时,表明肺癌可能已经复发。这些研究表明 CTCs 计数对预测肿瘤复发的重要性,不过还是有必要进行更大规模的研究。

十、CTCs 用于术后检测与预后判断

手术治疗或系统化治疗的肺癌患者,均需要定期复查,以监测有无复发或转移。相比较常规胸部 CT 检查,CTCs 的检测可以更早地、更准确地反映体内肿瘤活动的情况,因此对术后发现早期复发转移的意义重大。若订在手术后的早期检测出 CTCs,则有可能表明体内残留肿瘤细胞过多,可结合病理情况制订个体化治疗方案,从而有益于患者术后长期生存。目前,临床上主要依据术后 TNM 分期、病理类型、肿瘤标志物等来判断预后,CTCs 检测在判断预后方面具有灵活性、准确性的特点,如果与前者结合起来判断会更加科学合理。有研究者以 CEA 联合检测外周血中 CTCs 来判断 NSCLC 患者的预后,结果提示两者呈正比关系,两者均高的患者预后更差。采用 CellSearch 法和 ISET 法对将进行手术根治的 NSCLC 患者检测术前 CTCs,结果显示有 CTCs 的患者的无疾病生存期(disease-free survival,DFS)比无 CTCs 的患者的 DFS 要差,提示术前 CTCs 的检测可以成为判断术后预后的重要标志物。

在个体化治疗与精准医疗的背景下,肿瘤具有异质性且需动态实时监控,以便更好地指导治疗及预测预后。CTCs 研究方兴未艾,具有广阔的应用前景,有望为制订肺癌个体化精准治疗策略提供理论依据。当然,CTCs 研究领域尚有不少问题亟待解决,如 CTCs 免疫逃避机制研究、捕获方法改良优化、鉴定手段及表面特异性标志物研究。

十一、CTCs 与肺癌的临床分期

临床上广泛使用的肺癌分期方法仍以解剖学特征为基础,但随着肿瘤分子机制研究的发展,近年来已有不少学者提出分子分期的概念。有研究发现直径≤1 cm 的肿瘤就已发生转移,无临床转移病灶的 I 期肺癌中也可检测到 CTCs。虽然血液中检测到 CTCs 并不意味着一定存在转移灶,但有研究显示肺癌 CTCs 与肿瘤分期具有明显的相关性。应用 RT-PCR 检测 103 例手术治疗的 NSCLC 患者外周血中的肿瘤组织特异性 CEA,发现检测为阳性的病例很大程度上与术前术后的临床分期有关。还有应用 RT-PCR ELISA 技术对 143 例 NSCLC 患者进行检测,发现表达 Survivin 的 CTCs 与肿瘤侵犯程度和淋巴结转移状态有关。另一研究也发现晚期肺癌患者 CTCs 阳性率明显高于早期患者,且 CTCs 可作为 TNM 分期系统的有益补充。虽然尚不能将 CTCs 迅速应用于肺癌分期系统,但以上研究提示 CTCs 检测能够结合影像学或病理学的检查结果,更加综合地反映患者的病情。尽管在外周血中检测到 CTCs 并不意味着体内一定存在微转移灶,但有学者发现 CTCs 在肿瘤的演变过程中存在进化,从原发部位向远处器官扩散时会出现基因型的改变,可成为肿瘤原发部位和微转移灶之间的桥梁,并能反映微转移灶的性质。这可弥补影像学和肿瘤标志物等检查无法及时精确反映转移灶性质的缺陷,对病情分期的评估和治疗方案的制订都具有影响。

十二、CTCs 监测癌症进展中的遗传变异

癌症转移和复发是临床治疗的主要挑战,也是癌症患者死亡的主要原因。基因组测序研究表明,与原发性肿瘤相比,来自转移性和复发性肿瘤的癌细胞会获得新的体细胞变异。在临床实践中,通常难以对转移性或复发性肿瘤进行再次活检,导致治疗期间的诊断结果不明确。近来液体活检成为癌症转化研究的重大突破,通过对来自 CTCs 的 ctDNA 进行测序,研究人员无须进行活检就可以观察到肿瘤中的体细胞变异。科学家已经证明,在 ctDNA 或 CTCs 中检测到的体细胞变异与原发性、转移性或复发性肿瘤高度相关,可用于临床诊断和疾病监测。尽管 ctDNA 更容易获得,但 CTCs 包含完整的遗传信息,包括循环细胞的基因组、转录组甚至表观基因组,从而为科学研究提供了更全面的遗传信息。

第四节 现状与展望

一、目前面临的挑战

(一)CTCs 的功能亟待确定

CTCs 研究的主要挑战之一是确定 CTCs 的功能,是否和肿瘤灶具有相同的分子特征。已有研究发现,当将 CTCs 引入到免疫缺陷小鼠中能够形成肿瘤,这表明 CTCs 具有致瘤性。

(二)缺乏通用的 CTCs 检测和评估技术

CTCs 很少见,在人类血液中每 10^6 或 10^7 个白细胞中才有一个 CTC。CTCs 检出率低,检测的灵敏度、特异度低成为限制其发展的瓶颈,究其原因,主要与检测技术、肿瘤类型、肿瘤大小、负荷及 CTCs、ctDNA 的半衰期有关。例如,大量 CTCs 从原发肿瘤部位进入循环血液,到达外周血,经过毛细血管网、淋巴结、脏器的过滤,再经静脉回到心脏,反复循环过程中,最后仅仅极少部分(0.02%)可以存活。

可靠的 CTCs 鉴定需要 2 个连续步骤的结合。

(1)初始富集:CTCs 的数量在患有早期疾病的患者中是非常有限的,CTCs 检测的可重复性和敏感性仍然是一个主要问题。

(2)不同表型或遗传特性的 CTCs 检测:为了正确地检测和量化 CTCs,研究人员已经尝试采取各种技术措施。由于 CTCs 的罕见性以及分子和表型的异质性,使得其检测非常困难。因为开发 CTCs 检测系统以及对下游功能分析需要大量的 CTCs,并且 CTCs 集群会渗透和迁移进入血液,转移到远端组织继续生长,所以虽然已经开发了多种技术,但没有一个公认的共识的检测方法。

(三)现有技术的低灵敏度和低特异度

由于检测方法的局限性,一些健康人群也可能出现 CTCs 假阳性的结果。基于 EpCAM 富集的常规方法具有一些固有的局限性,从而阻碍了 CTCs 的有效检测。并且在 EMT 的过程中,CTCs 也会发生表型变化,并会丢失上皮标记物的表达。据报道,只有 70% 的肿瘤细胞表达 EpCAM,并且在不同组织学肿瘤细胞的表面会丢失。

另外,CellSearch 平台是利用 EpCAM 来富集上皮 CTCs。该系统代表了当前用于 CTCs 检测的金标准,并获得了美国 FDA 的批准,可作为评估转移性乳腺癌、结直肠癌和前列腺癌患者预后的辅助手段。但是对于已经失去上皮特性并表达上皮-间质转化 (EMT)标记的 CTCs,此种方法由于对 EpCAM 具有依赖性,可能会不利于此类 CTCs 的检测。CellSearch 系统可能会把那些进行 EMT 的 CTCs 与抗细胞角蛋白(CK)抗体共鉴定,将富集的细胞鉴定为 CTCs,并通过 CD45 复染检测可能污染的 PBMC。因此 CTCs 在鉴别诊断方面的应用价值还有待考察。

(四)对于 CTCs 的认识还存在不足

(1)CTCs 集群形成的分子机制和含有的生物学特征是否由原发部位主要的癌症细胞释放这一认识还不足。

(2)CTCs 或 CTCs 集群分离后能否维持其形态和分子特征这一认识还不足。

(3)是否能生成一组表面标记来识别 CTCs 的异质群体,以提高循环中癌细胞的检测这一认识还不足。

(五)源自 CTCs 的类器官培养物具有局限性

类器官模型缺乏体内免疫系统、血管化或成纤维细胞的复杂性,源自 CTCs 的类器官是否具有肿瘤的完全异质性尚不清楚,因此,无法完全确定药物的毒性,单一类器官模型在人体组织水平上相互作用的功效仍然是有限的。需要进一步的研究以建立复杂的共培养类器官模型(例如,癌症相关的成纤维细胞、内皮细胞或免疫细胞)作为转化研究和药物发现的可再现且标准化的工具。进一步提高对微环境、肿瘤进展的理解,也许能够从与生物学相关的类器官模型中获得预测数据,这些模型能够结合肿瘤的多细胞成分和物理特性。

(六)CTCs 治疗研究发展受限

对于大多数癌症类型而言,获得足够的 CTCs 进行测序是一个重大问题,这限制了 CTCs 测序研究的发展。此外,在基于各种 CTCs 富集系统的研究中,均报道了 CTCs 富集、分离、基因组或转录组扩增过程中的细胞损失或遗传物质损坏这一不足。白细胞污染、缺乏特异性生物标志物、低通量和费时的手动捕获操作方案也阻碍了 CTCs 测序研究的进展。

还有,CTCs 测序数据的生物信息学分析需要额外的质量评估,尤其是在样品和测序文库制备过程中会引入一些差异。基因组扩增过程中的等位基因缺失(ADO)也可能会影响检测 CTCs 的体细胞突变等位基因,对于这些方面的研究可能有助于进一步探索癌症的进展或耐药性。

（七）CTCs 研究缺乏一种万能的技术

CTCs 研究没有一种是万能的技术，任何给定技术的适当性都应考虑正在研究的癌症类型和所需的下游分析。例如，免疫荧光和 FISH 需要更高的捕获效率，而基因分析需要强调纯度，药物功效测试则需要回收活的 CTCs。灵敏度、特异度和检测时限的差异对 CTCs 检测的结果产生重大影响。因此，开发一项能使研究人员对 CTCs 进行评估和比较不同的技术非常重要。但是，由于缺乏合适的模型系统，这些指标的重要性已降低。随着不同 CTCs 亚群的出现，了解性能指标来捕获 CTCs 的不同富集方法的固有偏差将变得越来越重要。虽然使用的临床研究 CellSearch 系统和其他 CTCs 技术已经确认，但是对于 CTCs 检测提供相关的预后信息，以及 CTCs 生物转化癌症管理的潜力在很大程度上仍然未开发。

二、发展前景

CTCs 和 ctDNA 是液体活检最主要的部分，也均为目前研究的热点。ctDNA 是指体内的肿瘤细胞凋亡、坏死后释放入循环血液的 DNA 片段。相比较于 ctDNA，CTCs 包括了 DNA、RNA、蛋白质等方面的信息，能够更全面地反映肿瘤特性。检测方面，它们均有无创、便捷、可重复性好的优点。

肺癌患者治疗需要不断开发和发现新的分子生物标志物。在个性化医学时代，液体活检是肺癌检测的转折点，对原发肿瘤组织或单个转移灶的突变分析仅描绘了给定时刻肿瘤的遗传信息，而对 CTCs 突变谱的评估能够实时监测治疗效果。EGFR 突变的 NSCLC 的转化研究表明，癌症基因型可以随时间发生变异，导致许多接受匹配靶向疗法治疗的患者会产生耐药性和疾病进展，阐明参与耐药性的分子变化至关重要，液体活检可能是一个有效的解决方法。此外，液体活检对未来的遗传学研究非常重要，因为它可以提供疾病过程中的多阶段的样本信息，而这是传统组织活检所无法实现的。

CTCs 作为一种易于获得的检测标志物，可以提供丰富的生物学信息，已迅速成为肿瘤监测中的重要工具。有望通过增加分析血量提高 CTCs 检测的敏感性来促进 CTCs 捕获分析新技术的发展，而未来基于 2 种或多重不同原理联合检测分析的方法可能更有裨益。另外，CTCs 单细胞测序分析已经越来越受到大家的关注，并且在肿瘤转移相关通路以及肿瘤相关突变方面取得了一些研究成果，有望发现新的治疗靶标，从而实现抗转移治疗的个体化。

为应对迅猛发展的多种 CTCs 检测方法，建立统一的评价标准和严格的标准化质量控制系统，有助于实现不同方法之间的比较分析，从而对分析结果进行更为全面、准确的解读，获得真正有益的疾病信息，并促进 CTCs 分析在临床诊疗中的推广应用和个体化医疗的发展进程。液体活检的 CTCs 检测和鉴定对于癌症患者的预后评估和治疗干预具有重要价值。然而，CTCs 如何在实际中帮助临床决策，还需要进一步探索。未来将通过高质量、大样本、多中心和前瞻性临床试验来验证 CTCs 检测技术和工作流程的可行性和实用性，另外还需要进一步优化这些技术的标准。CTCs 在肺癌中的深入分子表征也将被充分挖掘，将广泛研究和验证 CTCs 在基因型导向治疗靶点评估中的应用，而下一代肺癌

CTCs 测序将为肿瘤基因分型提供实时信息以扩大其在精准医疗新时代的应用。

生物标志物最初开发时主要努力集中在单个基因、蛋白质或途径上,或者结合少数有前途的生物标志物来提高准确性。然而,随着临床对肺癌生物标志物的需求进一步加深,用于训练集和验证的样本库越来越多。这些更新的生物标记物越来越多地将定量生物标记测量与临床特征(如肿瘤大小、吸烟状况和年龄)结合在一起,并结合以前验证过的临床风险评估计算来提高准确性。先进的生物分析,如下一代测序(NGS)的可用性,促使对肿瘤生物学的理解和对肿瘤基因组全面评估的快速发展。NGS 越来越多地应用于检测癌症的分子表征,用于肺癌的诊断和治疗。

CTCs 测序现在可以用作一种高效的液体活检工具,以非侵入性的方式研究原发性、转移性和复发性癌症患者肿瘤中体细胞变异和基因表达变化的频谱。体细胞变化既可以用来了解肿瘤的起源、发展和进化,也可以用来监测癌症治疗期间的疾病进展。CTCs 测序最重要的临床意义是可以根据检测到的 CTCs 变异谱,进行个性化药物治疗。随着 CTCs 捕获和 SCS 技术的发展,我们期望在不久的将来建立更全面的癌症起源和进化模型。但是,如上所述,对 CTCs 基因组或转录组进行测序面临着技术上的挑战,获得足够的细胞样本用于文库制备和测序是 CTCs 测序的第一步。

除了已经开发的先进的微流体方法,还有几种新颖的测序技术显示出解决 CTCs 测序技术障碍的优势。例如,科学家现在可以在原位进行 DNA 或 RNA 测序甚至对固定在载玻片上的样品执行测序。这种方法降低了样品处理过程的复杂性,并降低了 CTCs 富集和分离过程中可能发生的细胞损伤或损失。此外,新兴的单细胞分子测序技术无须扩增即可分析 DNA 或 RNA 分子。因此,在 CTCs 测序过程中,偏差或伪影(例如 ADO、假阳性突变和扩增不均匀)可能会大大减少。

新的 CTCs 检测技术的临床有效性以及间充质 CTCs 和干细胞样 CTCs 的作用应在更大的样本中进行研究,这有利于将来开发新的抗癌策略。CTCs 检测灵敏度的提高也可以改善对治疗反应的监测、癌症筛查以及 CTCs 的液体活检。最后,CTCs 的另一个潜在的应用是开发 CTCs 衍生的异种移植物,从而可以进行药物筛选。

三、展望

在对癌症患者的预后评估和治疗干预方面,CTCs 检测和液体活检具有重要价值。但是,还需要进一步探索 CTCs 如何在实际中帮助临床决策,例如,高 CTCs 持久性是否也存在于术后化疗或放疗患者中。建立标准 CTCs 检测方法对于验证这些假设至关重要。

迄今为止,更特异性的肿瘤抗原包括 FRs 和端粒酶以及使用微流控芯片,适体探针和 MCA 的高科技方法已成功地用于构建新的 CTCs 检测技术,所有这些进展都大大提高了肺癌中 CTCs 的捕获效率。未来将在优化这些多样化的技术和标准化不同的 CTCs 检测系统上投入更多的精力。此外,还将在肺癌中全面探索 CTCs 的深层分子表征,以扩展其在精准医学新时代中的作用。CTCs 在评估基因型定向治疗靶点中的应用将得到广泛的研究和验证,这为肺癌 CTCs 的下一代测序和肿瘤基因分型提供实时信息。

非侵入式血液检查中的液体活检可能会为 NSCLC 的检测提供有价值的生物标志物

来源。在许多针对不同癌症的临床试验中,CTCs 的存在与预后不良和早期复发的风险有关。在分子水平上检测 CTCs 具有很大的潜力,可以破译癌症的传播生物学,并告知与治疗干预有关的潜在靶标和信号网络。阐明 CTCs 中肿瘤异质性的机制将有助于我们更好地理解癌症进展。

在个体化治疗与精准医疗的背景下,肿瘤具有异质性且需动态实时监控,以便更好地指导治疗及预测预后。CTCs 研究方兴未艾,具有广阔的应用前景,将为制订肺癌个体化精准治疗策略提供理论依据。特别是单细胞分析平台的不断发展将有助于更好地定义肿瘤分子特征,在单细胞水平上描述肿瘤异质性,更好地描述对治疗的抗性机制。CTCs 和 cfDNA 分析的结合也可能会增加液体活检的特异度和灵敏度,从而改善现有的临床实施。用 CTCs 和(或)cfDNA 监测治疗反应将有助于及早发现对治疗有抵抗力的患者,尽早使用替代药物可能会增加晚期 NSCLC 患者的生存率。随着对 CTCs 富集方法的改进,研究人员能够探索在 CTCs 研究中的关键生物学问题,例如:如何可以在早期疾病中可靠地检测出 CTCs,并且可以将 CTCs 常规用于指导癌症患者的护理;如何用 CTCs 来对疾病进行监测以及预后评估,指导癌症患者临床用药治疗等。总之,在肿瘤学领域,CTCs 仍然是生物学和临床研究的重点。

参考文献

[1]蒋仲敏,林殿杰,叶莘,等. 循环肿瘤细胞,循环染色体异常细胞与肺癌早期诊断[J]. 精准医学杂志,2020,35(2):95-99.

[2]CABEL L,PROUDHON C,GORTAIS H,et al. Circulating tumor cells:Clinical validity and utility[J]. Int J Clin Oncol,2017,22(3):421-430.

[3]DUAN X,LIU Z,XU S. Research progresses of circulating tumor cells in diagnosis and treatment of early lung cancer[J]. Chinese journal of lung cancer,2017,20(10):703-709.

[4]ESPOSITO A,CRISCITIELLO C,TRAPANI D,et al. The emerging role of "Liquid Biopsies",circulating tumor cells,and circulating cell-free tumor DNA in lung cancer diagnosis and identification of resistance mutations[J]. Curr Oncol Rep,2017,19(1):1.

[5]FERREIRA M M,RAMANI V C,JEFFREY S S. Circulating tumor cell technologies[J]. Mol Oncol,2016,10(3):374-394.

[6]GALLO M,DE LUCA A,FREZZETTI D,et al. The potential of monitoring treatment response in non-small cell lung cancer using circulating tumour cells[J]. Expert Rev Mol Diagn,2019,19(8):683-694.

[7]GALLO M,DE LUCA A,MAIELLO M R,et al. Clinical utility of circulating tumor cells in patients with non-small-cell lung cancer[J]. Transl Lung Cancer Res,2017,6(4):486-498.

[8]JI J L,JIANG Y Z,TANG Q Q,et al. Detection of circulating tumor cells using a novel immunomagnetic bead method in lung cancer patients[J]. J Clin Lab Anal,2016,30(5):

656-662.

［9］KAPELERIS J,KULASINGHE A,WARKIANI M E,et al. The prognostic role of circulating tumor cells（CTCs）in lung cancer［J］. Front Oncol,2018,8:311.

［10］LIM M,KIM C J,SUNKARA V,et al. Liquid biopsy in lung cancer:clinical applications of circulating biomarkers（CTCs and ctDNA）［J］. Micromachines（Basel）,2018,9（3）:100.

［11］LUO W,RAO M,QU J,et al. Applications of liquid biopsy in lung cancer-diagnosis, prognosis prediction,and disease monitoring［J］. Am J Transl Res,2018,10（12）: 3911-3923.

［12］MALY V,MALY O,KOLOSTOVA K,et al. Circulating tumor cells in diagnosis and treatment of lung cancer［J］. In Vivo,2019,33（4）:1027-1037.

［13］MAO C,DENG B. Research advances in the mechanism of invasion and metastasis of circulating tumor cells in lung cancer［J］. Zhongguo Fei Ai Za Zhi,2020,23（3）: 189-195.

［14］MOHAN S,CHEMI F,BRADY G. Challenges and unanswered questions for the next decade of circulating tumour cell research in lung cancer［J］. Transl Lung Cancer Res, 2017,6（4）:454-472.

［15］MURLIDHAR V,REDDY R M,FOULADDEL S,et al. Poor prognosis indicated by venous circulating tumor cell clusters in early-stage lung cancers［J］. Cancer Res,2017, 77（18）:5194-5206.

［16］PAWLIKOWSKA P,FAUGEROUX V,OULHEN M,et al. Circulating tumor cells（CTCs） for the noninvasive monitoring and personalization of non-small cell lung cancer （NSCLC）therapies［J］. J Thorac Dis,2019,11（Suppl 1）:s45-s56.

［17］PING W,FU X. Advance of circulating tumor cell in patients with lung cancer［J］. Chinese journal of lung cancer,2011,14（6）:543-546.

［18］PRAHARAJ P P,BHUTIA S K,NAGRATH S,et al. Circulating tumor cell-derived organoids:Current challenges and promises in medical research and precision medicine［J］. Biochim Biophys Acta Rev Cancer,2018,1869（2）:117-127.

［19］QIAN C,WU S,CHEN H,et al. Clinical significance of circulating tumor cells from lung cancer patients using microfluidic chip［J］. Clin Exp Med,2018,18（2）:191-202.

［20］SEARS C R,MAZZONE P J. Biomarkers inlung cancer［J］. Clinics in Chest Medicine, 2020,41（1）:115-127.

［21］SEQUIST L V. The CTCs-chip:an exciting new tool to detect circulating tumor cells in lung cancer patients［J］. J Thorac Oncol,2009,4（3）:281-283.

［22］SKOVIEROVA H,VIDOMANOVA E,SKOVIERA M,et al. Circulating tumor cells in lung carcinogenesis:minireview［J］. Neoplasma,2019,66（1）:1-7.

［23］TELLEZ-GABRIEL M,HEYMANN M F,HEYMANN D. Circulating tumor cells as a tool for assessing tumor heterogeneity［J］. Theranostics,2019,9（16）:4580-4594.

［24］TONG B,WANG M. Circulating tumor cells in patients with lung cancer：Developments and applications for precision medicine［J］. Future Oncol,2019,15(21)：2531-2542.

［25］WANG L,DUMENIL C,JULIé C,et al. Molecular characterization of circulating tumor cells in lung cancer：Moving beyond enumeration［J］. Oncotarget,2017,8(65)：109818-109835.

［26］YAGI S,KOH Y,AKAMATSU H,et al. Development of an automated size-based filtration system for isolation of circulating tumor cells in lung cancer patients［J］. PLoS One,2017,12(6)：e0179744.

［27］YANG S R,SCHULTHEIS A M,YU H,et al. Precision medicine in non-small cell lung cancer：Current applications and future directions［J］. Semin Cancer Biol,2020.

［28］ZHAO Q W,SITU B,ZHENG L. Current progress in research of circulating tumor cells［J］. Nan Fang Yi Ke Da Xue Xue Bao,2017,37(10)：1423-1426.

［29］ZHU Z,QIU S,SHAO K,et al. Progress and challenges of sequencing and analyzing circulating tumor cells［J］. Cell Biol Toxicol,2018,34(5)：405-415.

第九章 外泌体

越来越多的研究证明，外泌体可以被细胞释放进入多种体液，如血液、唾液、尿液，在肿瘤的发生发展过程中发挥重要的作用，如免疫调节、转移前微环境的形成、肿瘤生长、药物耐受调节以及介导药物释放。外泌体是细胞内信息交流的一种运输载体，内含有大量蛋白质（膜转运蛋白、融合蛋白、热休克蛋白等），核苷酸（mRNA、miRNA、lncRNA、核糖体 RNA 等），可介导细胞与细胞间的相互交流。本文旨在对外泌体中的蛋白及 ncRNA 作为肺癌生物学标志物的研究进行探讨。

第一节　概　述

一、外泌体的定义

外泌体是一种由细胞主动分泌的由膜包裹的大小均一、包含了复杂 RNA 和蛋白质的小膜泡（30~150 nm），现今，其特指直径在 40~100 nm 的盘状囊泡。1983 年，外泌体首次于绵羊网织红细胞中被发现，1987 年 Johnstone 将其命名为"exosome"。外泌体广泛分布于各种体液中，如血液、尿液、乳液和唾液等。

二、外泌体的产生过程

外泌体起源于细胞内吞系统的晚期胞内体，形成过程包括两部分：首先胞内体膜通过"逆出芽"方式向内出芽形成小囊泡，包容部分细胞浆成为多囊泡胞内体；多囊泡胞内体随之与细胞膜融合，存在于其内部的囊泡结构被释放到胞外形成外泌体。最终，外泌体可以与周围细胞发生膜融合，实现生物膜的循环，如图 9-1 所示。

外泌体是在质膜双内陷和细胞内多泡体（multivesicular bodies，MVBs）形成过程中产生的，起源于质膜循环途径中的膜腔或早期胞内体，他们向内凹陷形成管腔内膜泡，逐渐发展成为 MVBs，MVBs 在细胞内发生移动与其亲本细胞质膜表面进行融合，然后通过胞吐作用分泌至细胞外，最终形成外泌体。质膜的第一次内陷形成一个杯状结构，包含细胞表面蛋白和与胞外环境相关的可溶性蛋白。MVBs 既可以与溶酶体或自噬体融合降解，也可以与质膜融合释放含有腔内小泡的外泌体，如图 9-2 所示。

外泌体的组成成分繁多而复杂，其内部含有丰富的生物学大分子物质，如单链 RNA、lncRNA、miRNA、蛋白质、脂类、氨基酸和代谢物，如图 9-3 所示，外泌体的内容物可以反映它们的起源细胞，可为肿瘤的临床诊断方面提供有机质的遗传信息。

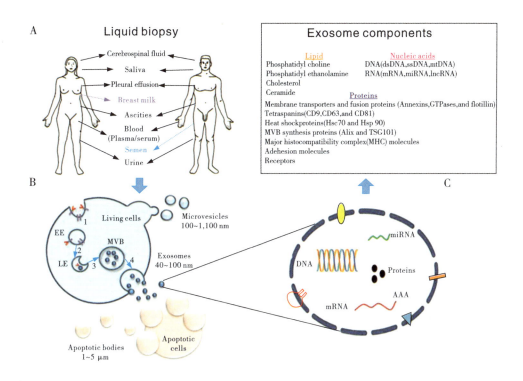

A. 体液作为外泌体的潜在来源。B. 外泌体的产生过程。外泌体是通过内吞过程产生的：①细胞膜内化产生早期内泌体（EE）；②在早期核内体成熟到晚期核内体（LE）的过程中，蛋白质与早期核内体内层结合；③核内体膜向内出芽，形成困在多泡体（MVB）内的腔内泡（ILVs）；④MVB 与细胞膜融合，并将 ILVs（称为外泌体）释放到细胞外间隙。C. 外泌体的结构和组成。外泌体具有双层脂质膜，主要成分为脂质、蛋白质和核酸，其中，核酸包括单链 DNA（ssDNA）、双链 DNA（dsDNA）、线粒体 DNA（mtDNA）、mRNA、miRNA 和长链非编码 RNA（lncRNA），均具有功能活性。

图 9-1　循环外泌体

1. Liquid biopsy：液体活检；Cerebrospinal fluid：脑脊液；Saliva：唾液；Pleural effusion：胸膜积液；Breast milk：乳汁；Ascities：腹水；Blood（plasma/serum）：血液（血浆/血清）；Semen：精液；Urine：尿液。

2. Exosome components：外泌体内容物；Lipid：脂质；Phosphatidyl choline：卵磷脂；Phosphatidyl ethanolamine：脑磷脂；Cholesterol：胆固醇；Ceramide：神经酰胺；Nucleic acids：核酸；Proteins：蛋白质；Membrane transporters and fusion proteins（annexins, GTPases and flotillin）：膜转运蛋白和融合蛋白（膜联蛋白，鸟苷酸三磷酸酶，阀蛋白）；Tetraspanins（CD9, CD63, and CD81）：跨膜四蛋白；Heat shockproteins（Hsc70 and Hsp 90）：热休克蛋白；MVB synthesis protein：MVB 合成蛋白；Major histocompatibility complex（MHC）molecules：主要组织相容性复合体（MHC）分子；Adhesion molecules：黏附分子；Receptors：受体；Living cells：活细胞；Exosomes：外泌体；Microvesicles：微泡；MVB：多泡体；Apoptptic cells：凋亡细胞；Apoptotic bodies：凋亡小体。

（图片来源：VANNI I. Exosomes：a new horizon in lung cancer［J］. Drug Discov Today. 2017, 22（6）：927-936. ）

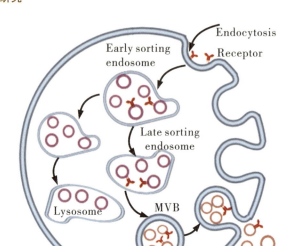

图 9-2 外泌体的产生过程

Early sorting endosome:早期外泌体;Late sorting endosome:晚期核内体;Lysosome:腔内小泡;MVB:多泡体;Endocytosis Receptor:内吞受体;Exosomes:外泌体。

外泌体通过以下内吞过程产生:①细胞膜内化产生早期内泌体(EE);②蛋白质结合到早期核内体,成熟到晚期核内体(LE);③在多泡体(MVB)内形成腔内小泡(ILVs);④MVB 与细胞膜融合,ILVs(又称为外泌体)释放到细胞外空间。

(图片来源:WU J. Exosomal miRNAs as biomarkers for diagnostic and prognostic in lung cancer[J]. Cancer Med. 2020,9(19):6909-6922.)

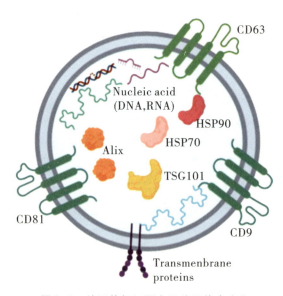

图 9-3 外泌体标记蛋白及外泌体内容物

Nucleic acid:核酸;Transmenbrane protein:跨膜蛋白。

(图片来源:WU J. Exosomal miRNAs as biomarkers for diagnostic and prognostic in lung cancer[J]. Cancer Med. 2020,9(19):6909-6922.)

三、外泌体在肺癌发生发展中的作用

外泌体可以被细胞释放进入多种体液,如血液、唾液、尿液等。发现之初,外泌体被认为是细胞"垃圾",包裹细胞不需要的成分。但是,越来越多的研究证明,外泌体在肿瘤的发生发展过程中发挥重要的作用,如免疫调节、转移前微环境的形成、肿瘤生长、药物耐受调节、介导药物释放。外泌体被认为是细胞内信息交流的一种运输载体,可介导细胞与细胞间的相互交流,这与其含有大量的核苷酸(mRNA、miRNA、lncRNA、核糖体 RNA 等),蛋白质(膜转运蛋白、融合蛋白、热休克蛋白等),脂质(胆固醇、磷脂、甘油二酯等)密切相关。其中 CD63、CD81 等蛋白是外泌体特有的标志性蛋白,可作为外泌体的生物学鉴定标志。各细胞间信息交流的异常调节和异常交换可导致肿瘤的发生,由肿瘤细胞分泌的外泌体通过膜蛋白与靶细胞进行识别并融合,将其内部所含的 miRNAs 等物质释放至靶细胞,从而调节受体细胞的转录。

外泌体将其所携带的各类遗传信息以循环往复的方式进行近距离或远距离的传递,参与细胞间的物质交换和信息交流活动,同时参与各种生理、病理过程和肿瘤细胞的生长及转移过程。研究发现,外泌体在肺癌患者体内呈现异常表达的状态,这提示着外泌体具有成为肺癌早期诊断生物标志物的巨大潜能。作为一种细胞间通讯信息交换的载体,目前在国内外已开展了外泌体细胞间信号转导、肿瘤诊断、预测、预后及靶向治疗等多领域的综合研究。

四、外泌体作为循环标志物的优势

(一)标志物信息丰富

依据 ExoCrata 数据库提供的数据,外泌体含有 4 563 种蛋白质、194 种脂质、1 639 种 mRNAs 以及 764 种 miRNAs。外泌体包含来自质膜、内吞系统以及细胞质的一系列特异性蛋白,不同细胞来源的外泌体所含有的蛋白亦有不同。脂质成分主要有胆固醇、二甘油酯、鞘磷脂、磷脂、甘油磷脂。与相邻细胞相比,外泌体所含鞘磷脂、胆固醇以及甘油磷脂比例相对较高,这可能是外泌体膜较硬的原因。外泌体还包含有多种核苷酸,如 DNA、mRNA、miRNA、lncRNA、circRNA 等,这些核苷酸多具有功能,可参与肺癌的发生发展。

(二)易于鉴定

由于外泌体都来自多泡体,因此,所有的外泌体都有一个共同的膜蛋白图谱。外泌体富含四跨膜蛋白超家族,CD9、CD63、CD81 常常作为外泌体标记蛋白,如图 9-3 所示,可用于外泌体的鉴定。

(三)不易降解

外泌体表面表达 CD55 和 CD59,避免了调理素、补体和凝血因子的激活,可在体液中稳定存在,同时由于体积微小,可有效避免单核巨噬细胞的吞噬,并能较自由地穿过血管壁及细胞外基质,因此可以在体液中广泛分布。

第二节 外泌体的分离与鉴定

一、外泌体的分离

(一)外泌体的分离方法

外泌体作为一种生物信息载体,实际价值如同血浆、胸水等体液,但提取分离的特异性及效率是影响其临床应用的重要问题。由于外泌体纳米级别的大小,它的提取及分离方法一直是一个尚未彻底解决的问题。外泌体的异质性非常强,直径大小不同,差异甚大,因此对于外泌体的分离和鉴定方法尚无统一标准。由于缺乏特异性标志物,暂时无法对提取效果做客观判断。

来自于肿瘤细胞的外泌体在血液样本中的表达丰度非常低,当前传统的外泌体提取和检测技术还远远不能满足高灵敏度提取和检测所需生物样品的要求。目前提取外泌体的常用的方法有:超速离心法、密度梯度离心法、色谱法、过滤法、聚合物沉淀法、免疫磁珠法、商用试剂盒提取法(Exo Quick TM 法,qEV 技术)等。

1.超速离心法

基于超速离心的分离技术是最早用于外泌体提取的方法,绝大部分外泌体研究中所使用的外泌体分离方法是超速离心法。当非均质混合物(悬浮液)受到离心力作用时,悬浮液中的颗粒成分将根据其密度、大小和形状分离,更大密度或更大体积的颗粒首先沉淀出来。离心通常用于分离和纯化颗粒材料以及分析聚合物材料(包括核酸和蛋白质等生物聚合物)的水动力特征。应用时,悬浮液中的颗粒可根据其物理性质、溶剂的密度和黏度依次分离。

超速离心的方案一般开始时要使用亚微米过滤器或低速离心机去除杂质,如细胞碎片、微泡或凋亡小体。该方法采用低速和高速离心交替进行,分离到大小相近的囊泡颗粒。使用超速离心机以至少 100 000 g 的转速进行多次超速离心,离心管管底产生的沉淀即外泌体。除去上清液,然后将其重新悬浮在相对少量(200 μL 左右)的 PBS 缓冲液中,形成浓缩样品,即可提取到外泌体。该方法因为操作简单,获得的囊泡数量较多,而在临床中广泛应用。

但是,这种超高速离心方法不仅需要大量的初始资金成本(超高速离心机价格>10 万美元),而且还需要大量的维护和运营成本;除了高昂的费用之外,超速离心是一个耗时且劳动密集的过程,通常需要熟练技术人员或研究人员进行 4~6 h 长时间工作,且重复离心操作有可能损害囊泡的完整性,降低其质量。为了满足实验所需的外泌体浓度和体积,还需要收集大体积(>100 mL)样品量。另外,它的纯度只有 5%~23%,最终的外泌体样品会存在蛋白质的污染,对实验结果的影响较大。

2.密度梯度离心法

该方法是在超速离心力作用下,使蔗糖溶液形成从低到高连续分布的密度阶层,是一种区带分离法。通过密度梯度离心,样品中的外泌体将在 1.13~1.19 g/mL 的密度范围富集。此法获得的外泌体纯度相对较高,但步骤比较烦琐,耗时也较长。

3. 色谱法

色谱法是根据凝胶孔隙的孔径大小与样品分子尺寸的相对关系对溶质进行分离的分析方法。样品中大分子不能进入凝胶孔,只能沿多孔凝胶粒子之间的空隙通过色谱柱,首先被流动相洗脱出来;小分子可进入凝胶中绝大部分孔洞,在柱中受到更强地滞留,更慢地被洗脱出。色谱法所分离到的外泌体在电镜下大小均一,但需要特殊设备,因此应用不广泛。

4. 超滤法

超滤法是利用不同截留分子量(MWCO)的超滤膜进行选择性分离,小分子物质会被过滤到膜的另一侧,而大于膜孔径的相对分子质量较高的物质则截留在超滤膜上。这种方法比较简单高效,也不影响外泌体的生物活性,但缺点是外泌体可能会阻塞过滤孔,导致膜的寿命减短,分离效率较低。此外,截留在膜上的外泌体间也会发生黏附,导致产量降低,同时还需要考虑到与外泌体大小相似的其他囊泡的干扰。

5. 聚合物沉淀法

聚乙二醇(PEG)为常用的多聚物,可与疏水性蛋白和脂质分子结合共沉淀,早先应用于从血清等样本中收集病毒,现在也被用来沉淀外泌体,其原理可能与竞争性结合游离水分子有关。利用 PEG 沉淀外泌体存在很多问题:纯度和回收率低、杂蛋白较多、颗粒大小不均一、产生难以去除的聚合物、机械力或及化学添加物会破坏外泌体等,导致所获取的物质可能不是外泌体,因此在研究中易受到质疑。

6. 免疫磁珠法

外泌体表面表达大量的标志蛋白和特异性受体,这为外泌体的高特异性提取提供了一个极好的机会。这些蛋白与其抗体可以发生免疫亲和识别作用,受体与其所对应的配体之间存在特异性结合作用,因此,基于免疫亲和力捕获的外泌体分离技术已被开发,这种免疫磁珠法适用于从其他流体组分中分离出外泌体。然而,该技术仅限于提取表面具有特定抗原的外泌体。外泌体表面有其特异性标记物(如 CD9、CD81、CD63、CD82、Hsp70、Ras 相关蛋白 Rab-5b、细胞骨架蛋白肌动蛋白和 TSG101 等),用包被标记物抗体的磁珠与外泌体囊泡孵育后结合,即可将外泌体吸附并分离出来。但是,由细胞分泌的大部分外泌体具有异源性,大大限制了该方法的使用和推广。研究表明,在不同来源的外泌体表面能够大量表达的相同蛋白质并不常见。因此,使用基于免疫磁珠法的外泌体提取方法目前仅仅成功分离了存在患者体内的小部分外泌体。如果想要捕获所有外泌体,而不仅仅是具有特定抗原的外泌体,应用免疫磁珠法是不充分的。尽管磁珠加速了外泌体的后续分析,但是购买磁珠所需成本较高,且应用外泌体磁珠的分离过程非常耗时,需要一天以上的时间才能达到最佳回收率。另外,外泌体的生物活性易受 pH 和盐浓度影响,不利于下游实验,因此该方法难以广泛普及。

7. 商用试剂盒提取法

System Bioscience(SBI)公司(美国)于 2009 年底发明了一种利用聚合物沉淀法进行外泌体分离的技术。这项技术的工作原理是在“聚合物网”中捕获和收集一定尺寸范围(60～150 nm)的外泌体,这些外泌体可以通过 1 500 g 简单的低速离心进行回收,目前该技术已经商业化使用,SBI 将该技术的商标命名为 Exo Quick™ 和 Exo Quick TC™。Exo Quick 技术中的聚合物配方在特定的化合物条件下形成网络,并且在 4~5 ℃的条件下进行孵育。外泌体作为单个纳米颗粒,需要通过超速离心获得很高的重力才能使外泌体颗粒脱离溶液,将它们聚集在由聚合物分支形成的聚合物袋或网中,这些细胞外纳米囊泡能够在低重力离心力的条件下恢复。

利用该种方法可提取外泌体颗粒。除去含有过量聚合物的上清液,将外泌体重悬在合适的缓冲溶液中,如 PBS 溶液。这种重悬过程稀释了外泌体颗粒中的残留聚合物,PBS 溶解聚合物网并释放出完整的外泌体。该提取方法分离外泌体的整个过程只需 30 min,且产量高于超速离心沉淀法和免疫磁珠法。任何物种的生物流体样本中的外泌体都可以使用该技术进行分离。但该方法所需试剂盒价格昂贵,成本较高,目前很难在临床和实际操作中实现大规模应用。

近年来还出现另一种新型外泌体提取试剂盒,由 IZON 公司(新西兰)研发生产且已商业化使用的 qEV 试剂盒。该试剂盒是根据尺寸排阻原理(size - exclusion chromatography,SEC)设计的外泌体提取分离技术。qEV 试剂盒可以从细胞上清或各种生物样品中(血浆、血清等)高效、简便、无损地提取外泌体,且提取的外泌体不包括囊泡聚合物,受蛋白污染的可能性小,外泌体的生物活性较高。但使用该技术每次提取外泌体体积约为 1.5 mL,导致外泌体的浓度较低,如需提取高浓度外泌体,则要进行进一步的外泌体富集与纯化。

(二)外泌体分离注意事项

(1)分离外泌体前的样品不能加入任何 RNA 保护剂(如 Trizol、RNA later)。

(2)分离好的外泌体如需进行粒径检测或流式鉴定,需放 4 ℃保存,并尽快进行实验。

(3)不同来源的样品中富集到的外泌体含量相差较大,提取 RNA 总量也相差很大。相对来说,血清、血浆样品中外泌体含量较高。

二、外泌体的鉴定

通过各种方法获取相应的外泌体囊泡后,如何鉴定是一个重要的问题,这涉及囊泡的属性及纯度。目前有多种方法用于外泌体的鉴定,如表 9-1 所示。

(一)电子显微镜检测外泌体形态

透射电镜借助由电子枪发射的电子通过样品后逐渐放大以及成像,可以直接观察外泌体的大小与结构,再结合免疫标记可以很清楚地分析特定指标在外泌体表达的部位,是外泌体表征鉴定的"金标准"。外泌体电镜照片如图 9-4 所示。

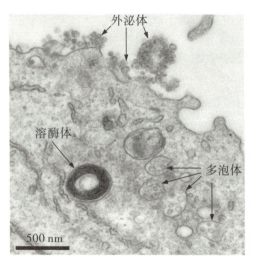

图 9-4　外泌体电镜照片

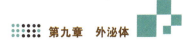

（二）鉴定外泌体表面特异性分子标志物

蛋白分析法是最常用于外泌体鉴定的方法,是由于外泌体携带着特定的蛋白成分。具体方法如下。

（1）SDS-PAGE:通过 SDS-PAGE 电泳可以分析得到外泌体中蛋白的含量及种类。

（2）Western Blot:通过 Western Blot 可以检测外泌体中特定的蛋白表达情况。

（3）Two-dimensional［gel］electrophoresis（2-DE）等蛋白组学分析:了解外泌体中不同蛋白的表达、数量情况。

（三）流式细胞仪检测外泌体的生物标志物

流式细胞仪检测技术比较快速,适合高通量筛选,且可分析颗粒的大小与体积。用外泌体表面特异性标志物的抗体进行标记,用流式细胞仪检测其阳性表达,从而验证外泌体。如染色后的外泌体溶液加入分支聚乙烯亚胺（PEI）,37 ℃孵育 15 min,之后超速离心去除 PEI,然后加入金纳米颗粒,轻柔重悬后,置于培养箱中 60 min,加入别藻蓝蛋白（allophycocyanin,APC）DNA 染料,室温孵育 15 min 后流式细胞仪检测。APC 阳性的颗粒即为所需检测的外泌体。

（四）纳米粒子追踪分析法

纳米粒子追踪分析法（nanoparticle tracking analysis,NTA）技术已被外泌体研究领域认可为外泌体表征手段之一,相较于其他表征方式,NTA 技术的样本处理更简单、更能保证外泌体原始状态、检测速度更快。大致方法是:将收集的外泌体用 PBS 稀释,用 1 mL 注射器注入纳米颗粒跟踪分析仪（如装有 450 nm 激光器的 Nanosight NS300 颗粒粒度分析仪）;激光光束穿过样本室外泌体颗粒,通过装有摄像头的显微镜实现颗粒可视化,捕捉外泌体的布朗运动,利用爱因斯坦方程式根据其运动计算浓度和流体力学直径。SBI 公司新开发的一种排除非外泌体颗粒干扰的试剂盒,还可帮助实现对完整外泌体的 NTA 分析。

表 9-1　外泌体常见鉴定方法的优缺点

技术	具体方法	优点	缺点
电子显微镜检测	扫描电镜（SEM）或透射电镜（TEM）	能直接观察结构和形态,鉴别不同大小的外泌体;SEM 可得到表面微观形貌;TEM 可观察材料内部结构和形貌	样品的预处理和制备复杂、要求较高,不适于大量快速测量;无法准确测量预处理后的外泌体浓度;固定会使外泌体结构收缩;所需设备昂贵
Western Blot 法	表面标志物检测	方法成熟	根据外泌体不同类型的细胞来源,检测的标志物可能有所不同
流式细胞术	检测粒径及表面标志物	快速、高通量,可分析颗粒的大小与体积,所需样本的浓度较低	测量下限为 400 nm（新式数码流式细胞仪可达 100 nm）,不能分辨更小的外泌体;且以光信号检测为技术基础,准确性和分辨率欠佳

续表 9-1

技术	具体方法	优点	缺点
粒径及浓度检测	动态光散射、纳米粒子追踪分析法（NTA）	动态光散射测量下限为 10 nm，对单分散性粒子敏感度较高；NTA 可直接、实时观测纳米颗粒，对单分散性和多分散性粒子均较准确	动态光散射技术是测量光强的波动数据，大颗粒的光强波动信号会掩盖较小颗粒的光强波动信号，不适合大小不一的复杂外泌体样本的测量；NTA 的测量下限仅为 70 nm

第三节　循环外泌体作为肺癌标志物的研究进展

肺癌诊断直接影响患者预后，在肺癌筛查中，寻找有良好诊断价值的生物标志物是一项具有挑战性的研究。

循环外泌体在肺癌诊断、预后和治疗中具有重要的潜在应用价值，如图 9-5 所示，循环外泌体中含有丰富的标志物信息，可以作为生物标志物载体运用于肺癌的诊断和预后评估；还可以作为药物运载系统和疫苗应用于肺癌的治疗。

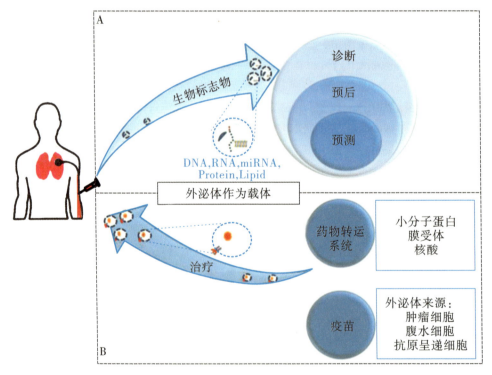

A.外泌体作为癌症诊断、预后和监测治疗效果的候选生物标志物；B.外泌体作为癌症治疗中的药物传递系统或疫苗。

图 9-5　外泌体在肺癌患者中的潜在应用示意

（图片来源：VANNI I. Exosomes：a new horizon in lung cancer[J]. Drug Discov Today. 2017,22（6）:927-936.）

一、诊断标志物

（一）蛋白

蛋白质组学是在大规模水平上研究蛋白质的表达水平、翻译后修饰、蛋白与蛋白相互作用等蛋白质组的特征,获得蛋白质水平上的关于疾病发生、细胞代谢等过程的整体而全面的认识的一门科学。由于外泌体特殊的稳定结构和可以将蛋白质成分转运进入靶细胞的功能,外泌体表面蛋白同样可作为肿瘤生物标志物。目前在外泌体研究领域,可通过蛋白质组学全面分析外泌体中蛋白质的组成,从而更加全面了解外泌体的功能及作用靶点,这对探索疾病的标志物也有重要意义。

非小细胞肺癌分泌的外泌体中富集多种蛋白质成分并促进肺癌发生演变,是早期诊断肺癌的有效途径。2015 年,Jakobsen 及 Sandfeld-Paulsen 等人利用含有 37 个针对肺癌相关蛋白的抗体的自定义阵列(EV array),分析了血浆中的外泌体蛋白。通过将 EV array 与 10 μL 血浆孵育后,用外泌体标记蛋白 CD9、CD63 及 CD81 的抗体检测 EV array 上各抗体吸附的外泌体,检测 109 个ⅢA ～Ⅳ期非小细胞肺癌患者及 110 个非肿瘤对照中这 37 个蛋白的外泌体表达水平。结果发现,由多个外泌体蛋白构成的组合具有一定的诊断价值。

多因素分析产生了一个包含 30 个标志物的模型,能够正确地对 75.0% 的患者进行分类(灵敏度和特异度分别为 75.0% 和 76.0%),提示血浆外泌体可能是肺癌的有价值的诊断指标。并且,这种 EV array 方法操作简单,不需要分离外泌体,且只需要微量(10 μL)未做特殊处理的血浆样品。此外,EV array 的可扩展性好,可根据实验目的和研究进展调整捕获抗体或检测抗体。可见,EV array 具有作为肺癌或其他恶性肿瘤筛查甚至诊断应用的潜能。

在 Sandfeld-Paulsen 及 Jakobsen 等人的另一项研究中,他们将捕获抗体数目增加到 49 个,使用该抗体芯片(EV array)分析了 581 例血浆的外泌体,其中,肺癌(包括Ⅰ ～Ⅳ期的病理类型)患者血浆 431 例及健康对照 150 例。研究结果表明,由 10 个外泌体蛋白组合作为肺癌的诊断组合时,其受试者工作曲线(receiver operator characteristic curve, ROC)下面积(AUC)为 0.740,95% 可信区间为 0.700 ～0.800。

一方面,这一大样本研究验证了 EV array 的诊断价值。另一方面,当肺癌人群从ⅢA ～Ⅳ期非小细胞肺癌扩展到Ⅰ ～Ⅳ期的各个病理类型的肺癌时,EV array 的诊断 AUC 有所下降。这些发现反映了肺癌不同病理类型、不同分期可能存在的异质性。此外部分样品的检测失败也说明 EV array 仍需要改进。

Niu 等研究了 125 例非小细胞肺癌患者和 46 例健康者血清中肿瘤衍生的外泌体生物标志物,以提高针对中国非小细胞肺癌患者的诊断价值。与健康对照组相比,非小细胞肺癌患者外泌体 AHSG 和 ECM1 的表达水平显著升高,表明在非小细胞肺癌患者外泌体中发现的蛋白标志物 AHSG 和 ECM1 显示出潜在的诊断价值。

（二）ncRNA

1. miRNA

研究显示,肺癌患者与健康者来源的外泌体具有不同的 miRNA 表达谱,因此通过检测血浆外泌体中相关 miRNA 的表达可以帮助肺癌的早期诊断。外泌体 miRNA 参与多种细胞生物学过程,如调控细胞增殖、凋亡、侵袭和转移等。

Jin 等通过 miRNA 测序方法检测了 411 例Ⅰ期非小细胞肺癌患者和 42 例健康个体的血浆外泌体 miRNA,以鉴定和验证肺腺癌和肺鳞癌特异性 miRNA。结果发现肺腺癌特异的外泌体 miRNAs 包括 miR-361-5p、miR-30a-3p、miR-30e-3p,而肺鳞癌的外泌体 miRNAs 包括 miR-320b、miR-10b-5p、miR-15b-5p。为了进一步验证这些 miRNA 在诊断和鉴别非小细胞肺癌中的准确性,该研究使用 qRT-PCR 技术检测了另外 60 例个体的血浆外泌体 miRNA。

通过检测 miR-181b-5p、miR-361b-5p、miR-10b-5p、miR-320b 的组合 CT 值判定该 4 种 miRNAs 鉴别肺腺癌、肺鳞癌及小细胞肺癌患者的能力。结果显示,4 种 miRNAs 鉴别非小细胞肺癌患者和小细胞肺癌患者的 AUC 值为 0.899（$P<0.05$）,用于肺腺癌诊断的 2 种 miRNAs 鉴别肺腺癌患者的 AUC 值为 0.936（$P<0.05$）;用于肺鳞癌诊断的 2 种 miRNA 鉴别肺鳞癌患者的 AUC 值为 0.911（$P<0.05$）。因此通过非侵入性方式检测外泌体的差异表达 miRNA 可用于对非小细胞肺癌患者的早期诊断。

Rabinowits 等检测了 27 例肺腺癌患者和 9 例对照者外泌体的表达水平,其通过 Bradford 微量测定法定量外泌体蛋白质浓度,结果发现肺鳞癌组的平均外泌体浓度为 2.85 mg/mL（95% CI:1.94～3.76,$P<0.01$）,而对照组为 0.77 mg/mL（95% CI:145.7～175.1,$P<0.01$）;肺腺癌组的平均 miRNA 浓度 158.6 ng/mL（95% CI:145.7～171.5,$P<0.01$）,明显高于对照组 68.1 ng/mL（95% CI:57.2～78.9,$P<0.01$）。肺腺癌组和对照组之间总外泌体和 miRNA 水平的差异表明循环外泌体 miRNA 可用于肺腺癌的筛选。

在外泌体早期研究中,Cazzoli 等分析了肺腺癌患者、肺肉芽肿患者和健康吸烟者血浆外泌体 miRNA 的表达水平。他们通过 qPCR 验证了外泌体 miRNAs（miR-378a、miR-379、miR-200b-5p、miR-139-5p）用于区分肺腺癌患者和健康人;外泌体 miRNAs（miR-151a-5p、miR-154-3p、miR-200b-5p、miR-629、miR-100、miR-30a-3p）可用于区分肺腺癌和肺肉芽肿患者。自该研究发表以来,极大地激发了研究人员对肿瘤中外泌体 miRNAs 的兴趣。

Zhou 等鉴定了 6 种差异表达的血浆外泌体 miRNAs（miR-19b-3p、miR-21-5p、miR-221-3p、miR-584-5p、miR-425-5p 和 miR-409-3p）,可以有效区分肺腺癌患者和健康人。在筛选、测试和外部验证阶段,鉴别诊断 AUC 分别为 0.720、0.740 和 0.840。此外,他们发现除 miR-584-5p 外,所有鉴定的 miRNAs 在肺腺癌组织中均显著上调。

Jin 等发现肺腺癌患者血浆外泌体 miR-181-5p、miR-30a-3p、miR-30e-3p、miR-361-5p 显著变化,而 miR-10b-5p、miR-15b-5p、miR-320b 具有肺鳞癌特异性。研究者还评估了这些 miRNAs 在非小细胞肺癌、肺腺癌和肺鳞癌鉴别诊断中的准确性,AUC 分别为 0.899、0.936 和 0.911。

Shan 等在筛选、测试和外部验证阶段应用 qRT-PCR 对 4 个外泌体 miRNAs(miR-181a-5p、miR-21-5p、miR-106a-5p、miR-93-5p)进行测定,4 个 miRNAs 联合检测肺鳞癌,在筛选、测试和外部验证阶段的 AUC 面积分别为 0.795、0.827 和 0.914。

Zhang 等的研究表明,miR-106a-5p、miR-20a-5p、miR-93-5p 这 3 种血清外泌体 miRNAs 对男性肺鳞癌患者具有有效的诊断价值(AUC = 0.832),同时检测到 3 种 miRNAs 组合还能有效区分肺鳞癌和肺血肿,AUC=0.900。

有研究显示,与健康对照组相比,非小细胞肺癌患者外泌体 miR-17-5p 表达显著上调,且诊断 AUC 值为 0.746。当 miRNA 与 CEA、CYFRA21-1 和 SCCA 3 种常见的非小细胞肺癌血清学标志物结合时,诊断 AUC 值上升到 0.844。

另外,关于血清外泌体 miR-126 的研究则呈现不同的结果,一项研究表明,早期非小细胞肺癌患者血清外泌体 miR-126 水平与对照组表达无差异,而晚期非小细胞肺癌患者血清外泌体 miR-126 水平显著降低。且 Grimolizzi 等通过 ROC 曲线分析证实,与健康人对照个体相比,血清中 miR-126 在晚期非小细胞肺癌患者中的表达水平下调(AUC = 0.858,$P=0.003$),而早期非小细胞肺癌患者和健康个体血清 miR-126 水平差异无统计学意义(AUC=0.530,$P=0.773$)。

然而,不管是早期或者晚期非小细胞肺癌患者,血清外泌体 miR-126 水平均高于健康个体(早期非小细胞肺癌:AUC = 0.875,$P=0.003$;晚期非小细胞肺癌:AUC = 0.835,$P=0.015$),表明外泌体中 miR-126 可作为非小细胞肺癌进展评估的生物标志物。总之,通过检测血清外泌体相关 miRNA 表达水平,能够帮助肺癌的诊断、鉴别肺癌不同亚型等,有利于制订更精准的个体化治疗方案。

最近,Wu 等报道在早期非小细胞肺癌患者中,血清 miRNAs(miR-21-5p、miR-141-3p、miR-222-3p、miR-486-5p)水平显著升高,血清外泌体 miRNAs(miR-146a-5p、miR-486-5p)水平也显著升高。这 6 种 miRNAs 的联合有助于早期非小细胞肺癌患者的诊断,其 AUC 值可达 0.960,灵敏度和特异度分别为 85.4%、92.5%。此外,Sun 等研究发现肺癌患者血清外泌体 miR-106b 含量高于健康对照者,且 miR-106b 水平与 TNM 分期及淋巴结转移有关。

外泌体 miR-106b 在细胞系中含量很高,可增强肺癌细胞的迁移侵袭能力,也可增加细胞系中转移相关蛋白(MMP-2、MMP-9)的表达。Poroyko 等人应用鸟枪法测序研究了小细胞肺癌、非小细胞肺癌和健康对照中的血清外泌体 miRNA 含量。该研究表明,外泌体内容物在不同类型的癌症患者之间以及肿瘤携带者和对照组之间是不同的。在癌症患者和对照组中,他们发现了 17 种表达不同的 miRNAs。表 9-2 总结了关于外泌体 miRNA 作为肺癌诊断标志物的研究。

表9-2 与肺癌诊断相关的外泌体 miRNAs

参考文献	年份	国家	标本来源	病例数目	提取方法	差异 miRNA	灵敏度和特异度
Cazzoli 等	2013	意大利	血浆	10 例肺腺癌(AC), 10 例健康对照(HC), 10 例肉芽肿 (筛选阶段); 50AC, 25HC, 30 例肉芽肿 (验证阶段)	沉淀法	742; miR-378a↑, miR-379↑, miR-139-5p↑, miR-200b-5p↑ (区分肿瘤和健康吸烟者); miR-151a-5p↑, miR-629↑, miR-30a-3p↑, miR-200b-5p↑, miR-154-3p↑, miR-100↑ (区分肿瘤患者和肉芽肿患者)	联合应用 4 种 miRNAs AUC=0.98, sen.=97.5%, spe.=72.0%; 联合应用 6 种 miRNAs AUC=0.76, sen.=96.0%, spe.=60.0%
Rodriguez 等	2014	西班牙	血浆 支气管灌洗液	30 NSCLC, 75 例非肿瘤患者	超速离心法	miR-126, miR-144 (血浆); miR-302a, miR-302c (支气管灌洗液)	
Zhou 等	2016	中国	血浆	30 AC, 10 HC (筛选阶段); 42 AC, 32 HC (测试阶段); 33 AC, 30HC (验证阶段)	沉淀法	39; 14; 6; miR-196-3p↑, miR-21-5p↑, miR-221-3p↑, miR-409-3p↑, miR-425-5p↑, miR-584-5p↑ (miR-584-5p 在肿瘤样本较健康对照中低表达)	联合应用 6 种 miRNAs 筛选集: AUC=0.72, sen.=69%, spe.=66%; 训练集: AUC=0.74, sen.=67%, spe.=71%; 验证集: AUC=0.84, sen.=73%, spe.=80%

续表 9-2

参考文献	年份	国家	标本来源	病例数目	提取方法	差异 miRNA	灵敏度和特异度
Jin 等	2017	中国	血浆	21 NSCLC, 12 HC（筛选阶段）20 NSCLC, 30HC（验证阶段）	超速离心法	956 miR-30a-3p↓, miR-30e-3p↓, miR-181-5p↑, miR-361-5p↑（AC 特异性） miR-15b-5p↓, miR-320b↑, miR-10b-5p↓（AC 特异性）	联合应用 miR-181-5p, miR-361-5p AUC=0.936, sen.=80.65%, spe.=91.67% 联合应用 miR-10b-5p, miR-320b AUC=0.911, sen.=83.33%, spe.=90.32% 联合应用 4 种 miRNAs AUC=0.899, sen.=80.25%, spe.=92.31%
Zhang 等	2017	中国	血清	30 SCC, 10 HC	沉淀法	38 miR-106a-5p↑ 14 miR-20a-5p↑ 3 miR-93-5p↑	miR-106a-5p AUC=0.834（95% CI: 0.781~0.887） miR-20a-5p AUC=0.804（95% CI: 0.746~0.863） miR-93-5p AUC=0.823（95% CI: 0.767~0.879） 联合应用 3 种 miRNAs AUC=0.832（95% CI: 0.780~0.885）
Grimolizzi 等	2017	意大利	血清	45 NSCLC, 31 HC（验证阶段）	超速离心法	miR-126↓（晚期 NSCLC）	NSCLC vs HC AUC=0.959（95% CI: 0.737~0.982） NSCLC-Ⅰ/Ⅱ vs HC AUC=0.875（95% CI: 0.741~1.000） NSCLC-Ⅲ/Ⅳ vs HC AUC=0.835（95% CI: 0.635~1.000）

续表 9-2

参考文献	年份	国家	标本来源	病例数目	提取方法	差异 miRNA	灵敏度和特异度
Feng 等	2018	中国	血清	23 AC,16 HC（验证阶段）	超速离心法	miR-21-5p↑ miR-126-3p↑ miR-140-5p↑	miR-21-5p AUC=0.97（95% CI: 0.846～0.99） miR-126-3p AUC=0.91（95% CI: 0.77～0.98） miR-140-5p AUC=0.88（95% CI: 0.73～0.97）
Poroyko 等	2018	美国	血清	9 SCLC, 11 NSCLC, 10HC（筛选阶段）	沉淀法	18miRNAs （用于区分 NSCLC 和 HC） 16miRNAs （用于区分 SCLC 和 HC）	
Shan 等	2018	中国	血浆	30 SCC, 10 HC（筛选阶段） 32 SCC, 31 HC（训练阶段） 55 SCC, 55 HC（检测阶段） 15SCC,15 HC（验证阶段）	沉淀法	27 12 4 miR-181-5p↑, miR-106a-5p↑, miR-21-5p↑, miR-93-5p↑ （其中 miR-181a-5p 在肿瘤样本中的表达水平低于健康对照样本）	miR-181-5p AUC=0.7311（95% CI: 0.661～0.800） miR-21-5p AUC=0.737（95% CI: 0.670～0.808） miR-106a-5p AUC=0.7377（95% CI: 0.667～0.807） miR-93-5p AUC=0.687（95% CI: 0.614～0.761） 联合应用 4 种 miRNAs AUC=0.763（95% CI: 0.696～0.829）

续表 9-2

参考文献	年份	国家	标本来源	病例数目	提取方法	差异 miRNA	灵敏度和特异度
Kim 等	2018	韩国	支气管灌洗液	13 AC, 15 HC（训练阶段） 4 对组织（验证阶段）	沉淀法	6 miR-126↑	
Zhang 等	2019	中国	血清	43 NSCLC, 43 HC（筛选阶段） 100 NSCLC, 90 HC（训练阶段） 72 NSCLC, 47 HC（验证阶段）	沉淀法	6 1 miR-17-5p↑ （与淋巴结远处转移相关）	miR-17-5p AUC=0.746（95% CI: 0.677~0.806） 联合应用 miR-17-5p和CEA, Cyfr21-1, SCCA AUC=0.844（95% CI: 0.766~0.904）
Roman-canl 等	2019	西班牙	胸膜腔灌洗液	21 LC, 25 HC（筛选阶段） 14 LC, 20 HC（验证阶段）	高速离心法	288 miR-1-3p↑ miR-150-5p↑ miR-144-5p↑	miR-1-3p AUC=0.914, sen.=92%, spe.=95% miR-150-5p AUC=0.939, sen.=85.7%, spe.=95% miR-144-5p AUC=0.925, sen.=78.6%, spe.=95%
Chen 等	2020	中国	血清	3 AC, 3 HC（筛选阶段） 62 AC, 62 HC（验证阶段）	沉淀法	60 miR-7797↑ （与 N 分级和 TNM 分期有关） miR-98-3p↓	miR-7797 AUC=0.787（95% CI: 0.705~0.805） miR-98-3p AUC=0.719（95% CI: 0.632~0.796） 联合应用 2 种 miRNAs AUC=0.816（95% CI: 0.737~0.880）

续表 9-2

参考文献	年份	国家	标本来源	病例数目	提取方法	差异 miRNA	灵敏度和特异度
Wu 等	2020	中国	血清	48 NSCLC, 32 LBL, 48 HC（验证阶段）	沉淀法	血清 miR-21-5p↑, miR-141-3p↑, miR-222-3p↑, miR-486-5p↑ 外泌体 miR-146a-5p↑, miR-486-5p↑	联合应用 6 种 miRNAs AUC = 0.960（95% CI: 0.910 ~ 0.987）, P<0.0001
Sun 等	2020	中国	血清	72 LC, 72 HC（验证阶段）	沉淀法	miR-106b↑（与 TNM 分期和淋巴结转移有关）	

缩写: AC, adenocarcinoma, 肺腺癌; HC, healthy control, 健康对照; LBL, lung benign lesion, 肺良性疾病; LC, lung cancer, 肺癌; NSCLC, non-small cell lung cancer, 非小细胞肺癌; SCC, squamous cell carcinoma, 肺鳞癌; SCLC, small cell lung cancer, 小细胞肺癌。

（图片来源：WU J.Exosomal miRNAs as biomarkers for diagnostic and prognostic in lung cancer[J]. Cancer Med. 2020,9(19):6909-6922.）

2. 其他 ncRNA

近年来,人们已经广泛证实外泌体中不仅含有 miRNAs,还含有长链的非编码 RNA（lncRNAs）。而且越来越多的研究表明,外泌体可以在多种情况下保持稳定,在免疫应答、转移、耐药等方面发挥关键作用,这也为非小细胞肺癌的治疗提供了新的治疗靶点。如表 9-3 所示,这些研究主要讨论了与肺癌相关的 lncRNA 和环状 RNA（circRNA）。

Zhang 等研究发现,与健康志愿者相比,非小细胞肺癌患者中外泌体 MALAT-1 表达水平更高,此外,他们在体外实验中证实,敲除非小细胞肺癌细胞系中的 MALAT-1 后,抑制了肿瘤细胞的生长和增殖,促进了肿瘤细胞的凋亡。

Li 等人发现外泌体 lncRNA GAS5 在非小细胞肺癌患者中表达下调。此外,肿瘤较大、TNM 分期晚期的非小细胞肺癌患者外泌体 GAS5 表达水平较低。对于外泌体 GAS5,鉴别非小细胞肺癌的 AUC 值为 0.850,当 lncRNA 与 CEA 结合时,AUC 值增加至 0.929。值得注意的是,外泌体 GAS5 可用于鉴别 I 期非小细胞肺癌患者,AUC 值为 0.822。

Zhang 等显示外泌体 DLX6-AS1 在肿瘤组织和非小细胞肺癌细胞系中的表达水平显著升高。此外,患者中高表达 DLX6-AS1 与晚期非小细胞肺癌、淋巴结转移阳性、肿瘤分化不良有关。且外泌体 DLX6-AS1 的鉴别诊断非小细胞肺癌和健康对照的 AUC 值为 0.806,灵敏度为 77.5%,特异度为 85.9%。

Tao 等人发现,非小细胞肺癌患者（包括肺腺癌患者和肺鳞癌患者）及早期非小细胞肺癌患者的血清外泌体 lncRNA TBILA 和 AGAP2-AS1 水平均高于健康对照组,且术后这些外泌体 lncRNA 水平也有所下降。值得注意的是,两种外泌体 lncRNAs 与 CFRA21-1 联合应用对非小细胞肺癌具有良好的诊断价值。

一项新的发现表明,肺鳞癌患者血浆外泌体 SOX2-OT 水平显著升高。SOX2-OT 对肺鳞癌的 AUC 值为 0.815,灵敏度为 76.0%,特异度为 73.2%,具有有效的诊断能力。此外,外泌体 SOX2-OT 水平与肿瘤大小、TNM 分期、淋巴结转移密切相关。同时发现,肺鳞癌患者血浆外泌体 SOX2-OT 水平显著下降。

越来越多的证据也表明外泌体 circRNA 可以作为癌症的诊断生物标志物。到目前为止,已有 3 项研究聚焦于环状 RNA 在血浆外泌体中的表达,其中 2 项研究关于肺腺癌,1 项关于肺鳞癌。

Chen 等人指出,circ-0001492、circ-0001346、circ-0000690 及 circ-0001439 表达水平与健康对照相比,在早期肺腺癌血浆外泌体中高表达,且 circ-0001492 表达量最高。He 等研究表明,肺腺癌血浆外泌体 circ-0056616 水平明显高于相应的对照组。绘制 ROC 曲线评价 circ-0056616 对肺腺癌淋巴结转移的诊断价值,发现 AUC=0.812,cut-off 值为 0.394,灵敏度和特异度分别为 79.2%、81.0%。

Wang 等证实了在肺鳞癌患者血浆外泌体中 hsa-circ-0014235 和 hsa-circ-0025580 表达较健康者升高,且 hsa-circ-0014235 和 hsa-circ-0025580 对肺鳞癌的诊断 AUC 分别为 0.825 和 0.800。表 9-3 总结了关于外泌体其他 ncRNA 作为肺癌诊断标志物的研究。

表9-3 与肺癌诊断相关的外泌体其他 ncRNAs

参考文献	发表年份	国家	样本类型	样品来源及数量	分离方式	差异 ncRNAs	与临床指标的相关性	灵敏度和特异度
Zhang 等	2017	中国	血清	77NSCLC, 30HC	沉淀法	MAIAT-1↑	与TNM分期及淋巴结转移相关	AUC=0.703 sen.=60.1% spe.=80.9%
Teng 等	2019	中国	血浆	75SCC, 79HC（筛选阶段）10SCC, 10HC, 65术前术后系列血浆（验证阶段）	沉淀法	5lncRNAs↓ 2lncRNAs↑ SOX2-OT↑	与肿瘤大小、TNM分期以及淋巴结是否转移相关	AUC=0.815 sen.=76.0% spe.=73.17%
Zhang 等	2019	中国	血清 组织	72NSCLC, 64HC（训练阶段）27对NSCLC及癌旁组织（验证阶段）	沉淀法	DLX6-AS1↑	与肿瘤分期、淋巴结转移是否转移以及肿瘤分化程度有关	AUC=0.86 sen.=77.50% spe.=88.59%
Chen 等	2019	中国	血浆	5AC, 5HC（训练阶段）15AC, 15HC（验证阶段）	沉淀法	circ-0001492↑ circ-0001346↑ circ-0000690↑ circ-0001439↑		
He 等	2020	中国	血浆	21AC 组织（发生淋巴结转移）、20AC 组织（未发生淋巴结转移）42AC 血浆（发生淋巴结转移）、48AC 血浆（未发生淋巴结转移）（验证阶段）	沉淀法	circ-0056616↑	CXCR（与淋巴结转移、T、M分级、TNM分期有关）	AUC=0.812 sen.=79.2% spe.=90.3%

续表 9-3

参考文献	发表年份	国家	样本类型	样品来源及数量	分离方式	差异 ncRNAs	与临床指标的相关性	灵敏度和特异度
Wang 等	2020	中国	血浆	6SCC, 6HC（筛选阶段）24SCC, 24HC（验证阶段）	高速离心法	133cirRNAs↑, 119circRNAs↓ circ-001423↑ circ-0025580↑ 3lncRNAs↑	与 TNM 分期和肿瘤大小有关	AUC＝0.8254（95% CI: 0.762～0.889）AUC＝0.8003（95%CI: 0.741～0.862）
Tao 等	2020	中国	血清 组织	50NSCLC, 50HC（训练阶段）100 NSCLC, 100HC, 10 术前术后系列血清（验证阶段）	高速离心法	TBILA↑ AGAP2-AS1↑	TBILA（与肿瘤大小有关）AGAP2－AS1（与淋巴结转移及 TNM 分期有关）	TBILA AUC＝0.775, sen.＝67.4%, spe.＝80.7% AGAP2-AS1 AUC＝0.734, sen.＝66.7%, spe.＝73.3% 联合应用 2 种 lncRNAs 和 Cyfr21-1 AUC＝0.853, sen.＝91.4%, spe.＝80.7%
Castellao 等	2020	西班牙	全血	56 NSCLC（验证阶段）	高速离心法	LncR-p21↑	促进血管成形和远处转移	TTR HR＝6.129（95%CI: 1.665～22.552）OS HR＝3.745（95%CI: 1.113～12.604）

（图片来源：W U J.Exosomal miRNAs as biomarkers for diagnostic and prognostic in lung cancer\[J\]. Cancer Med. 2020,9(19):6909-6922.）

二、预后标志物

(一) 蛋白

目前,关于外泌体蛋白与肺癌预后的研究相对较少。在一项针对 276 例非小细胞肺癌患者的血浆外泌体研究中,Sandfeld-Paulsen 等使用细胞外囊泡芯片(EV array)对 276 例非小细胞肺癌患者血浆外泌体进行表型分型,并评估了外泌体膜上的 49 种蛋白质,发现肿瘤特异性抗原(NY-ESO-1)、表皮生长因子受体(EGFR)、磷脂酶 A2 激活蛋白(PLAP)、上皮细胞黏附分子(EpCam)和表面膜蛋白(Alix)等与患者的总体生存率相关(HR = 1.78,95% CI:1.78 ~ 2.44,P = 0.001)。

另一项研究表明,在肺癌中,YKT6 是一种参与外泌体产生和释放调节的 SNARE 蛋白,YKT6 高表达与预后不良现相关,并且由 miR-134 和 miR-135b 精确调节 YKT6 的表达。

有学者分析了来自非小细胞肺癌患者的 98 个组织样本中 YKT6 的表达及其预后影响,结果显示高水平 YKT6 患者的无病生存率和总生存期较短。YKT6 高表达患者的平均无病生存期(progression free survival,PFS)为 42.1 个月(95% CI:34.5 ~ 49.7),低表达组为 59.5 个月(95% CI:47.9 ~ 71.1,P = 0.0199)。YKT6 高表达患者的平均总生存期(overall survival,OS)为 54.1 个月(95% CI:46.3 ~ 61.8),低表达组为 69.3 个月(95% CI:62.2 ~ 76.4,P = 0.0137)。

小样本(n = 3)检测发现,肿瘤组织中 YKT6 高表达的非小细胞肺癌患者,其血浆中外泌体含量也较高。Ruiz. Martinez 等人的研究虽然发现了外泌体相关蛋白 YKT6 的预后意义,但是并没有直接评价外泌体的预后价值。因此,靶向 YKT6 分子开发抑制剂是肺癌的一种潜在治疗策略。

(二) ncRNA

骨髓瘤、肝癌和前列腺癌患者血液中的外泌体 miRNAs 在判断患者预后方面具有临床意义。外泌体 miRNA 谱也可以为肺癌的监测提供可靠的见解。事实上,肺癌中外泌体 miRNAs 作为临床重要的生物标志物在其预后和预测潜力方面的研究仍然相对有限,如表 9-4 所示。

表 9-4 与肺癌预后相关的外泌体 miRNAs

参考文献	发表年份	国家	样品类型	样品来源及数量	分离方式	差异 miRNAs	预后	HR
Liu 等	2016	中国	血浆	10 AC, 10 HC（筛选阶段） 196 NSCLC, 10 HC, 11 非肿瘤患者（验证阶段）	沉淀法	9 miR-23b-3p↑ miR-10b-5p↑ miR-21-5p↑	较短的总生存期	HR:2.42（95% CI:1.45~4.04） HR:2.22（95% CI:1.18~4.16） HR:2.12（95% CI:1.28~3.49）
Dejima 等	2017	日本	血浆	6 NSCLC（筛选阶段） 195 NSCLC, 30 HC（验证阶段） 10 铂耐受 NSCLC, 10 铂敏感 NSCLC	高速离心法	2 miR-21↑ miR-4257↑	较短的无病生存期	$P<0.05$
Yuwen 等	2018	中国	血清	6 NSCLC（筛选阶段） 170 晚期 NSCLC（验证阶段）	沉淀法	miR-425-3p↑	较短的无进展生存期	$P<0.0001$
Liu 等	2020	中国	血清	105 NSCLC, 60 HC（验证阶段）	沉淀法	miR-216b↑	较短的总生存期 较短的无病生存期	HR:4.6（95% CI:1.73~6.68） HR:4.28（95% CI:1.82~6.85）

续表 9-3

参考文献	发表年份	国家	样本类型	样品来源及数量	分离方式	差异 ncRNAs	与临床指标的相关性	灵敏度和特异度
Wang 等	2020	中国	血浆	6SCC, 6HC (筛选阶段) 24SCC, 24HC (验证阶段)	高速离心法	133cirRNAs↑, 119circRNAs↓ circ-001423↑ circ-0025580↑ 3lncRNAs↑	与 TNM 分期和肿瘤大小有关	AUC=0.8254 (95% CI: 0.762~0.889) AUC=0.8003 (95% CI: 0.741~0.862)
Tao 等	2020	中国	血清 组织	50NSCLC, 50HC (训练阶段) 100 NSCLC, 100HC, 10 术前术后系列血清 (验证阶段)	高速离心法	TBILA↑ AGAP2-AS1↑	TBILA (与肿瘤大小有关) AGAP2-AS1 (与淋巴结转移及 TNM 分期有关)	TBILA AUC=0.775, sen.=67.4%, spe.=80.7% AGAP2-AS1 AUC=0.734, sen.=66.7%, spe.=73.3% 联合应用 2 种 lncRNAs 和 Cyfr21-1 AUC=0.853, sen.=91.4%, spe.=80.7%
Castellao 等	2020	西班牙	全血	56 NSCLC (验证阶段)	高速离心法	LncR-p21↑	促进血管成形和远处转移	TTR HR=6.129 (95% CI: 1.665~22.552) OS HR=3.745 (95% CI: 1.113~12.604)

（图片来源：WU J.Exosomal miRNAs as biomarkers for diagnostic and prognostic in lung cancer[J]. Cancer Med. 2020,9(19):6909-6922.）

Liu 等发现非小细胞肺癌患者血浆外泌体 miR-23b-3p、miR-10b-5p、miR-21-5p 水平升高,将这 3 种外泌体 miRNAs 与临床变量结合,AUC 值从 0.880 增加到 0.910。DEJIMA 等的研究也发现,非小细胞肺癌患者的外泌体 miR-21、miR-4257 水平明显高于健康对照组,而 5 个新发现的血浆外泌体 miR-151a-5p、miR-10b-5p、miR-192-5p、miR-106b-3p 和 miR-484 也显示出预后价值。Xue 等发现肺腺癌患者血浆外泌体 miR-484 明显升高,但术后明显降低。

另有研究发现,与使用免疫治疗的部分缓解(partial remission,PR)患者相比,进展性疾病(progressive disease,PD)患者外泌体的 miR-320d、miR-320c 和 miR-320b 显著升高。此外,Zhang 等发现抗 PD-1 治疗过程中 T 细胞抑制因子 miR-125b-5p 表达下调,说明患者对免疫治疗有效。

虽然血清外泌体 miRNAs 谱有少量的信息,但也可能是监测治疗结果的有效生物标志物。在此背景下,Yuwen 等发现,与顺铂耐药的晚期非小细胞肺癌患者相比,顺铂敏感患者血清 miR-425-3p 的表达水平显著降低,但两组患者外泌体 miR-425-3p 水平均高于健康对照组,对顺铂耐药的非小细胞肺癌细胞系中也发现了同样的现象。此外,他们还发现,非小细胞肺癌患者的外泌体 miR-425-3p 水平越高,其 PFS 越差。

Liu 等发现血清外泌体 miR-216b 的检测能力优于 CEA、CYFRA21-1 和 SCCA,血清外泌体 miR-216b 与 CEA、CYFRA21-1 和 SCCA 结合产生的 AUC 值在 0.840~0.925 之间。研究还发现,术后组 miR-216b 下调的患者(57.1%)出现了淋巴结转移。

此外,血液中外泌体 lncRNAs 也可作为非小细胞肺癌的预后生物标志物。Castellano 等研究表明,lncRNA-p21 水平较高的非小细胞肺癌患者复发时间(time to relapse,TTR)和总生存时间(overall survival,OS)较短。进一步又发现非小细胞肺癌患者肿瘤引流静脉血中外泌体 lncRNA-p21 水平越高,TTR 和 OS 越短。

三、外泌体与肺癌耐药

肺癌是全世界最常见的癌症之一,由于其转移、复发和耐药性高,导致肺癌的预后很差。其中耐药性是最重要的原因之一,但目前介导耐药性的机制仍不清楚。研究发现,外泌体可能通过转移 miRNA 或上调自噬或减少化疗药物诱导的凋亡和增殖抑制改变肿瘤的药物敏感性。miRNA 常在肺癌中表达失调,并参与调控肺癌的发生、复发和转移。接受外泌体 miRNA 的癌细胞会发生各种生理变化,可以赋予细胞化疗和放疗的抵抗性。顺铂治疗是肺癌一线治疗的一部分,肿瘤细胞对顺铂的敏感性机制包括顺铂在细胞内积聚和外排、DNA 修复及对未修复的 DNA 损伤的耐受性等。Yuwen 等报道,晚期非小细胞肺癌患者血清外泌体 miR-146-5p 含量低的患者复发率高于高水平患者,在用顺铂诱导细胞耐药的过程中,外泌体中 miR-146a-5p 的表达逐渐下降,过表达可以逆转 A549 细胞对 DDP 的耐药性,其可能机制是通过靶向 ATG12 来抑制自噬。随着研究的不断深入,外泌体可能成为肺癌新一代的基因治疗靶点。

第四节　循环外泌体作为肺癌标志物的挑战

　　肿瘤的发生涉及遗传、环境、免疫等多种因素,原因复杂,根据目前的医学发展水平,短期内还无法从根本上防止肿瘤的发生。肿瘤患者的晚期转移引起的并发症常常是导致患者死亡的最主要原因,肿瘤的早诊早治可以明显改善患者的预后。

　　根据外泌体的上述优势,其可以作为一种新的潜在的肿瘤标志物,在癌症的早期诊断、疾病监测以及治疗预后中有着较好的应用前景。外泌体与肺癌的相关研究在某种程度上体现出转化医学研究的思路和模式,将极大地推动生物标志物研究进展,增强人类终将战胜癌症的信心。

　　虽然外泌体的临床应用前景广阔,但尚存在一些需要解决的问题,主要包括以下几点:①外泌体的应用标准化问题,研究方法的标准化有利于相关研究的比较,避免研究资源的浪费。目前尚没有标准化的提取方法,确定外泌体核酸及蛋白质的差异性表达尚缺少可通用的表达稳定的内参。②外泌体表达水平可能受感染、缺氧、治疗等因素影响,尚需进一步确定能与其他疾病鉴别诊断的外泌体特征。③外泌体的分离技术不够完善,检测系统也尚未开发成熟,难以快速得到纯度较高的、满足临床应用的外泌体。④候选生物标志物的最终确定需要多机构开展大规模的独立临床试验研究和谨慎分析确定。⑤外泌体应用于肺癌诊断和治疗的灵敏度和特异度仍有待提高。相信随着研究的深入,上述问题都会逐渐得到解决,从而为肺癌的早诊早治、疗效评价、预后分析带来更多的临床价值。

参考文献

[1] WU J,SHEN Z J. Exosomal miRNAs as biomarkers for diagnostic and prognosticin lung cancer[J]. Cancer Medicine,2020,9(19):6909-6922.

[2] VANNI I,ALAMA A,GROSSI F,et al. Exosomes:A new horizon in lung cancer[J]. Drug Discovery Today,2017,22(6):927-936.

第十章　甲基化

甲基化(methylation)在肺癌的发生和发展中起重要作用。液体活检利用从肿瘤细胞释放到体液中的细胞、核苷酸和蛋白质来帮助癌症诊断和评估预后。DNA 甲基化(DNA methylation)作为肺癌的生物标志物越来越受到关注。本文简要介绍 DNA 甲基化的生物学基础检测方法,阐述血清/血浆中 DNA 甲基化在肺癌诊断、治疗和预后中的各种应用,讨论 RNA 甲基化和蛋白质甲基化的检测方法以及作为肺癌生物标志物的新兴作用。

第一节　基本概况

一、甲基化概念

甲基化(图 10-1)是指从活性甲基化合物(如 S-腺苷甲硫氨酸)上将甲基催化转移到其他化合物的过程。可形成各种甲基化合物,或是对某些蛋白质或核酸等进行化学修饰形成甲基化产物。在生物系统内,甲基化是经酶催化的,这种甲基化涉及重金属修饰、基因表达的调控、蛋白质功能的调节以及核糖核酸(RNA)加工。甲基化是蛋白质和核酸的一种重要的修饰,调节基因的表达和关闭,与癌症、衰老、老年痴呆等许多疾病密切相关,是表观遗传学的重要研究内容之一。甲基化分为 DNA 甲基化、RNA 甲基化及蛋白质甲基化,最常见的甲基化修饰有 DNA 甲基化和组蛋白甲基化。

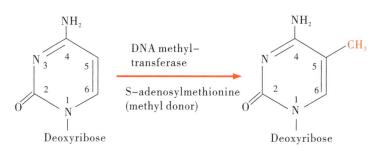

图 10-1　DNA 甲基化结构

DNA methyltransferase:DNA 甲基转移酶;S-adenosylmethionine(methyl donor):S-腺苷甲硫胺酸(甲基供体);Deoxyribose:脱氧核糖。

二、甲基化的类型

甲基化包括 DNA 甲基化、RNA 甲基化和组蛋白甲基化。

(一)DNA 甲基化

DNA 甲基化为 DNA 化学修饰的一种形式,能够在不改变 DNA 序列的前提下,改变遗传表观。大量研究表明,DNA 甲基化能引起染色质结构、DNA 构象、DNA 稳定性及 DNA 与蛋白质相互作用方式的改变,从而控制基因表达。DNA 甲基化是最早被发现、也是研究最深入的表观遗传调控机制之一。广义上的 DNA 甲基化是指 DNA 序列上特定的碱基在 DNA 甲基转移酶(DNA methyltransferase,DNMT)的催化作用下,以 S-腺苷甲硫氨酸(SAM)作为甲基供体,通过共价键结合的方式获得一个甲基集团的化学修饰过程。这种 DNA 甲基化修饰可以发生在胞嘧啶的 C-5 位、腺嘌呤的 N-6 位及鸟嘌呤的 N-7 位等位点。一般研究中所涉及的 DNA 甲基化主要是指发生在 CpG 二核苷酸中胞嘧啶上第 5 位碳原子的甲基化过程,其产物称为 5-甲基胞嘧啶(5-mC),是植物、动物等真核生物 DNA 甲基化的主要形式,也是哺乳动物中发现的 DNA 甲基化的唯一形式。

脊椎动物的 DNA 甲基化一般发生在 CpG 位点(胞嘧啶-磷酸-鸟嘌呤位点,即 DNA 序列中胞嘧啶后紧连鸟嘌呤的位点),经 DNA 甲基转移酶催化胞嘧啶转化为 5-甲基胞嘧啶。人类基因中 80%~90% 的 CpG 位点已被甲基化,但是在某些特定区域,如富含胞嘧啶和鸟嘌呤的 CpG 岛则未被甲基化。这与包含所有广泛表达基因在内的 56% 的哺乳动物基因中的启动子有关,1%~2% 的人类基因组是 CpG 群,并且 CpG 甲基化与转录活性成反比。

(二)RNA 甲基化

一般是指 m6A 基因的甲基化,即碱基 A 第 6 位 N 原子上增加 1 个甲基。m6A 主要存在于 mRNA 的 CDS(蛋白质编码)区和 3′UTR 区,影响 mRNA(信使 RNA)的稳定性、翻译效率、可变剪接和定位等,在后转录层面参与真核基因的表达调控。

(三)组蛋白甲基化

组蛋白甲基化(histone methylation)是发生在 H3 和 H4 组蛋白 NH_2 端赖氨酸(K)或精氨酸(S)残基上的甲基化,其功能旨在形成和维持异染色质的结构、基因组印迹、DNA 修复、X 染色质的失活和转录等调控。组蛋白甲基化过程主要由组蛋白甲基转移酶(histone methyltransferase,HMT)催化,而 HMT 又可分为组蛋白赖氨酸甲基转移酶(histonelysine methyltransferase,HKMT)和组蛋白精氨酸甲基转移酶(protein arginine methyltransferase,PRMT)。

第二节　分子甲基化的检测方法

一、DNA 甲基化的检测方法

（一）变性高液相色谱法

变性高液相色谱法（DHPLC）技术可对 DNA 甲基化进行定量检测。由于异源双链 DNA 和同源双链 DNA 被色谱柱保留的时间不长，导致了 DNA 片段的洗脱特性差异。DNA 片段的保留时间由 DNA 序列的 G/C 含量和存在的 DNA 失配来决定。序列中 CpG 位点的甲基化导致 PCR 产物的 G/C 含量比未甲基化基因组的含量增加，导致更高的熔融温度，进一步增加了保留时间。在部分变性条件下，通过监测由硫酸氢盐处理的 DNA 扩增子保留时间，可以揭示 DNA 甲基化的差异。DHPLC 技术可更准确分析基因组中甲基化的含量，但是需专门设备，对 DNA 的纯度要求较高，不能混入 RNA。

（二）基于抗 5mC 抗体免疫化学法

5-甲基胞嘧啶（5mC）抗体能够与 5mC 发生特异性反应：应用荧光素标记该抗体使之与预先已固定在 DEAE 膜上的样品 DNA 特异性结合，对 DEAE 膜上的荧光素进行测量即可得到 5mC 的水平，荧光素强度与 5mC 水平成正比。抗体的设计决定了该方法的灵敏度和特异度。

（三）CpG 甲基转移酶法

CpG 甲基转移酶（M.SssI）能识别双链 DNA 上的 CpG 二核苷酸序列，并甲基化其中的胞嘧啶残基。由 3H-S-腺苷甲硫氨酸（3H-SAM）提供甲基，在 M.SssI 催化下转移到基因组 DNA 的 CpG 胞嘧啶使其发生甲基化。剩余 3H-SAM 放射性强度与所测 DNA 甲基化水平成反比。但因 M.SssI 甲基转移酶不稳定，导致结果不够精确，可以用设置 M.SssI 甲基转移酶自身对照组这一办法来解决。

（四）甲基化敏感的限制性内切酶-Southern 印记杂交技术

甲基化敏感限制性内切酶只切割非甲基化 DNA 片段，而甲基化不敏感的限制性内切酶无论 DNA 片段是否甲基化都会切割。根据这一特性，将 DNA 分别用两种内切酶切割，用放射性^{32}P 标记的探针对目的片段作 Sourthern 杂交。比较两组条带的差异即可得到目的位点的甲基化状态。该法简便、快捷，可定位具体甲基化位点。

（五）基于 Sanger 法重亚硫酸氢钠修饰后测序法

本方法是利用特异性引物将重亚硫酸盐转化后的 DNA 进行扩增、克隆及测序，从而从数以百万计的 DNA 分子中测得甲基化"图谱"。高通量测序技术的发展促进了特异基因位点甲基化检测技术的进步。例如，利用 454 测序平台可在一次测序中对来自不同组织的超过 100 份 PCR 产物完成分析，因此可同时分析多种样品的多个目标区域。利用该方法时要注意 DNA 应被重亚硫酸氢钠充分处理,有报道称靠近甲基化 CG 位点的非甲基化胞嘧啶会拮抗重亚硫酸氢钠的转化作用从而影响检测结果。

(六)焦磷酸测序技术

焦磷酸测序技术,是一种基于化学发光法测定焦磷酸盐(PPi)的高通量、短片段、全自动、实时 DNA 测序技术,可同时分析 96 个样本。Uhlmann 等于 2002 年提出运用本技术检测基因甲基化水平,此技术需首先用重亚硫酸盐将基因组 DNA 中未甲基化胞嘧啶(C)转化为尿嘧啶(U)而甲基化胞嘧啶保持不变,因此 PCR 扩增后甲基化位点就变成 CT 单碱基多态性位点,其中等位基因 C 的频率即为 DNA 甲基化水平。其后在同一反应体系中进行由 4 种酶催化的级联化学发光反应:引物与模板 DNA 退火后,在 DNA 聚合酶、三磷酸腺苷硫酸化酶、荧光素酶和三磷酸腺苷双膦酸酶的协同作用下,将引物上每个dNTP(脱氧核糖核苷三磷酸)的聚合与一次荧光信号的释放耦联起来。反应产生的荧光信号强度与聚合的 dNTP 个数成正比,根据 dNTP 类型和荧光信号强度可实时记录模板DNA 的核苷酸序列。

在高通量快速检测的趋势下,焦磷酸测序技术更加方便快捷且可实现实时定量,以其准确快速简便的技术特点,在单核苷酸多态性分析、等位基因频率测定、微生物鉴定分型、甲基化分析、表达量测定等方面的应用中展现了巨大的优势,但也存在不足之处,即所检测 DNA 片段长度较为有限。

(七)甲基化特异性 PCR

首先将 DNA 经重亚硫酸氢钠处理,其次进行 PCR 反应,针对经重亚硫酸氢钠处理后的甲基化或非甲基化 DNA 链设计出两种引物对,若用前者能扩增出片段,说明该检测位点没有甲基化。利用甲基化特异性 PCR(MSP)检测 DNA 甲基化的优点为检测快速方便、灵敏度高、应用范围广且所需费用低。该方法可检测出比例低至 1/1 000 的甲基化等位基因片段,且对 DNA 的质和量要求较低,能用于微量 DNA 样本或石蜡包埋组织 DNA样本甲基化分析。MSP 法的缺点在于只能定性检测而不能定量分析且需设计多对引物,此外如果基因组 DNA 经重亚硫酸氢盐处理不彻底,可能会产生假阳性结果。

(八)重亚硫酸氢钠联合限制性内切酶分析法

将重亚硫酸氢钠处理后的 DNA 进行 PCR 扩增,用限制性内切酶酶切 PCR 产物,后根据电泳条带的不同位置及亮度即可检测出 DNA 的甲基化状态及甲基化程度。JACOB等应用重亚硫酸氢钠联合限制性内切酶分析法(CO-BRA)与测序相结合(COBRA-Seq)在卵巢癌中检测出 GBGT1 基因启动子区出现高甲基化。CO-BRA 可快速、灵敏、定量分析甲基化水平,并可用于微量检测,且无须预先知道 CpG 位点及样本序列,不受 DNA 甲基化水平范围的限制;其不足之处在于定量的准确性,这取决于重亚硫酸盐处理 DNA 样本是否完全,且甲基化分析为特殊酶切位点即受限于内切酶的酶切位点。

(九)PCR 荧光法

该方法基于 Taqman 探针实时定量检测,其中探针的设计是关键。首先是由重亚硫酸盐联合限制性内切酶分析法检测 DNA 甲基化状态,其次设计与待测甲基化 DNA 位点互补的探针,探针的 5′端连接上一个荧光报告寡核苷酸基因(6FAM),3′端连接荧光淬灭寡核苷酸基因(TAMRA),探针与待测 DNA 杂交,在 PCR 引物延伸至探针时,TaqDNA 聚合酶5′至3′外切酶活性会将探针5′端的荧光报告基因切下,3′端荧光淬灭基因则不能再将其抑制,荧光报告基因释放荧光即可被检测,荧光强度和甲基化水平成正比。但该方法前提是待测 DNA 序列已知。

二、RNA 甲基化检测方法

同 DNA 甲基化检测方法相类似,RNA 甲基化检测同样分为整体水平的检测和精确到特异位点的检测。整体甲基化检测方法主要有 LC‐MS/MS(液相二级质谱法);MeRIP‐seq、miCLIP 以及 SCARLET 等方法则可明确甲基化位点,稍有不同的是 MeRIP‐seq 法分辨率较低,为 100 个碱基左右,而 miCLIP 和 SCARLET 法可精确到单碱基的程度。

(一)LC‐MS/MS(液相二级质谱法)

在液相质谱的基础上采用串联质谱,能够获得分子离子峰和碎片离子峰,可对碱基同时进行定性和定量分析。将消化为单碱基的 RNA 样本注入液相色谱仪,根据出峰的保留时间面积可计算各个碱基的含量;而后进入质谱串联分析,将单个核糖核苷酸打断成五碳糖和嘧啶或嘌呤,根据出峰的保留时间计算 N6‐甲基腺嘌呤(m6A)的面积。最后根据 m6A 和总腺嘌呤的比例计算出 m6A 在 mRNA 上整体的甲基化程度。该方法可定量,且简便、成本低,但不能对甲基化位点准确定位。

(二)MeRIP‐seq/m6A‐seq

该方法结合了免疫共沉淀和高通量测序的方法,用 m6A 特异性抗体筛选带有 m6A 的 mRNA 片段并将其沉淀,构建相应的 cDNA 测序文库,然后进行高通量测序,对 m6A 甲基化程度较高的区域进行定位。该法可以以较高的精确度对全基因组进行测序,并得到较为精确的甲基化位点。由于该方法的分辨率为 100 个碱基左右,所以只能对大致的区域进行分析。

(三)miCLIP

miCLIP 是一种结合免疫共沉淀、共价交联及高通量测序的技术,它的基本检测原理为:用紫外光诱导 m6A 抗体与含有 m6A 的 RNA 交联,交联后该 RNA 反转录得到的 cDNA 会出现 C‐T 突变或者就此截断,因此可以指示 m6A 的存在。

(四)SCARLET

SCARLET 法是一种结合了特定位点切割、放射性标记、"夹板"辅助提取以及薄层色谱法等多种技术的 RNA 测序法。首先根据靶 mRNA 序列设计嵌合寡核苷酸,对目标核苷酸进行放射性标记;其次利用"夹板"辅助将嵌合寡核苷酸同待测 RNA"结扎"在一起,后用 RNA 酶消化,待测序列因受"夹板"固定保护免受酶解,从而可被检测。最后利用薄层色谱法分析具体修饰位点。该法分辨率高,但由于有放射性以及成本较高,其开展受限。

三、组蛋白甲基化检测方法

（一）染色质免疫沉淀技术

染色质免疫沉淀技术（chromatin immunoprecipitation，CHIP）用来研究细胞内 DNA 与蛋白质相互作用，具体来说就是确定特定蛋白是否结合特定基因组区域——可能定义顺反组。CHIP 还可用来确定基因组修饰相关的特定位点（即组蛋白修饰酶的靶标）。此方法的简要过程如下：细胞裂解液里的蛋白和相关染色质暂时结合；染色质（DNA）蛋白复合物被剪切，与所研究蛋白相关的 DNA 片段被选择性免疫沉淀；相关 DNA 片段被纯化，顺序被测定。一般认为这些 DNA 顺序在活体内与所研究蛋白一致。

（二）蛋白质免疫印迹

蛋白质免疫印迹（Western Blot，WB）是将电泳分离后的细胞或组织总蛋白从凝胶转移到固相支持物 PVDF 膜或 NC 膜上，然后用特异性抗体检测某特定抗原的一种蛋白质检测技术，现已广泛应用于基因在蛋白质水平的表达研究、抗体活性检测和疾病早期诊断等多个方面。WB 只能从细胞以及组织的整体水平上进行甲基化组蛋白的检测，远远不能满足更深一层次的研究需求。

（三）生物芯片

生物芯片是根据生物分子间特异相互作用的原理，将生化分析过程集成于芯片表面，从而实现对 DNA、RNA、多肽、蛋白质以及其他生物成分的高通量快速检测。鉴于其高通量、微型化和自动化的优点，生物芯片逐渐被研究者广泛采用。常用生物芯片有三大类：基因芯片、蛋白质芯片和芯片实验室。蛋白质芯片的出现为我们提供了一种比传统的凝胶电泳、WB 及酶联免疫吸附测定更为方便、快速的研究蛋白质的方法。它能够提供一份涵盖整个基因组序列位点的组蛋白甲基化表达图谱，帮助研究者选择出有意义的组蛋白甲基化位点，再进行针对性具体研究。

第三节　DNA 甲基化与肺癌

一、甲基化模式改变与肺癌

肺癌是世界上最常见的恶性肿瘤之一，其发病率和死亡率居恶性肿瘤之首。由于缺乏有效的常规诊断方法，大多数肺癌患者确诊时已是晚期。使用 LDCT 进行筛查已被证明可以用于早期诊断并降低死亡率。但是由于 LDCT 的特异性低，很难达到令人满意的效果，而且 30% 的 Ⅰ 期肺癌患者术后会复发。对于无法手术的晚期肺癌患者，必须接受放射治疗、化学治疗、靶向治疗或者免疫治疗，且有复发和转移的危险。因此，寻找一种新的用于肺癌早期诊断的生物标志物对于提高临床治疗效果，降低其死亡率有重要意义。

肿瘤的发生是遗传学和表观遗传学多种变异积累的结果。表观遗传学改变包括 DNA/RNA 甲基化改变、组蛋白修饰异常、核小体定位和非编码 RNA 作用等,是癌症发生和发展的标志。其中,DNA 甲基化是表观遗传学的重要内容,被认为是肺癌发生过程中最早发生改变的分子结构,在肺癌的发生中发挥了重要的作用。在正常组织中,基因组大部分 CpG 位点被甲基化修饰。在肿瘤细胞中,DNA 常见重复序列、组织特异性基因以及印记基因的相关 CpG 位点往往呈现去甲基化状态,因此肿瘤基因组整体甲基化水平比正常组织低 20% ~ 60%;但局部区域如抑癌基因启动子 CpG 岛却发生异常高甲基化,造成染色质螺旋程度增加,基因转录受到抑制,导致抑癌基因表达下降。肿瘤细胞基因组总的表现特征为广泛的总基因组 DNA 或癌基因低甲基化和局部肿瘤抑癌基因 CpG 岛的高甲基化。

（一）DNA 异常低甲基化模式

肿瘤细胞中常见全基因组的低甲基化会导致基因的突变率增加,特异基因尤其是启动子区域的低甲基化则会激活癌基因,促进肿瘤细胞生长及转移。

在大多数肿瘤细胞 DNA 中均可发现 DNA 低甲基化表达状态,且其与细胞恶变的发生相关。原癌基因的低甲基化可使癌基因活化,一些具有致癌潜能的基因常常伴有特定部位的低甲基化。如 *GPC5* 基因位于 13q31.3,是磷脂酰肌醇蛋白聚糖家族成员之一,与细胞外基质结构蛋白、趋化因子和生长因子等相互作用,在细胞的生长、分化和反应过程中起重要作用。*GPC5* 基因甲基化与多种肿瘤发生发展有关,Li 等研究发现,在 NSCLC 组织中致癌基因 *GPC5* 的低甲基化程度比正常肺组织明显增高,导致其表达激活,促进肺癌细胞的增殖迁移,影响患者的预后;Yang 等报道 *GPC5* 阳性组的总体生存率明显高于肺腺癌 *GPC5* 阴性组,*GPC5* 基因在 NSCLC 中的低甲基化高表达可显著抑制肿瘤体外转移入侵;但 Yuan 等报道 *GPC5* 抑癌基因在肺腺癌中呈高甲基化。有证据表明,存在于 miRNA 启动子区域 CpG 岛甲基化受到抑制,可促进肿瘤抑制 miRNA 的高表达,导致致癌途径的去阻遏从而激活细胞增殖迁移、血管生成、侵袭和转移。由此可见,基因组的低甲基化状态与肺癌的发生相关。通常对于恶性肿瘤来说,即正常组织恶变转化进展至恶性肿瘤的过程中,其整体 DNA 甲基化水平是呈减低趋势,其具体原因尚不明确,现普遍认为与 DNMTs 的活性强弱或表达量有关。

（二）DNA 异常高甲基化模式

正常情况下,抑癌基因的 CpG 岛为非甲基化状态;而在某些肿瘤中抑癌基因启动子区 CpG 岛区域发生高甲基化,抑制了其转录和表达,使抑癌基因失活,导致肿瘤的产生。

目前,对肺癌相关抑癌基因的研究多以临床上切除的 NSCLC 为标本,而所研究的抑癌基因的种类则是多种多样,如以 *P16* 为代表的周期依赖性激酶蛋白抑制基因,以 *CDH1*、*CDH13* 为代表的细胞黏附相关基因、*RAS* 相关区域家族 1A 基因（*RASSF1*）,以 O6-甲基鸟嘌呤-DNA-甲基转移酶（*MGMT*）为代表的 DNA 修饰基因以及脆性组氨酸三联体（*FHIT*）基因等,这些基因在肺癌细胞中都存在不同程度的甲基化,进而导致相应 mRNA 的表达降低,促进肿瘤的发生与发展。

（1）*P16* 基因：作为周期依赖性激酶蛋白抑制剂，是最常见的抑癌基因。*P16* 在多种肿瘤中都存在基因沉默和表达失活的现象，使其失活的主要方式为启动子区甲基化、基因突变及缺失等。在 NSCLC 中，*P16* 基因通常会出现启动子区甲基化现象，从而导致其表达失活。

（2）*CDH1*、*CDH13* 基因：*CDH1*、*CDH13* 基因均属于钙黏素家族。*CDH1* 编码的蛋白为 E-钙黏蛋白（E-Cad），E-Cad 作为一种糖蛋白，在抑制肿瘤的侵袭和转移方面发挥着重要的作用。*CDH1* 作为一种抑癌基因，能够抑制肿瘤浸润和转移。而 *CDH1* 启动子区 CpG 岛的甲基化则会导致 E-Cad 的失活，从而促进肿瘤转移。*CDH13* 基因作为钙黏素家族的另一成员，负责编码蛋白 H-钙黏蛋白（H-Cad），同样起着抑制肿瘤生长的作用，启动子区 CpG 岛的甲基化也是 H-Cad 失活的主要原因。有研究发现，在肺癌患者的外周血中，可以检测到 *CDH13* 基因的超甲基化，而在健康人群中则没有此现象。

（3）*RASSF1* 基因：*RASSF1* 主要参与细胞周期的调节。作为抑癌基因，是现阶段所统计发现的人类肿瘤细胞中甲基化频率最高的一个。*RASSF1* 启动子区高度特异性甲基化是其在肺癌中表达失活的主要原因，与肺癌的发生发展及预后有密切的关系。*RASSF1* 基因在 NSCLC 中的甲基化频率一般为 30% ~ 40%，而在小细胞肺癌中，其甲基化率甚至可以达到 80%。

（4）*MGMT* 基因：MGMT 是一种高效的 DNA 修复酶，它能通过消除鸟嘌呤 O6 位上的复合物保护细胞免受致癌物影响，从而达到修复 DNA 序列中 6-氧-甲基鸟嘌呤的损伤，维持基因组稳定的重要作用。MGMT 的失活使细胞的凋亡减缓，从而导致肿瘤的发生，而启动子区的甲基化是其表达缺失的主要原因。有研究表明，在早期的肺癌患者中，经常能发现 *MGMT* 启动子异常甲基化的现象，对肺癌患者血清样品中 *MGMT* 的甲基化进行检测，其阳性率可达 24.62%。

（5）*FHIT* 基因：*FHIT* 作为一个抑制基因，广泛存在于人类正常组织中，主要参与细胞周期的调控和细胞凋亡。余宗涛等研究发现，在 45 例肺癌患者中，*FHIT* mRNA 在肺癌癌旁组织中能全部表达，而在肺癌组织中表达缺失率达 48.89%。同时还发现 *FHIT* 基因启动子在肺癌组织中发生甲基化的频率为 40%，在癌旁组织中的发生率仅为 8.7%。表明 *FHIT* 启动子甲基化与肺癌的发生发展有相关性。

由于检测甲基化技术的不断更新，肺癌中基因高甲基化状态的报道逐渐增多，而特定位置 DNA 启动子区的异常高甲基化是导致某些抑癌基因低表达或不表达的主要机制。在肺癌细胞中多种抑癌基因的甲基化状态存在改变，导致抑癌基因表达沉默，主要原因就在于这些基因启动子区域 CpG 岛呈高甲基化状态。Yuan 等报道 *GPC5* 抑癌基因在肺腺癌组织中呈高甲基化状态，导致该基因表达的下调，而其低表达与患者的预后不佳正相关；且证实 *GPC5* 通过结合细胞表面的 Wnt3a 抑制 Wnt/β-catenin 信号通路，抑制肺癌的增殖、迁移和侵袭。事实上，在许多恶性肿瘤的癌前病变或早期病变中均可发现多个抑癌基因启动子区域 CpG 岛的高甲基化状态改变。有研究证实，DNA 启动子或第一外显子区域富含胞嘧啶 C 与基因高甲基化状态所致的基因沉默有关，因基因的高甲基化而使基因的正常表达转变为沉默状态。这充分表明，启动子或第一外显子区域的 CpG 岛高甲基化模式改变在肿瘤发生发展的早期阶段，甚至癌前阶段就已经存在，这也许是肿瘤发生的主要起始因素之一。

二、循环 DNA 甲基化作为血清生物标志物的优势

越来越多的证据表明,DNA 甲基化是人类恶性肿瘤中常见的现象,因此它能作为肿瘤标志物应用于临床。外周血是肺癌早期筛查和诊断比较理想的样本,肿瘤患者血液中存在肿瘤细胞释放的循环 DNA,并且与原发肿瘤有着相同的基因改变。

循环 DNA 甲基化因具有以下特征能成为肿瘤的生物标志物。

(1)外周血有采集方便、侵入性小、患者易于接受的优点,是 DNA 甲基化检测的理想材料。患者外周血中,由坏死细胞释放的循环 DNA 较健康对照多,可以根据两者 DNA 甲基化水平的差异,联合肿瘤标志物、其他分子生物学检测的方法,将两者区分开。

(2)与其他的生物标志物相比,DNA 甲基化相对稳定,可从定期收集的福尔马林固定石蜡包埋(FFPE)临床资料中获得。

(3)这个表观遗传学标记定位在 CpG 岛,靠近基因起始位点,并且经亚硫酸氢钠转换之后,它同其他基于核酸的生物标志物一样可进行扩增。

(4)部分异常甲基化可出现在早期肿瘤组织中,更有利于早期诊断。

三、DNA 甲基化在肺癌临床中的应用

(一)DNA 甲基化与肺癌早期诊断

目前对非小细胞肺癌的诊断主要依据临床症状、影像学检测和组织病理学检查等,但多数患者临床症状出现较晚,且活体取样困难,在首次诊断时已呈晚期,治疗困难,因此进行无创性早期诊断意义重大。甲基化发生在癌变的早期,已成为癌症筛查和早期检测的有效生物标志物。许多研究已证实,DNA 甲基化几乎与所有肿瘤的发生有关,并在早期癌前病变时就已出现,因此在早期肺癌中 DNA 的异常甲基化可成为肺癌诊断、监测的生物标志。正常人外周血中普遍存在少量游离的 DNA,而肿瘤细胞坏死产生的 DNA 又能游离至外周血、痰液、尿液中,因此检测这些体液中 DNA 甲基化水平可作为一种方便、快捷、特异性高又无创的技术,能有效解决早期肿瘤组织不易发现及检测困难的问题。

目前,外周血是用来检测早期肺癌异常甲基化比较理想的样本,研究较多的关于非小细胞肺癌的异常甲基化位点均在血浆/血清中检测出,如 Hsu 等的研究中,肺癌患者血浆 BLU、CDHI3、FHIT、P16、RARβ 和 RASSF1A1 基因中任意两者的甲基化对肺癌诊断的灵敏度和特异度均分别可达 73% 和 82% 以上,可作为非小细胞肺癌早期诊断的潜在标志物。许多研究报告了 ctDNA 甲基化在筛查和诊断肺癌中的潜力。各种基因启动子甲基化(表 10-1)以及组合(表 10-2)可以有效地区分肺癌患者和健康对照。研究较多的生物标志物包括 SHOX2、RASSF1A、RARB2、LINE-1、P16、MGMT、DAPK、APC 和 DLEC1。

表 10-1　液体活检中的单个 DNA 甲基化作为肺癌诊断的生物标志物

DNA 甲基化	体液	方法	病例数	对照数目	灵敏度/特异度(%)
SHOX2	血浆	qMSP	222	189	60/90
	血浆	qMSP	38	31	80.65/78.57
DCLK1	血浆	qMSP	65	95	49.2/91.6
SEPT9	血浆	qMSP	75	100	44.3/92.3
IEAA	血液	HM450K	43	1 986	*IEAA* 增加 1 个单位会导致 LC 风险增加 50%
RARβ2	血浆	MSP	52	26	63/51
	csbDNA	MSP	52	26	70/63
DLEC1	血浆	MSP	78	50	36/98
CDH1	血清	qMSP	76	30	62/70
DCC	血清	qMSP	76	30	35.5/100
CDH13	血浆	MSP	63	36	33/83
P16	血清	MSP	22	0	14/−
	血浆	F-MSP	35	15	40/100
	血浆	modified semi-nested MSP	105	0	73/−
	血浆	F-MSP	30	30	50/−
	EBC	F-MSP	30	30	40/−
DAPK	血清	MSP	22	0	18/−
	血清	NA	50	0	40/−
GSTP1	血清	MSP	22	0	5/−
MGMT	血清	MSP	22	0	18/−
TMS1	血清	NA	50	0	34/−
RASSFS1A	血清	NA	50	0	34/−
	血细胞	NA	NA	NA	LC 诊断阳性
APC	血清/血浆	MSP	89	50	47/−
LINE-1	csbDNA	MIRA	56	44	AUC 0.69
	血沉棕黄层 DNA	PCR 焦磷酸测序	34	360	次甲基化与 LC 风险高 3.2 倍相关
P53	外周淋巴细胞 DNA	HpaII 定量 PCR	100	−	次甲基化与 LC 风险增加 2 倍有关

（表格来源：LU Y,LI S,ZHU S,et al. Methylated DNA/RNA in body fluids as biomarkers for lung cancer[J]. Biological Procedures Online,2017,19(1):2.）

表 10-2　液体活检 DNA 甲基化组合作为肺癌诊断的生物标志物

DNA 甲基化组合	体液	方法	病例数	对照数	敏感度/特异度(%)
RASSF1A/RARB2	血浆/csbDNA	qMSP	60	32	87/75
SHOX2/PTGER4	血浆	Rt-PCR	117	122	67/90 或 90/73
RTEL1/PCDHGB6	cfDNA	qMSP-PCR	70	80	62.9/90（AUC 0.755）
HOXD10/PAX9/PTPRN2/STAG3	血清	MSRE/qPCR	23	23	87.8/90.2
APC/RASSF1A/CDH13/KLK1/DLEC1	血浆	MSP	110	50	83/70
APC/AIM1/CDH1/DCC/MGMT/RASSF1A	血清	qMSP	76	30	84/57
DAPK/PAX5b/PAX5a/Dal1/GATA5/SULF2/CX-CL14	痰	MSP	40	90	75/68
MGMT/DAPK/PAX5β/Dal-1/PCDH20/Jph3/Kif1a			64	64	
CSF3R/ERCC1	外周血白细胞	焦磷酸测序	138	138	预测 SCLC 的较高风险
CDH1/P16/MGMT/DAPK	外周淋巴细胞	MSP	49	22	LCH 早期发生 *CDH1* 和 *DAPK* 的甲基化　*P16* 和 *MGMT* 的甲基化发生在后期 LC 中
P16/RASSF1A/FHIT/RTL	WBC DNA	基于 SYBR Green 的 qMSP 和 qPCR	20	200	AUC 0.670~0.810

（表格来源：LU Y, LI S, ZHU S, et al. Methylated DNA/RNA in Body Fluids as Biomarkers for Lung Cancer[J]. Biological Procedures Online, 2017, 19(1):2.）

(二) DNA 甲基化与肺癌的治疗

与遗传学改变不同,表观遗传修饰是可逆的,因此逆转甲基化改变成为更有效的抗癌治疗潜在策略,也为目前早期肺癌的治疗开辟了新的途径。DNMT 抑制剂可以抑制并纠正 DNA 的异常甲基化,引起一系列细胞生物学的改变,进而抑制肿瘤的发生发展。DNMT 抑制剂可分为核苷类 DNMT 抑制剂和非核苷类 DNMT 抑制剂。其中核苷类 DNMT 抑制剂包括吉西他滨、阿扎胞苷、折布拉林等。核苷类 DNMT 抑制剂对血液系统肿瘤的治疗效果较好,临床上用于治疗骨髓增生异常综合征(MDS)效果显著,但是这类药物结合 DNA 缺乏特异性,因此副作用较大,另外该类药物对实体瘤的治疗结果不佳,原因仍需进一步探索。非核苷类 DNMT 抑制剂包括反义寡核苷酸类、氨基苯甲酸类、肼类、邻苯二酰胺类等。

使用去甲基化药物是调节甲基化失衡的重要手段,因此去甲基化药物可作为肿瘤治疗的靶向药物。但是 DNA 去甲基化的治疗方法仍存在一定的局限性,由于 DNMT 抑制剂的去甲基化作用缺乏特异性,可能导致原癌基因和转座元件的激活,有潜在的致癌性和致突变性,可导致严重的副作用。另外,经 DNMT 抑制剂纠正的甲基化 DNA 仍有可能再次甲基化,不能从根本上阻止肿瘤的发生。因此,深入了解去甲基化药物药代学和药动学的特点,以此为基础研发 DNMT 选择性抑制药物是提高肿瘤治疗效果,减少副作用的有效途径。

(三)DNA 甲基化与肺癌的预后

DNA 甲基化可用于检测手术/化学疗法后癌症复发的风险。由于其半衰期短及肿瘤细胞代谢旺盛,ctDNA 可以准确地反映肿瘤负荷,起到监视肿瘤变化的作用。应用 ctDNA 甲基化的检测监视肿瘤的复发以改善临床效果,可以成为影像和肿瘤标志物的良好替代品。DNA 甲基化的生物标志物有望作为肺癌预后判断的指标。Zhang 等人的研究发现 PAX6 基因在 NSCLC 中表现高甲基化,并证明了 PAX6 基因启动子高甲基化与 NSCLC 患者的病理类型的分化程度、转移情况以及 TNM 分期呈正相关性,表明甲基化 PAX6 可能是 NSCLC 预后评估的生物标志物。在晚期和转移性肺癌中,一些生物标志物与疾病进展和生存相关,包括 BRMS1,SOX17,DCLK1 和 SFN 启动子甲基化(表 10-3)。

表 10-3　液体活检 DNA 甲基化可作为肺癌预后和预测的生物标志物

DNA 甲基化	体液	方法	病例数	对照数	主要发现
SHOX2	血浆	qMSP	36	–	对生存的负面影响
RARB2/RASSF1A	血浆	qMSP	26	–	新辅助化疗和手术后减少
RARB2	血浆	qMSP	26	–	复发前增加
RASSF1A/APC	血浆	qMSP	316	–	化疗后增加 与对顺铂的良好反应相关
DCLK1	血浆	qMSP	65	95	对生存的负面影响
BRMS1	血浆	qMSP	122	24	对生存的负面影响
SOX17	血浆	qMSP	122	24	对生存的负面影响
SFN	血清	qMSP	115	–	铂类化疗对生存的积极影响
CHFR	血清	qMSP	366	–	与化疗相比,二线 EGFR-TKI 对生存率的负面影响
smoCpGs	全血	HM450K	60	1505	预测 LC 死亡率(HR 7.82)
APC/RASSF1A/CDH13/CDKN2A	血浆	MSP	45	–	对 PFS 和 OS 的负面影响

(表格来源:LU Y,LI S,ZHU S,et al. Methylated DNA/RNA in body fluids as biomarkers for lung cancer[J]. Biological procedures online,2017,19(1):2.)

第四节　RNA 甲基化与肺癌

一、m6A RNA 甲基化修饰

RNA 表观遗传修饰是 RNA 调节基因表达的化学基础,迄今已鉴定的化学修饰达 170 余种。mRNA 作为 DNA 和蛋白质之间的核心分子连接,是遗传信息阅读过程的重要环节。N6-甲基腺嘌呤(m6A)是 mRNA 中最丰富的转录后修饰之一,约占总修饰的 50%。

m6A 修饰是指甲基转移酶催化腺嘌呤在^{6}N 位置发生甲基化修饰的过程。1994 年,Bokar 等人首次发现甲基转移酶复合物可以催化 m6A 的形成。m6A RNA 甲基化是一个动态可逆的修饰过程,从催化形成到功能实现主要受 m6A 甲基转移酶复合物(writers,编码器)、m6A 去甲基化酶(erasers,消码器)和 m6A 读取蛋白(readers,读码器)的调控(图 10-2)。

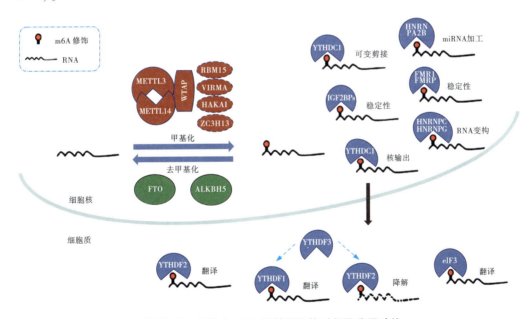

图 10-2　细胞中 m6A 甲基化修饰过程及分子功能

(图片来源:裴雨晴,崔巍. m6A RNA 甲基化在肿瘤中的研究进展[J]. 中华医学杂志,2020,100(7):556-560.)

二、m6A RNA 去甲基化

去甲基化酶包括脂肪和肥胖相关蛋白(fat-mass and obesity-associated protein,FTO)、

ALKB 同源物 5（Alk B homolog 5，ALKBH5），二者可通过一系列复杂的中间反应逆转 mRNA 中 m6A 甲基化进程。然而，FTO 和 ALKBH5 介导 mRNA 去甲基化的底物存在差异。研究证实，FTO 可促使 m6A 和帽 N6 - 2 - 氧 - 二甲基腺苷（N6 - 2 - O - dimethyladenosine，m6Am）去甲基化，敲除细胞或小鼠胚胎中 FTO，可检测到 m6Am 水平显著升高，mRNA 的稳定性增强，但其底物优先与何种甲基化修饰结合，可能与底物在细胞核和细胞质中的亲和力有关。不同于 FTO，敲除 ALKBH5 只能增加 m6A 水平，不能增加 m6Am 水平，ALKBH5 只选择性去甲基化 m6A，而对 m6A m 没有亲和力。这些研究揭示了 m6A 去甲基化的复杂机制，以及其所介导酶的复杂性。

三、m6A RNA 甲基化修饰作为生物标志物在肺癌中的应用

近年来，越来越多的研究表明，m6A 修饰异常与包括肺癌在内的肿瘤的发生发展密切相关。研究发现，在 NSCLC 中 METTL3 和 Yes 相关蛋白（Yes-associated protein，YAP）在肺癌组织和癌细胞系中的表达水平均高于正常肺组织和肺上皮细胞，同时它们可促进肿瘤细胞转移和耐药产生。其过程如下，METTL3 启动的 m6A mRNA 甲基化通过将 YTHDF1/3 和 eIF3b 募集到翻译启动复合物中来促进 YAP mRNA 的翻译，并通过调节 MALAT1-miR-1914-3p-YAP 轴来增加 YAP mRNA 的稳定性。YAP 表达和活性的增加可诱导 NSCLC 的转移和耐药的产生。METTL3-MALAT1-miR-1914-3p-YAP 轴的活性降低逆转了顺铂抵抗并抑制肺癌的转移。

第五节　组蛋白甲基化与肺癌

表观遗传失调通常是由 DNA 异常变化和组蛋白修饰引起的。目前，DNA 甲基化已被广泛接受为肺癌临床管理中的重要生物标志物，因为基于 DNA 甲基化的生物标志物可在有关早期诊断、分期、预后和治疗反应预测的独特临床问题中提供有用的信息。组蛋白修饰中研究最深入的模式是组蛋白甲基化，可以促进或抑制不同基因位点的转录，因此在肺癌中起着相当复杂的作用。据研究，组蛋白尾巴上赖氨酸（K）和精氨酸（R）残基的甲基化在很大程度上决定了染色质的构型，因此决定了生物学结果。与其他组蛋白修饰一样，组蛋白甲基化是由一系列"橡皮擦"和"书写"酶调节的动态过程。甲基化的"清除子"和"书写子"分别去除和添加对于基因表达、基因组稳定性和细胞命运至关重要的特定甲基标记。组蛋白赖氨酸残基的甲基转移酶"书写子"和相应的脱甲基酶"清除子"被称为组蛋白赖氨酸甲基转移酶/去甲基酶（分别简称为 KMT/KDM）。对于组蛋白精氨酸残基，"书写子"和"清除子"分别是组蛋白精氨酸甲基转移酶和组蛋白精氨酸脱甲基酶。

一、KMT 及其在肺癌中的作用

KMT 可以去除组蛋白或非组蛋白底物的赖氨酸残基上的甲基。根据结构组织和催

化结构域的相似性,KMT 分为两类:含 SET 结构域的 KMT 和唯一不含 SET 结构域的 KMT DOT1L。在人类中发现的第一个组蛋白 KMT 是 H3K9 甲基转移酶 SUV39H1,它是果蝇 Su(var 3-9)的哺乳动物同源物。之后发现了更多的组蛋白 KMT,它们的靶点是 H3K4、H3K9、H3K27、H3K36、H3K79 或 H4K20。除了它们在生理活动中的重要作用外,还发现这种甲基转移酶与癌症密切相关。表 10-4 总结了代表性的组蛋白甲基转移酶的结构和功能及其在肺癌中的治疗潜力。

表 10-4 在肺癌中组蛋白甲基转移酶的功能

名称	靶点	与肺癌的联系
MLL2	H3K4	在 NSCLC 中表达缺失和有害突变
G9a	H3K9	在肺癌中高表达
EZH2	H3K27	在肺癌中高表达
SMYD2	H3K36	有助于 NSCLC 生长
SETD2	H3K36	原发性 NSCLC 的
WHSC1L1	H3K36	在肺癌中高表达
DOT1L	H3K79	有助于 NSCLC 细胞生长
SETD8/PRSET7	H4K20	在肺癌中高表达
SUV4-20H1/2	H4K20	H4K20me3 在肺癌进展过程中减少
PRMTs	Arginine on H3 and H4	有助于 NSCLC 细胞生长,TKI 耐药的 NSCLC 细胞中高表达

(表格来源:CHEN Y, LIU X, LI Y, et al. Lung cancer therapy targeting histone methylation: opportunities and challenges[J]. Computational and Structural Biotechnology Journal,2018,16:211-223.)

(一)含 SET 结构域的 KMT

SET 域包含大约 130 个碱基,为 KMT 的进化保守催化基序。它最初是从 3 种果蝇蛋白中鉴定出来的,即参与表观遗传过程的杂色抑制物 3-9[Su(var)3-9],zeste 增强子[E(z)]和 Trithorax(Trx)。大多数组蛋白 KMT 的 SET 域都与组蛋白以及甲基供体(S-腺苷-L-蛋氨酸,也称为 AdoMet 或 SAM)和反应产物(S-腺苷-L-高半胱氨酸,也称为 AdoHcy 或 SAH)结合。大多数含 SET 的组蛋白 KMT 依赖于 SAM 或 SAH。SET 结构域内的结状结构有助于形成甲基转移酶活性位点。下面是几种肺癌中常见的含有异常 SET 域的 KMT。

(1)EZH2:是果蝇 En(zeste)的人类同源物,是 Polycomb Repressed Complex 2(PRC2)的关键催化成分。EZH2 借助于辅助因子 SUZ12 和 EED 以 SAM 依赖的方式发挥了关键作用,将 1 个、2 个和 3 个甲基化标记转移至 H3K27(H3K27me1,me2,me3)。高水平的 EZH2 和相关的 H3K27me3 与癌症的不良临床结果密切相关,包括较低的总生存期和无病生存期。此外,与 EZH2 阴性的晚期 NSCLC 患者相比,EZH2 表达阳性的晚期 NSCLC

患者,对铂类化疗有更强的耐药性。

过表达的 EZH2 以多种方式促进肺癌进展,涉及增殖、凋亡抑制、迁移和转移。研究表明,EZH2 与血管内皮生长因子-A(VEGF-A)信号通路和 AKT 磷酸化之间存在相互调节作用,这与增强细胞增殖、迁移和转移密切相关。在 96% 的肺鳞癌样品中,还发现 EZH2 表达增加与 E2F 扩增或 RB1 丢失密切相关,后者导致 E2F/Rb 途径的破坏。PRC2 靶基因的异常甲基化有助于在肺鳞癌中形成"干细胞样"超甲基化标记,从而导致高度侵袭性的肿瘤表型,例如细胞快速生长。此外,过表达 EZH2 通过表观遗传上沉默 TGF-β Ⅱ型受体(TβRⅡ)从而抑制细胞凋亡,促进肺鳞癌的进展。相应地,沉默 EZH2 可通过破坏细胞周期并触发细胞死亡来抑制肺癌细胞的生长。这些都清楚地证明了 EZH2 在肺癌中的致癌作用,并且正在临床试验中的几种 EZH2 抑制剂具有潜在的应用潜力,可作为新型靶向疗法或作为当前肺癌药物治疗的辅助手段。

(2)MLL2:是 MLL(KMT2)甲基转移酶的家族成员,有研究表明,MLL2 是中国 NSCLC 患者中最常见的突变基因之一。在 NSCLC 中通常观察到 MLL2 表达缺失,在 11.4% 的 NSCLC 患者中发现 MLL2 的有害突变。人肺鳞癌细胞系中的 MLL2 突变与 MLL2 蛋白水平降低和 H3K4 的单甲基化降低有关,并且在一些主要的肺鳞癌临床样品和肺鳞癌细胞系中也发现了高频率的 MLL2 失活突变。由于 MLL2 突变通常会导致基因组不稳定,因此突变 MLL2 可能会引发肺癌的发生,但这一假设还需要更多的证据加以验证。

(3)G9a:是负责 H3K9(H3K9me1,me2)的单甲基化和二甲基化的 KMTs。在侵袭性肺癌细胞中观察到高表达的 G9a,RNAi 介导的 G9a 沉默可减少细胞在体内外的迁移和侵袭,表明 G9a 在肺癌细胞中具有促进转移的作用。G9a 还通过增加 CASP1 启动子周围的 H3K9me2 水平使 caspase 1(CASP1)沉默,从而促进了 NSCLC 细胞的生长和侵袭,G9a 的过表达或 CASP1 的低表达与肺癌的总体生存期短密切相关。除此之外,G9a 的抑制作用还增强了 DNA 双链断裂(DSB)诱导剂的抗肿瘤活性。

(4)SMYD2 和 SETD2:包含 SET 和 MYND 域的 SMYD2,是 H3K36 特异性甲基转移酶之一,它使间变性淋巴瘤激酶(ALK)中的赖氨酸残基甲基化,并有助于致癌性 ALK 活化。与 SMYD2 不同,另一种 H3K36 特异性甲基转移酶 SETD2 在肺癌中起着抑癌作用,在原发性 NSCLC 肿瘤中检测到有害突变 SETD2。SETD2 的丢失和随后 H3K36me3 的减少导致明显的促肿瘤作用,SETD2 可以进一步探索作为 NSCLC 的诊断或预后指标。此外,H3K36 特异性 KMT 在肺癌中的不同作用暗示了由相同的 H3K36 甲基化介导的不同靶基因的复杂且精确协调的调控网络。

(5)SETD8:又被称为 KMT5A 或 SET8,专门针对 H4K20 进行甲基化,并涉及多种癌症过程。有研究表明,SETD8 与细胞周期进程、DNA 损伤反应和转录调控有关。SETD8 的表达升高通过甲基化非组蛋白增殖细胞核抗原(PCNA)刺激 S 期进程,从而促进了肺癌细胞的增殖。另外,SETD8 被 NSCLC 细胞中的肿瘤抑制因子 miR-382 直接抑制,从而抑制了 NSCLC 细胞的肿瘤发生和转移。SETD8 的恢复可以增强 NSCLC 细胞的体外增殖、迁移和侵袭能力。SETD8 还可以通过转录后调控低氧诱导因子-1α(HIF-1α)蛋白稳定性,从而重新编程癌细胞的代谢。所以,SETD8 在肺癌发生和转移中的作用超出了单纯的组蛋白甲基转移酶的作用。

（二）不含 SET 结构域的 KMT

SET 结构域的催化活性不是 KMT 功能的唯一决定因素。DOT1L 是唯一已知的 H3K79 甲基转移酶，与 I 型蛋白精氨酸甲基转移酶（PRMT）具有结构相似性。DOT1L 和 H3K79me3 被确定为治疗急性粒细胞白血病（AML）的有希望的靶标，但在肺癌中的作用尚不清楚。H3K79 甲基化在肺癌细胞系和临床肿瘤组织中上调。DOT1L 组合物减少 H3K79 甲基化并导致细胞增殖受到干扰；此外，DOT1L 缺陷型肺癌细胞中发生染色体错聚，导致细胞周期停滞在 G1 期并随后衰老。有趣的是，在 TGF-β1 诱导的肺癌上皮-间质转化（EMT）过程中，H3K79me3 降低而 DOT1L 表达无明显变化。DOT1L 抑制剂 EPZ5676 和 SGC0946 对 EMT 相关基因无效。这些看似矛盾的结果表明肺癌中 H3K79 甲基化的复杂机制，需要更多的研究来建立 DOT1L 和 H3K79 甲基化的不同作用之间的联系。

（三）其他 KMT

关于其他 KMT 在肺癌中的作用的报道相对较少。对癌症细胞系的研究可能提供了进一步研究的方向。例如，WHSC1L1 是 H3K36 的 KMT，通过对表皮生长因子受体（EGFR）酪氨酸激酶结构域的赖氨酸 721 进行单甲基化来增强 ERK 途径的激活。关于肺癌的 KMT 仍然存在多个未知数，更多的 KMT 在肺癌中具有尚未揭示但值得研究的功能。

二、KDM 及其在肺癌中的作用

直到 2004 年发现第一个组蛋白去甲基酶（KDM）后，蛋白质赖氨酸或精氨酸残基上的甲基化才被认为是可逆的翻译后修饰物（PTM）。根据脱甲基反应的氧化机制和催化结构域的结构，可以将 KDM 分为赖氨酸特异性脱甲基酶（LSDs 或 KDM1 亚家族）和 Jumonji（JmjC）域含脱甲基酶（JmjC KDMs 或 KDM2-7）亚科。迄今为止，已经发现并鉴定了20 多种 KDM，据报道其中许多 KDM 在多种疾病中均失调。表 10-5 总结了肺癌中具有代表性的异常 KDM。

表 10-5　组蛋白脱甲基酶在肺癌中的报道

名称	靶点	与肺癌的联系
KDM1A，LSD1	H3K4me2/me1，H3K9me2/me1	在肺癌中过度表达
KDM2A	H3K36me2/me1	在 NSCLC 中过度表达
KDM3A	H3K9me2/me1	在 NSCLC 中过度表达
KDM4A	H3K9me3/me2，H3K36me3/me2	在肺癌中过度表达
KDM4C	H3K9me3/me2，H3K36me3/me2	在肺肉瘤样癌中过度表达
KDM4D	H3K9me3/me2/me1，H3K36me3/me2	在肺癌中过度表达
KDM5A	H3K4me3/me2	在肺癌中过度表达

续表 10-5

名称	靶点	与肺癌的联系
KDM6A	H3K27me3/me2/me1	损失导致肺肿瘤的发生
JMJD6	Arginine on H3 and H4	在肺癌中过度表达
PAD4	Arginine on H3 and H4	过度表达导致 NSCLC 中吉非替尼耐药

（表格来源：CHEN Y，LIU X，LI Y，et al. Lung cancer therapy targeting histone methylation：opportunities and challenges[J]. Computational and Structural Biotechnology Journal，2018，16：211-223.）

（一）不包含 JmjC 域的 KDM

LSD 家族成员利用辅因子黄素腺嘌呤二核苷酸（FAD）使赖氨酸残基去甲基化。由于亚胺中间体的形成在去甲基化过程中需要质子化的胺,因此 LSD 家族成员仅能够对单和二甲基赖氨酸残基（me1，me2）进行去甲基化,而不能对三甲基化（me3）赖氨酸残基进行脱甲基。LSD1（或 KDM1A）是第一个报道和研究最多的 KDM 脱甲基酶,属于不含 JmjC 域的 LSD 家族。LSD1 通常在 H3K4 上作为 CoREST 复合体的关键成分发挥作用,但是在雄激素受体存在的情况下,它可能会将靶标更改为 H3K9,因此既可以充当转录共表达抑制剂,也可以充当共激活因子。

作为 H3K4 和 H3K9 KDM 酶,LSD1 异常过表达,在包括肺癌在内的多种癌症中充当经典的癌基因。LSD1 的过表达与 NSCLC 患者的总体生存期缩短有密切关系,LSD1 沉默导致肺癌细胞系增殖显著抑制。通过与 NSCLC 细胞中的多个 lncRNA 结合,LSD1 被募集到 Kruppel 样因子 2（KLF2）或 E-钙黏蛋白启动子,从而促进了肿瘤的增殖和 EMT。据报道,LSD1/整联蛋白 β3 轴促进肺腺癌的肿瘤进展和侵袭性。由于其在促进肺癌中的关键作用以及各种已开发的特异性抑制剂,LSD1 被认为是治疗肺癌的极有希望的靶标。

（二）包含 JmjC 域的 KDM

与 LSD 系列不同,JmjC KDM 可从赖氨酸残基上去除所有 3 个甲基化状态。JmjC KDMs 利用 Fe(Ⅱ)作为辅因子,2-氧代戊二酸酯（2-OG）和 α-酮戊二酸酯（αKG）作为共底物来催化去甲基化。折叠成 8 个 β-折叠的 JmjC 结构域为 αKG 和 Fe(Ⅱ)结合提供了一个活性口袋。在不同的癌症中已经观察到 JmjC KDMs 的失调。下面是几种与肺癌相关的代表性的 JmjC KDM。

（1）KDM2A：KDM2 催化 H3K36 上的去甲基化与基因激活有关。根据 Affymetrix 芯片基因表达数据,发现 KDM2A 在 54 种 NSCLC 细胞系中高度失调,其原发性 NSCLC 肿瘤样品中的 mRNA 和蛋白水平显著高于相邻的正常肺组织。KDM2A 催化的 H3K36me2 脱甲基化发生在癌症相关基因的启动子区域,包括双特异性磷酸酶 3（DUSP3）,后者反过来拮抗 DUSP3 介导的 ERK1/2 脱磷酸作用,从而促进了肺肿瘤的发生。KDM2A 还通过在 HDAC3 启动子处使 H3K36me2 脱甲基化,转录抑制组蛋白脱乙酰基酶 3（HDAC3）表达,从而在过表达 KDM2A 的 NSCLC 细胞中上调了 HDAC3 靶基因的表达,包括细胞侵袭相关的 NANOS1 和细胞周期相关的 CDK6。最近发现的高度选择性的 KDM2A 抑制剂可能为开发针对肺癌的 KDM2A 靶向治疗提供机会。

（2）KDM3A：在一半以上的 NSCLC 病例中，HDM3A（H3K9 特异性 KDM 脱甲基酶）的表达水平上调。KDM3A 通过从 HOXA1 启动子处的 H3K9me2 去除甲基来激活 Homeobox A1（HOXA1）转录，刺激 HOXA1 下游靶基因 *CCND1* 的激活，这是细胞周期进程的重要因素。此外，KDM3A 的敲低可减少促肿瘤的 *EZH2* 的表达，并增加抗肿瘤 miRNA let-7c 的表达，从而抑制 NSCLC 细胞系和异种移植模型的肿瘤发生。最近，还发现 KDM3A 有助于免疫逃避 ECL2。在 A549 细胞中，KDM3A 能够促进 Foxp3 转录，表明 KDM3A 在肺癌中起着癌基因的作用。KDM3A 还能通过清除 P53K372 中的单甲基阴离子，显示出抗凋亡的功能，从而干扰了 P53 的稳定性并增强了耐药性，这增加了我们对 KDM3A 在肺癌中作用的认识。

（3）KDM4A 和 KDM4D：KDM4 亚家族可以在 K4、K9 和 K36 残基处使 H3 脱甲基。KDM4B 和 KDM4C 在结构上和催化上均与 KDM4A 类似，而 KDM4D 缺乏 PHD 和 Tudor 结构域。KDM4A 中的 JmjC 域负责 H3K9me3/me2 和 H3K36me3/me2 的去甲基化，而 Tudor 域的底物是 H3K4me3。在包括乳腺癌和前列腺癌在内的多种癌症中发现了 KDM4 亚家族成员的畸变，但关于 KDM4 亚家族成员与肺癌之间联系的报道相对较少。Soini 等发现 KDM4A 和 KDM4D 似乎都与肺癌的转移密切相关。他们观察到 KDM4A 在具有淋巴结转移肿瘤中的表达高于没有转移的肿瘤，并且 KDM4D 在核中的表达也出现了相同的趋势。还需要进一步的研究才能在 KDM4A 及其在肺癌中的致癌作用之间建立机制联系。

（4）KDM5A：是一种 H3K4 特异性 KDM 去甲基化酶，在一项针对癌症耐药性的表观遗传基础研究中被发现与耐药性的发展有关，并且在肺癌组织和耐药细胞中富集。KDM5A 直接与整联蛋白-β1 的启动子结合，整联蛋白-β1 介导细胞-基质相互作用，从而促进细胞迁移和侵袭。同时，*KDM5A* 与细胞周期相关基因 *cyclin D1* 和 *P27* 的启动子结合，通过抑制 P27 和激活 *cyclin D1* 并间接上调 *cyclin E1* 表达来直接促进细胞增殖。此外，KDM5A 的选择性抑制剂 YUKA1 在包括 A549 在内的多种肺癌细胞系中抑制细胞增殖并阻止了耐药性，提示其在肺癌治疗中的应用潜力。

（5）KDM6A：是一种对 EZH2 具有拮抗作用的 H3K27 特异性脱甲基化酶。肺癌和 KDM6A 之间的联系曾在 NSCLC 细胞中进行过研究，但是结果存在争议：KDM6A 表观遗传拮抗 TGF-β 诱导的 EMT 过程；而其抑制剂 GSKJ4 对一组 NSCLC 细胞系显示出抗癌作用。然而，最近的一项研究揭示了 *KDM6A* 是肺癌中重要的一种抑癌基因，并从人类肺癌标本和转基因 NSCLC 小鼠模型中得到了验证。此外，KDM6A 的丧失通过使包括 IRG4 和 c-Myc 在内的多个基因的表达失活而导致多发性骨髓瘤的恶性表型，而 EZH2 抑制剂在 KDM6A 丧失病例中通过重新平衡特定基因的 H3K27me3 水平表现出更好的抗肿瘤作用。KDM6A 和 EZH2 之间的这种平衡对于指导多种疾病（包括肺癌）的治疗策略起重要作用。

（三）其他 KDM

尽管其他 JmjC KDM 亚家族成员可能参与了肿瘤形成，比如 T 细胞急性淋巴细胞白血病（T-ALL）中的 KDM6B，但有关其在肺癌中作用的报道非常有限。

第六节　甲基化肿瘤标志物研究进展与前景展望

随着甲基化研究的广泛深入以及甲基化检测技术的进步,肺癌相关的高甲基化基因被广泛的报道和证实。目前,人 *SHOX2*、*RASSF1A* 基因甲基化 DNA 检测试剂已经用于临床,且针对甲基化转移酶的药物已开始进行临床试验,并有望在实体瘤中取得重大进展。Wang 等人的结果表明,肺癌患者外周血中 *CDO1* 基因的甲基化水平显著高于良性肺疾病患者和健康人,并且在性别和肿瘤淋巴结转移(TNM)阶段的分层比较中,*CDO1* 的甲基化水平也存在显著差异。Yuan 等实验研究证实,抑癌基因 *GPC5* 在肺腺癌组织和细胞系中与正常肺组织和肺上皮细胞中甲基化水平明显增高,且 *GPC5* 的甲基化水平与其转录和表达呈现负相关性;而 *GPC5* 的过度表达抑制了肺癌细胞在体外的增殖、迁移和侵袭。*GPC5* 的低表达与肺癌预后不良紧密相关。Zheng 等研究显示,*WIF−1* 基因启动子高甲基化的情况在肺癌组织中明显高于对照组,并且与吸烟紧密相关。样本亚组分析表明,在肺癌组织中 *WIF−1* 启动子的高甲基化水平明显高于血液和胸腔积液亚组,表明 *WIF−1* 启动子区域的高甲基化在肺癌的形成中具有重要的影响。Han 等人通过对 1 056 名肺癌患者的 Meta 分析,研究 *hMLH1* 基因启动子高甲基化与非小细胞肺癌的相关性,证实 *hMLH1* 基因参与 NSCLC 的肿瘤发生是通过其启动子的高甲基化而造成 *hMLH1* 表达失活,这可能是 NSCLC 发病机制的一个决定性因素。肺癌与吸烟和二手烟暴露密切相关,烟草在肺癌的甲基化过程当中也起着促进作用,烟草烟雾的致癌成分参与了肺癌发生的多个阶段过程。Yu 等的研究表明,*EPHB6* 启动子甲基化引起基因表达下调,在非小细胞肺癌侵袭转移中发挥重要作用,并且其高甲基化状态可增加非小细胞肺癌远处转移的风险。

目前大多数甲基化研究集中在非小细胞肺癌中,而对小细胞肺癌的研究较少。Kreisler 等研究发现神经元抑制沉默因子/RE1 沉默转录因子(neuron restrictive silencer factor or RE1−silencing transcription factor,NRSF/REST)是小细胞肺癌进展的一个重要调节剂,起肿瘤抑制因子作用,NRSF/REST 因自身甲基化和 CREB 调节而失活,NRSF/REST 的丢失导致表皮生长因子介导的 AKT 磷酸化,对细胞增殖和生存有重要意义。Wang 等用 Illumina Beadchip 方法检测了 44 对小细胞肺癌和对照组外周血白细胞 DNA 的 52 个基因的 62 个 CpG 位点甲基化表达差异,并用 pyrosequencing 技术验证了 9 个 CpG 位点,统计分析甲基化差异发现这 9 个 CpG 位点甲基化预示小细胞肺癌发病高风险率,可能有助于小细胞肺癌的风险预测和诊断。他们发现 CSF3R 和 ERCC1 甲基化联合检查对区别小细胞肺癌和对照组意义较大。

随着人类进入功能基因组时代,在时间和空间上调控基因表达的表观遗传学研究受到了广泛重视。DNA 甲基化是一个生物标志物的新兴领域,在早期检测、治疗检测及对早期或晚期肺癌患者的治疗反应进行预测评估方面具有很大的应用前景。DNA 是一个非常稳定和强大的分析物,常规条件下,对临床资料进行不同处理时它是稳定的,因此很适合于临床应用。但仍有很多问题有待解决,例如,作为肿瘤标志物,目前报道的高频特异性位点极少,肺癌中鉴定的大量甲基化位点还需要临床验证;甲基化检测方法众多,但各自都有一些缺点和局限性,难以普及于临床。另外,DNMT 抑制剂缺乏特异性,可能导致原本处于抑制状态的一些基因恢复活性,促进癌变的发生,具有潜在的副作用。因此,为了让甲基化基因的标志物进入常规临床应用,亟需寻找一种简单、快速、定量、准确、标准、成本合适的化验方法,并在高层次研究中对它们的临床价值进行证实。

参考文献

[1] LI Y,MIAO L Y,CAI H R,et al. The overexpression of glypican-5 promotes cancer cell migration and is associated with shorter overall survival in non-small cell lung cancer[J]. Oncology Letters,2013,6(6):1565-1572.

[2] YANG X,ZHANG Z,QIU M T,et al. Glypican-5 is a novel metastasis suppressor gene in non-small cell lung cancer[J]. Cancer Letters,2013,341(2):265-273.

[3] YUAN S,YU Z,LIU Q,et al. GPC5,a novel epigenetically silenced tumor suppressor, inhibits tumor growth by suppressing Wnt/beta-catenin signaling in lung adenocarcinoma[J]. Oncogene,2016,35(47):6120-6131.

[4] ULIVI P,ZOLI W,CALISTRI D,et al. P16INK4A and CDH13 hypermethylation in tumor and serum of non-small cell lung cancer patients[J]. J Cell Physiol,2006,206(3): 611-615.

[5] WU J Y,WANG J,LAI J C,et al. Association of O6-methylguanine-DNA methyltransferase(MGMT) promoter methylation with p53 mutation occurrence in non-small cell lung cancer with different histology,gender,and smoking status[J]. Ann Surg Oncol,2008,15(11):3272-3277.

[6] HSU H S,CHEN T P,HUNG C H,et al. Characterization of a multiple epigenetic marker panel for lung cancer detection and risk assessment in plasma[J]. Cancer,2007,110(9): 2019-2026.

第十一章　单核苷酸多态性

单核苷酸多态性(single nucleotide polymorphism，SNP)是继限制性片段长度多态性、微卫星 DNA 重复序列出现的第三代 DNA 遗传标记。DNA 序列的 SNP 往往引起基因产物的改变或表达水平的变化，因此这些功能性的 SNP 与疾病的易感性和对药物的治疗敏感性密切相关。近年来检测 SNP 的技术逐渐成熟，检测方法简单经济，使得科学家们积极探索 SNP 作为预测肿瘤发生发展、治疗敏感性与预后的生物标志物的价值。

第一节　SNP 的概念、分类及特点

一、SNP 的概念

SNP 是指在基因组 DNA 等位基因中单个核苷酸碱基(A、T、C、G)的变异而导致的 DNA 序列多态性，是美国 MT 人类基因组中心负责人于 1996 年发现的新一代遗传标记。SNP 与罕见的变异不同，它要求等位基因最少具有 1% 或更多的频率。它是人类可遗传的变异中最常见的一种，占所有已知多态性的 90% 以上。

SNP 所表现的多态性只涉及单个碱基的变异，这种变异可由单个碱基的转换、颠换、插入或缺失所致。但实际上发生的只有 2 种，即转换和颠换，二者之比为 2∶1。SNP 在 CG 序列上出现最为频繁，而且多是由 C 转换为 T，可能是因为 CG 二核苷酸上的胞嘧啶残基是人类基因组中最易发生突变的位点，CG 序列中的 C 常为甲基化状态，自发地脱氨后即成为胸腺嘧啶。理论上讲，SNP 可能是二等位基因、三等位基因或者四等位基因的多态性，但实际上，后两者非常少见，几乎可以忽略。因此，通常所说的 SNP 都是二等位多态性的。

SNP 作为一种单个核苷酸水平的基因多态性，其本身可直接或间接地影响基因的功能，使该基因所调控的生物学功能发生异常，从而导致肿瘤的发生(图 11-1)。

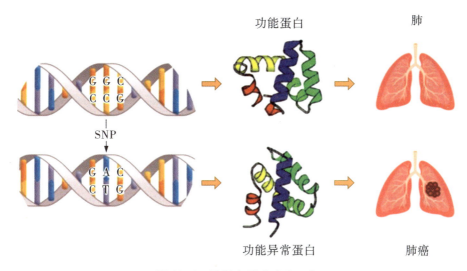

功能蛋白　　肺

SNP

功能异常蛋白　　肺癌

图 11-1　SNP 与肿瘤发生示意

二、SNP 的分类

（1）根据 SNP 在染色体上的位置,分为编码基因的 SNP（coding SNP,cSNP）,内含子区 SNP（intronic SNP,iSNP）及基因启动区 SNP（promoter region SNP,pSNP）,其中 cSNP 相对保守。位于非编码区的 SNP 多于编码区,它们对个体表现性是无意义的,但对群体而言,这些非编码区的 SNP 作为遗传标记在群体遗传和生物进化中有很重要的作用。

（2）根据 SNP 对遗传的影响,SNP 又可以分 3 类,包括错义突变（变异导致编码氨基酸改变,形成无活性或者功能低下的蛋白质或多肽）、无义突变（变异导致编码的肽链不完整或者没有活性）和同义突变（变异不会造成蛋白质序列和功能的改变）。

三、SNP 的特点

（一）密度高

SNP 在人类基因组中广泛存在,平均密度估计为 1/1 000 bp,在整个基因组的分布达 300 万个甚至更多,遗传距离为 2～3 cm,可以在任何一个待研究基因的内部或附近提供一系列标记。

（二）在 DNA 分子上分布不均匀

在基因组 DNA 中,任何碱基均有可能发生变异,因此 SNP 既有可能在基因序列内,也有可能在基因以外的非编码序列上。总的来说,位于编码区内的 cSNP 比较少,因为在外显子内,其变异率仅及周围序列的 1/5,但它在遗传性疾病研究中却具有重要意义,因此 cSNP 的研究更受关注。

（三）遗传稳定性

与微卫星 DNA 等重复序列多态性标记相比，SNP 具有更高的遗传稳定性。

（四）易实现分析的自动化

SNP 标记在人群中通常只有 2 种等位型。这样在检测时只需一个"+/-"或"全/无"的方式，而无须像检测限制性片段长度多态性、微卫星 DNA 那样对片段的长度做出测量，这使得基于 SNP 的检测分析方法易实现自动化、批量化。

第二节　SNP 的筛选与检测

目前已有多种方法可用于 SNP 检测，主要包括经典检测方法与高通量检测方法两大类，按其检测技术原理又分为基于构象的方法、酶切及 PCR 技术、基于杂交技术、直接测序等（图 11-2）。SNP 经典检测方法是一类以凝胶电泳为基础的传统方法。高通量检测方法是近些年发展起来的高通量、自动化程度较高的一类检测 SNP 的技术。

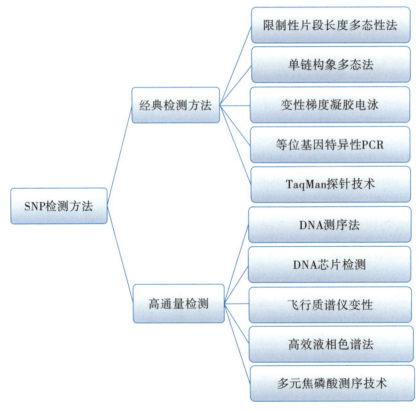

图 11-2　SNP 检测方法种类

一、SNP 经典检测方法与原理

这一类检测方法是以凝胶电泳为基础的经典检测方法,例如:限制性片段长度多态性分析(RECP)、单链构象多态性分析(SSCP)、变性梯度凝胶电泳(DDGE)、酶切扩增多态性序列(CAPS)、等位基因特异性 PCR(AS-PCR)等。总体上,这类方法对设备要求不高,投入成本低,但速度慢,很难实现高通量的 SNP 检测。

(一)限制性片段长度多态性法

限制性片段长度多态性分析(restriction fragment length polymorphism,RFLP)简称 PCR-RFLP 分析,于 1980 年由人类遗传学家 Bostein 提出,它是第 1 代 DNA 分子标记技术。PCR-RFLP 方法又称酶切扩增多态性序列分析(cleaved amplified polymorphic sequence analysis,CAPS),是 PCR 技术与 RFLP 技术结合,利用 DNA 片段在酶切位点上碱基的变异,设计特异性引物,然后进行扩增,用相应的限制性内切酶,对该 DNA 片段的 PCR 扩增产物进行酶切,不同的基因型会得出不同的特异性长度的电泳谱带,因而产生多态性(图 11-3)。在数量很多的 SNP 中,有很大一部分 SNP 会导致限制性内切酶酶切位点发生变化。这样的话,使用相应的内切酶对 DNA 分子进行酶切,就会形成具有多态性的 DNA 片段,然后将这些片段通过电泳、转膜、变性,与标记过的探针进行杂交、洗膜,即可分析其多态性结果。

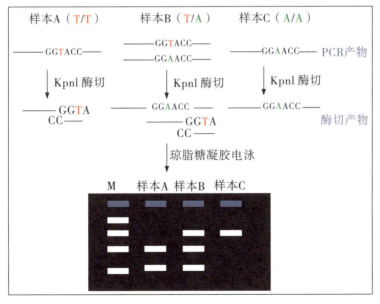

图 11-3 PCR-RFLP 技术原理

PCR-RFLP 有很多优点,如共显性、位点特异性高、操作较简单和成本较低等。PCR-RFLP 也有其不足的地方,如应用范围仅限于 SNP 位点突变引起酶切位点改变时,不适用于所有 SNP 位点。PCR 扩增完成后,需进行纯化才能进行限制性酶切,PCR 体系中的成分会影响酶活性,导致酶切反应的失败。

(二)单链构象多态法

单链构象多态性分析(single strand conformation polymorphism,SSCP)是以单链DNA构象为基础的一种检测方法,在SNP位点引入DNA分子后引起其构象或T_m值的改变,通过电泳迁移率的不同而将突变体检测出来。DNA经变性形成单链后,在中性条件下单链DNA会因其分子内碱基之间的相互作用,形成不同的二级构象。相同长度的单链DNA,如果碱基组成不同形成的构象就不同,这样就形成了单链构象多态性。长度相同而构象不同的单链DNA在非变性聚丙烯酰胺凝胶电泳中表现出不同的迁移速度。

将PCR与SSCP结合使分析的灵敏度得到很大的提高。PCR-SSCP的原理是经PCR扩增后的DNA片段在变性剂存在的条件下,高温解旋成单链进而再进行电泳。又因DNA单链的构象决定了迁移率,若某个碱基不同,DNA单链的空间构象会截然不同,从而体现出条带的多态性(图11-4)。但是该方法的限制在于DNA片段越长,某个碱基引起空间构象的改变使突变基因与正常基因之间的迁移率的区别也就越小。

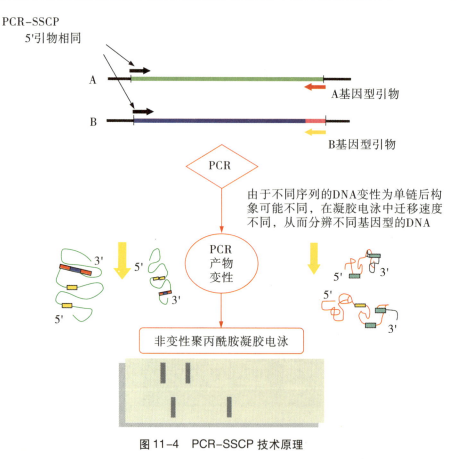

图11-4　PCR-SSCP技术原理

PCR-SSCP与荧光标记技术结合可提高SNP检测通量。PCR-SSCP一般用来检测300 bp以内的DNA片段,可以检测出来未知的SNP位点但是不能确定具体位置,该方法简单、快捷，但是检测不精细，而且对电泳环境要求十分高，目前较少使用。

（三）变性梯度凝胶电泳

变性梯度凝胶电泳（denaturing gradient gel electrophoresis，DGGE）是由 Fischer 和 Lerman 在 1979 年提出的，是用来检测 DNA 点突变的技术。这项技术主要利用具有化学变性剂梯度的聚丙烯酰胺凝胶电泳，将 DNA 进行电泳，不同序列的 DNA 片段会停留在具有不同浓度变性剂的凝胶位置。在双链 DNA 中，4 种碱基的组成和排列方式会导致 DNA T_m 的不同，从而发生不同的解链行为。低 T_m 值的 DNA 分子在低浓度变性剂作用下解链，高 T_m 值的 DNA 分子在高浓度变性剂作用下变性。相同碱基对的双链 DNA 分子如果碱基对组成不同，所需要的变性剂浓度不同。当某一个双链 DNA 分子泳动到 DNA 变性所需的浓度时，开始解链，解链程度越大，所遇到的迁移阻力越大，所以 DNA 分子的电泳迁移率降低，产生的迁移阻力与电场力相平衡时，该 DNA 分子即可停留在这一变性剂浓度梯度的凝胶中，故不同片段的 DNA 分子可以形成相互分开的条带图谱，利用计算机程序就可以检测到样品基因组的生态多样性。目前常用的变性剂有尿素和甲酰胺。

根据 DGGE 变性梯度方向与电泳方向是否一致，可将其分为 2 种形式的 DGGE：垂直 DGGE 和平行 DGGE。垂直 DGGE 的变性梯度方向与电泳方向垂直，可用于优化样本的分离条件，也可用于分析 PCR 产物的组成；平行 DGGE 的变性梯度方向与电泳方向一致，可用于同时分析多个样本。检测某种突变的变性剂浓度一般通过变性梯度凝胶电泳来确定。实际应用时，如果突变发生在高熔点区时，往往难以检测到。为了提高 DGGE 对序列差异的分辨率，采用"GC 夹板"技术以后，富含 GC 的 DNA 附加到双链的一端以形成一个人工高温解链区。这样，DNA 片段的原有部分就处在低温解链区从而可以实现更好的分离。常规的 DGGE 电泳技术对于长度超过 500 bp 的 DNA 片段的序列变化情况，只能有 50% 的检出率。应用"GC 夹板"技术可使检出率提高到 100%。

PCR-DGGE 技术具有快速高效检测突变 DNA 片段的优点，并且重复性好。然而 PCR-DGGE 技术仍然有着局限性：在 DNA 的保存与提取时，若方法不当则会造成 DNA 降解，引起实验误差；该方法也只能对突变进行较为粗略的检测，一般不能确定突变位置和类型，最终还得依赖于 DNA 测序。

（四）等位基因特异性 PCR

等位基因特异性 PCR（allele specific PCR，AS-PCR）是指利用引物与模板之间的碱基错配可以有效地抑制 PCR 反应，进而达到模板区分的目的，要求引物与模板之间必须严格互补配对进行 PCR 扩增，才能达到对 SNP 的检测。每个 SNP 的检测都需要设计 3 条不同的引物，1 条是通用的公共引物，还有 2 条等位基因特异性引物。将 PCR 产物进行电泳检测，根据电泳条带的情况就可以确定 SNP 的基因型。

理论上，引物 3′末端的碱基与 DNA 模板发生完全互补配对时，才能进行扩增；但实际上，在一些情况下即使引物和模板不完全互补配对，但是延伸仍然可以发生。经研究发现，在引物 3′末端倒数第二或第三位引入错配碱基能够提高引物的特异性。AS-PCR 的优点是简便、快速、能对 SNP 进行分型、费用低。缺点是特异性引物稳定性差，且对扩增条件要求严格，操作烦琐，不适于高通量 SNP 的检测，只适于较小规模 SNP 的检测。

（五）TaqMan 探针技术

TaqMan 探针技术是美国 Perkin Elmer 公司于 1995 年开发的一种基于序列杂交反应原理的基因分型定量技术。该技术通过对荧光信号的检测，实现了对 PCR 过程的实时监测。TaqMan 分型体系包括 1 对引物和 2 条等位基因特异性荧光探针，其 5′端分别连接有 2 种不同的荧光染料，3′端连接有通用的荧光淬灭基团。一个完整的探针上的淬灭基团和荧光基团在空间上特别靠近而产生荧光淬灭。在靶基因扩增延伸阶段，稳定杂交探针被 DNA 聚合酶的 5′→3′核酸外切酶降解，从而使探针上的荧光基团被物理空间分离，集团间的淬灭效应消失而发出荧光。若探针与目标序列存在错配，则探针不能与模板稳定结合，不被 DNA 聚合酶的核酸酶活性降解，使得荧光释放量减少，后续通过软件分析处理荧光数据即可判断 SNP 类型（图 11-5）。

TaqMan 探针设计和分析相对简单，无须凝胶电泳，全程闭管操作，减少了污染的可能性。该技术可实现单管三基因型判读，通量高。但 TaqMan 探针具有较高的荧光背景，而且探针仅有 1 个碱基的差异，检测结果可能会出现假阳性。

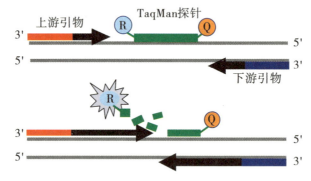

图 11-5　TaqMan 探针技术原理

（图片来源：姜文灿，岳素文，江洪，等. TaqMan 探针法实时荧光定量 PCR 的应用和研究进展[J]. 临床检验杂志（电子版），2015，4（01）：797-805.）

二、SNP 高通量检测

随着生物技术不断地发展，随之发展起来一类高通量、自动化程度较高的 SNP 检测方法，例如：直接测序、DNA 芯片、变性高效液相色谱（DHPLC）、质谱检测技术、高分辨率溶解曲线（HRM）等。与基于凝胶电泳的 SNP 检测方法相比，该类方法能实现 SNP 高通量、自动化检测，但对设备和技术要求高，成本相对较高。

（一）DNA 测序法

直接测序法是将获得的 DNA 片段的全部序列直接进行测序，然后与标准的序列进行比对，对序列中的 SNP 进行检测。直接测序检测 SNP 是最直接可靠的方法，检出率高达 100%，代表测序技术有焦磷酸测序（pyrosequencing）、Taqman 技术、微测序（SNaPshot）等。该方法通过比对不同样本中的同一基因或是基因片段的 PCR 扩增产物的测序结果，或是重测序分析已定位的序列标签位点（STS）及表达序列标签（EST）来检测 SNP，可以将 PCR 产物纯化回收后通过连接到载体上进行测序,也可以对 PCR 产物直接进行测序。通过序列的比对,就能够准确地检测 SNP 的突变类型和位置。由于要测整个 DNA 片段的序列,因此检测效率不高,但准确率极高,一般用于发现新的 SNP 位点。目前测序的自动化程度越来越高,测序的成本越来越低,直接测序将主要用于 SNP 位点的检测以及分型。

(二) DNA 芯片

DNA 芯片又被称为基因芯片、生物芯片,是在固相支持介质上进行分子杂交并原位荧光检测的一种高通量 SNP 分析方法。该方法根据已知的 SNP 位点设计 2 种或多种探针,将设计好的探针固定在特殊的载体上;待测 DNA 经荧光染料标记后,与已固定好的探针进行杂交;依据碱基互补配对,存在单个错配碱基的序列不能与探针杂交,然后洗去没有发生杂交的样品,即可检测杂交样品,可利用激光共聚焦显微镜或其他荧光显微装置对片基进行扫描,由计算机收集荧光信号并转化为数字信号后进行分析。该方法实现了快速、高效、并行的多态信息分析,是基于固态介质进行分子杂交和原位荧光检测的一种高通量的 SNP 分析方法。

通过 DNA 芯片筛查 SNP 是一种快速高效的方法,可以在基因组中实现快速、高通量的 SNP 检测。该方法通量高,检测迅速,发展空间广阔。虽然 DNA 芯片技术是一种高度自动化的检测技术,但是芯片类型还存在一些局限性,这种专门制作的芯片制造工艺复杂、价格昂贵,需要进一步研发。

(三) 飞行质谱法

质谱法(MALDI-TOF)是将变性的单链 PCR 产物通过与硅芯片上的化合物 SIAB 共价结合后,在硅芯片上进行引物的退火、延伸反应,突变部位配对的碱基与正常配对的碱基不相同,原理是引物在延伸反应中所结合的不同碱基的不同质量在质谱仪上会显示不同峰。将碱基进行一定的修饰,可进一步提高敏感性。该方法利用质谱分析对质量的灵敏度特别高,很容易将仅含有 1 个不同碱基的 2 段基因序列区别开的特点,使用质谱直接或间接检测等位基因特异性延伸区的反应产物,推导出 SNP。

基质辅助激光解吸附电离飞行时间质谱(MALDI-TOF-MS)是近年来应用于生物大分子检测领域的一项新技术。由于其无潜在杂交错配干扰,不需标记物,能实现全自动化分析的优点,已经成为蛋白质及多肽分子检测的重要工具。与测序、引物延伸、侵袭切割及肽核酸杂交等技术的结合,使得质谱技术越来越多地应用到 SNP 的检测领域。

质谱技术的优点是精确、灵敏、重复性好,能同时进行定性和定量分析,检测准确率高于 99.7%。并且检测速度快,通量高,适用于疾病基因多态性大规模 SNP 快速检测研究;缺点是对分析样品的分离纯化程度要求很高,设备昂贵,不宜普及。

(四) 变性高效液相色谱法

变性高效液相色谱法(DHPLC)是在 SSCP 和 DGGE 基础上发展起来的一项技术,其依据同源配对区和包含错配碱基的杂合异源双链区与固定相亲和力的不同进行突变检测。高效液相色谱仪的核心部分是 DNA 分离柱,分离柱结合的化合物带正电荷,DNA 分子则带负电荷,调控 DHPLC 的温度,使其维持在接近 DNA 分子 T_m 值下运行,然后进行洗脱,越小的 DNA 分子与分离柱的亲和力越小,就越容易洗脱下来。DNA 经过 PCR 扩增后,由于错配碱基的存在而形成异源双链,因为单链 DNA 所带的电荷比双链少,先被洗脱下来,而与正常的配对双链分开,最后根据色谱峰的峰型或数目来确定 SNP 的有无。

DHPLC 检测一个样品仅需几分钟,为全自动化操作,筛检 SNP 的效率优于各种电泳法,因此可以先用 DHPLC 对 PCR 产物进行粗筛,再对其中峰型特异者进行测序确认,这样可以降低成本,提高检测 SNP 的效率。但是它只能检测出样本有无 SNP 突变,不能确定突变类型和位置,必要时需要进行测序才能获得正确的结果。

(五)多元焦磷酸测序技术

焦磷酸测序技术(pyrosequencing)是一种新型的酶联级联测序技术,适于对已知的短序列的测序分析。多元焦磷酸测序技术是在焦磷酸测序基础上发展起来的一种检测 SNP 的方法。焦磷酸测序的原理是 PCR 扩增 DNA,扩增产物变性成单链后与一小段测序引物结合,测序时顺序加入脱氧核糖核苷三磷酸(dNTP),DNA 链合成过程中如果三磷酸脱氧核苷酸结合到 DNA 链上,则释放焦磷酸,反应系统内的硫酸化酶将焦磷酸转化成三磷酸腺苷(ATP),荧光素酶随即利用 ATP 产生可检测的荧光;反之,若 dNTP 未能结合在 DNA 链上,则不产生荧光。目前该方法已实现自动化,适合于高通量 SNP 的检测。

第三节　肺癌相关 SNP 研究现状

SNP 继限制性片段长度多态性和微卫星多态性这 2 种遗传标记之后,成为第三代分子标记。SNP 在基因组中分布相当广泛,在人类基因组中每 300 碱基对就出现 1 次。人体许多表型差异、对药物或疾病的易感性等都可能与 SNP 有关,因此 SNP 在高危群体的发现、疾病相关基因的研究、药物的设计和测试以及群体遗传学等研究中显示巨大优势。

肿瘤是一种多基因遗传病,除涉及外界环境因素的作用外,还涉及多个遗传易感基因的作用。一些功能型的 SNP 可以影响疾病基因表达产物使其发生改变,从而使得基因的表达出现不同,出现遗传特征的差异。有些 SNP 并不直接导致疾病基因的表达变化,但由于它与某些疾病基因相邻,而成为重要的标记。因此,与肿瘤相关的 SNP 就与肿瘤易感性、对化疗药物敏感性、肿瘤的预后预测相关。

一、SNP 与肿瘤易感性

肿瘤易感性是指不同人群或个体由于遗传结构不同,在外界环境影响的条件下呈现出患某种恶性肿瘤的倾向不同。在相同的环境暴露下,具有不同遗传背景的个体对肿瘤的易感性存在差异,有些个体由于易感性而易于形成某种肿瘤,因此,筛选具有遗传易感性的高危个体有助于预测恶性肿瘤的发生。

目前,SNP 成为了探索肿瘤遗传易感基因的研究重点。通过计算癌症患者和健康对照人群各自携带发生突变基因的频率来估计携带 SNP 突变基因型的个体未来发生某种肿瘤的风险,进而判断其对于这种肿瘤的遗传易感程度。通常研究与肿瘤易感性相关的SNP 主要是针对那些与肿瘤发生密切相关的基因或 DNA 序列选择功能性多态位点进行研究,近年来,肿瘤易感性研究进入全基因组检测时代,全基因组关联研究(genome wide association study,GWAS)一次可以对数以百万计的遗传变异进行检测。

(一)GWAS 发现的肺癌易感性相关 SNP

在过去的十余年间,GWAS 在恶性肿瘤遗传因素的研究中取得了巨大的进展,在 20 余种恶性肿瘤中发现了超过 200 个肿瘤易感位点,这些易感位点可以作为遗传标志物用于个体肿瘤发病风险预测、筛选肿瘤高危人群,建立有效的预警系统,达到有效的预防目的。肿瘤易感基因包括癌基因、抑癌基因、DNA 修复基因、代谢酶基因、免疫相关基因等与肿瘤发生相关的基因,这些易感基因上的 SNP 与肿瘤易感性相关。

环境尤其是吸烟是诱发肺癌的一个重要危险因素,但在相似的环境因素下,不同个体间肺癌的发病风险仍有显著差异,提示个体的遗传易感性发挥着重要作用。近年来 GWAS 共报道 45 个与肺癌相关的易感基因位点,其中包含大量与肺癌相关的 SNPs。这些 SNPs 大多位于具有重要调节功能的基因上,包括控制香烟致癌物的代谢和解毒、DNA 的修复、致癌物代谢酶、调节免疫系统和细胞应激等来影响肺癌的发生和发展。

2008 年 GWAS 最早报道了 15q25 处存在肺癌的易感性位点,该位点包含编码烟碱乙酰胆碱受体亚单位的基因(*CHRNA5*,*CHRNA3*,*CHRNB4*),可影响细胞的增殖和凋亡,并改变人体对尼古丁的依赖性。

5p15 与 6p21 也是重要的肺癌易感性位点。5p15.33 处包含 2 个与肺癌相关的基因,端粒酶逆转录酶(*TERT*)和唇腭裂跨膜蛋白 1 样蛋白(*CLPTM1L*)基因。多个 GWAS 研究证实位于 *CLPTM1L* 基因的 rs402710 和位于 *TERT* 基因的 rs2736100 与肺癌的易感性相关。6p21.33 处包含人类白细胞抗原 B 伴随转录物 3(*BAT3*)和错配修复基因 *MSH5* 基因,位于 *BAT3* 基因的 rs3117582 和位于 *MSH* 基因的 rs3131379 与肺癌的易感性相关。6p21 与肺鳞癌相关性更高,而 5p15 与肺腺癌相关性更高。

15q25、5p15 与 6p21 作为肺癌易感性位点的研究较深入,多个研究证实这些位点与肺癌易感性的相关性较强,且每个位点都有多个相关 SNPs。同时大量研究阐明了其他易感性位点与肺癌发生的相关性。例如,位于 13q13.1 的 *BRCA2* 和位于 22q12.1 的 *CHEK2* 基因的 SNPs 与肺鳞癌的发生相关。12q13.33、9p21.3、2q32.1、22q12.1 等位点相继被证实与肺癌易感性相关(表 11-1)。

表 11-1　GWAS 中与肺癌易感性有关的 SNPs 位点

染色体	SNPs	基因	样本量 (患者/对照)	参考文献
1p36.32	rs9439519	*AJAP1* *GNPHP4*	5153/5240	Dong et al.
1p31.1	rs71658797	*FUBP1*	29863/55586	McKay,Hung et al.
1q22	rs1057941 rs4072037	*MUC1*,*ADAM15* *THBS3*	55789/330490	Fehringer et al.
2p16.3	rs10187911	*NRXN1*	546/744	Kim et al.

续表 11-1

染色体	SNPs	基因	样本量 (患者/对照)	参考文献
2q32	rs11683501	*NUP35*	14900/29485	Timofeeva et al.
2q32.2	rs2562796 rs16832404	*HIBCH,INPP1* *PMS1,STAT1*	2512/2449	Chu et al.
3p26	rs1444056 rs1403124	*No genes associated* *with cancer*	1154/1137	Li et al.
3q28	rs13080835 rs13314271 rs4488809 rs10937405 rs9816619 rs4600802	*TP63*	11245/54619 10246/38295 1004/1900 4030/4166 2955/7036 5510/4544	McKay,Hung et al. Wang et al. Miki et al. Hu et al. Shiraishi et al. Lan et al.
3q29	rs2131877 rs10433328 rs952481 rs4677657	*C3 or f21*	804/1470	Yoon et al.
4p15	rs1158970 rs6448050 rs9799795	*KCNIP4*	5699/5815 5061/6756	Poirier et al. Brenner et al.
5p15	rs402710 rs2736100 rs401681 rs4975616 rs4635969 rs31489 rs2853677 rs465498 rs7705526	*TERT* *CLPTM1L*	2971/3746 2448/2983 7560/8205 13300/19666 14900/29485 11245/54619 64591/74467	McKay et al. Wang et al. Broderick et al. Landi et al. Timofeeva et al. McKay,Hung et al. Hung et al.
5q14.2	rs1056503 rs2035990	*XRCC4*	12160/16838	Wang et al.
5q31	rs247008	*IL3,CSF2* *P4HA2* *SLC22A5* *ACSL6*	5153/5240	Dong et al.

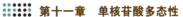

续表 11-1

染色体	SNPs	基因	样本量（患者/对照）	参考文献
5q32	rs2895680	PPP2R2B STK32A DPYSL3	5153/5240	Dong et al.
6p22.2	rs2298090	HIST1H1E	3584/3669	Jin et al.
6p21	rs3117582 rs3131379 rs1150752 rs2523546 rs2523571 rs116822326 rs114596632 rs3115672 rs3817963 rs9469031 rs200847762 rs2395185 rs7741164 rs2494938	BAG6 MSH5 TNXB MHC GTF2H4 BTNL2 PRRC2A FKBPL HLA class II region FOXP4 LRFN2	2448/2983 7560/8205 14900/29485 7704/54763 833/3094 3584/3669 5510/4544	Wang et al. Broderick et al. Timofeeva et al. McKay, Hung et al. Dong et al. Lan et al. Wang et al. Jin et al.
6q22	rs9387478	ROS1 DCBLD1	5510/4544	Lan et al.
6q27	rs6920364	RNASET2	29863/55586	McKay, Hung et al.
7p15.3	rs2285947	SP4 DNAH11	9001/11436	Jin et al.
8p21.1	rs11780471	EPHX2 CHRNA2	29863/55586	McKay, Hung et al.
8p12	rs4236709	NRG1	11245/54619	McKay, Hung et al.
9p21.3	rs62560775 rs885518 rs72658409	CDKN2B-AS1 MTAP CDKN2A CDKN2B	55789/330490 11245/54619 6877/6277	Fehringer et al. McKay, Hung et al. Wang et al.
10p14	rs1663689	GATA3	5153/5240	Dong et al.
10q23.33	Rs12415204	FFAR4	1964/2610	Poirier et al.
10q24.3	rs11591710	OBFC1	11245/54619	McKay, Hung et al.
10q25.2	rs7086803 rs11196080	VTI1A	5510/4544	Lan et al.

续表 11-1

染色体	SNPs	基因	样本量 （患者/对照）	参考文献
11q23.3	rs1056562	*MPZL3* *AMICA1*	11245/54619	McKay, Hung et al.
12p13.33	rs7953330 rs6489769 rs10849605 rs3748522	*RAD52*	7704/54763 5355/4344 14900/29485	McKay, Hung et al. Shi et al. Timofeeva et al.
12q13.13	rs12809597 rs2701129 rs1882119 rs116101143	*ACVR1B* *NR4A1*	451/508 6877/6277	Spitz et al. Wang et al.
12q23.1	rs12296850	*NR1H4* *SLC17A8*	833/3094	Dong et al.
12q24	rs3184504	*SH2B3*	64591/74467	Hung et al.
13q12.12	rs753955	*MIPEP* *TNFRSF19*	4030/4166	Hu et al.
13q13.1	rs11571833	*BRCA2*	55789/330490	Fehringer et al.
13q31.3	rs2352028 rs2352029	*GPC5*	377/377 29863/55586	Li et al. McKay, Hung et al.
15q21.1	rs66759488 rs77468143	*SEMA6D* *SECISBP2L*	29863/55586 11245/54619	McKay, Hung et al.
15q25	rs55781567 rs12914385 rs1051730 rs8034191 rs6495309 rs680244 rs6495306 rs951266 rs938682 rs8042374 rs16969968 rs578776 rs931794	*CHRNA5* *HYKK* *CHRNA3* *CHRNA5* *CHRNB4*	29863/55586 1154/1137 14900/29485 7560/8205 194/219 2013/3062	McKay, Hung et al. Li et al. Timofeeva et al. Broderick et al. Liu et al. Amos et al.
17q24.3	rs7216064	*BPTF*	2955/7036 5510/4544	Shiraishi et al. Lan et al.

续表 11-1

染色体	SNPs	基因	样本量 (患者/对照)	参考文献
18p11.22	rs11080466 rs11663246	FAM38B APCDD1, NAPG	434/1000	Ahn et al.
18q12.1	rs11662168 rs3786309	GAREM	5061 / 6756	Brenner et al.
19q13.2	rs56113850 rs1800469 rs1982072 rs2241714	CYP2A6 TGFB1 B9D2	29863/55586 1154/1137	McKay, Hung et al. Li et al.
20q11.21	rs6141383	BPIFB1	3584/3669	Jin et al.
20q13.2	rs4809957 rs2296239	CYP24A1	5153/5240	Dong et al.
20q13.33	rs41309931	RTEL1	11245/54619	McKay, Hung et al.
22q12.1	rs17879961	CHEK2	7704/54763 11348/15861	McKay, Hung et al. Wang et al.
22q12.2	rs17728461 rs36600	MTMR3 HORMAD2 LIF	4030/4166	Hu et al.

（表格来源：BOSSE Y, AMOS C I. A decade of GWAS results in lung cancer[J]. Cancer Epidemiol Biomarkers Prev. 2018,27(4):363-379.）

　　不同种族的 GWAS 研究发现,肺癌易感性位点在不同种族中的相关性不同。例如,15q25 在欧洲人群中与肺癌易感性高度相关,但在亚洲人群中相关性不高。我国肿瘤研究者运用 GWAS 策略对中国人群的肺癌进行了一系列研究,发现了与我国肺癌患者相关的 SNP。2011 年研究发现 13q12.12 和 22q12.2 两个区段,是我国人群肺癌易感基因所在的特有区段。针对肺癌亚型进行分析,发现 12q23.1 是我国人群肺鳞癌的易感区段。中国肺癌人群 Meta 分析研究发现位于 19 个基因上的 21 个肺癌易感性位点,包括 DNA 修复基因(ERCC2,XRCC2,XRCC1)、谷胱甘肽-S-转移酶(GSTs)基因、细胞色素 P450 基因(CYP1A1,CPY2E1,CYP2D6)等。这些大样本的肺癌研究结果对阐释肺癌的遗传易感因素、鉴别肺癌高危人群等有重要意义。

　　通过运用全基因组关联研究方法,科学家在人类肿瘤易感性领域取得了重要研究进展,发现了一批未知的肿瘤易感基因,为鉴别高危人群或个体提供了重要线索。但是目前的全基因组关联研究还未能揭示全部的肿瘤易感性,肿瘤发生和发展过程涉及多个基因的变异,单独研究几个易感基因的 SNP 存在其局限性,另外易感基因在不同种群存在差异。通过更全面的 SNPs 位点研究来发现罕见变异,进行多种群平行试验,都是未来 GWAS 的发展方向。

（二）非编码 RNA 的 SNP 与肺癌易感性

除了 GWAS，非编码基因的 SNPs 研究成为肺癌遗传易感性研究的新方向。miRNA 和 lncRNA 参与多种生物学过程，包括细胞分化、细胞增殖调控与肿瘤形成等。研究发现 miRNA 和 lncRNA 的 SNP 与肺癌的易感性相关。

miR-146a2（rs2910164）、miR-196a2（rs11614913）的单核苷酸多态性与肺癌的发生密切相关。Meta 分析研究中发现 miRNA 的 27 个 SNPs 与肺癌的易感性和患者生存有关，并增加肺癌发病风险。miR-608 位于 10q24a 处 SEMA4G 基因的内含子上，miR-608（rs4919510）的突变影响其与靶基因 P53、CD4 等的结合能力，进而影响肺癌的发生发展。

lncRNA 的单核苷酸多态性在肺癌的发生与发展中起着重要的作用。位于染色体 1p31.1 的 lncRNANEXN-AS1 中一个 SNP 位点 rs114020893 能够影响肺腺癌和肺鳞癌的易感性。ZNRD-AS1 是位于抑癌基因 ZNRD1 上游的一个 lncRNA，可下调 ZNRD1 的表达。位于 ZNRD-AS1 的 SNP 位点 rs9261204 和 rs3757328 均能显著增加肺癌的易感性。位于 8q24 的 lncRNA CASC8 rs10505477 能够降低肺癌的发病风险，并减少肺腺癌的发生。H19 位于染色体 11p15.5 上，lncRNA H19 可与多种癌基因或抑癌基因（c-Myc，P53）以及 miRNA 相互作用，从而在肿瘤的生长、增殖、分化凋亡及侵袭转移等过程中发挥重要功能。lncRNA H19rs2107425 的突变增加女性肺癌的易感性。

通过寻找在肺癌中异常表达的非编码 RNA，发现与肺癌发生发展密切相关的 SNPs，有望为肺癌早期诊断与诊疗提供理论依据。

二、SNP 与肿瘤治疗敏感性

肿瘤组织对抗肿瘤治疗药物的敏感性决定了治疗的效果。不同个体对肿瘤的治疗敏感性存在差异，研究不同抗肿瘤药物对患者的治疗效果，并将最敏感的药物作用于患者，提高疗效，减少无效治疗，从而实现肿瘤的个体化治疗。影响肿瘤治疗敏感性的因素很复杂，个体遗传因素是最关键的原因。与肿瘤的发生、肿瘤易感性、化疗药物代谢相关的 SNP 就与肿瘤药物敏感性、肿瘤的预后有关。

肺癌预后差，在我国全肿瘤死因中肺癌始终占据首位。临床分期和组织病理类型是判断患者预后的主要临床指标，但临床分期和组织病理类型不能指导个体化治疗。不同的肺癌患者对治疗敏感性的情况不同，个体的遗传背景可能会影响患者的临床预后。筛选有效的遗传标志物用于预测肺癌患者预后，指导肺癌的个体化治疗，是目前国内外研究的热点。

（一）肺癌预后相关的 SNP

肺癌预后的 GWAS 中，已经发现 20 多个与肺癌预后相关的位点，包括 30 个 SNPs。其中预后相关的 SNPs 与肺癌易感性相关的 SNPs 重叠性较低，9p21.3 同时为预后和肺癌易感性位点，但是相关的 SNPs 不同。11q22 与小细胞肺癌的预后相关。4p15.1、2q34、20q13.12 等位点与早期非小细胞肺癌的预后相关。3p22.1、5p14.1、9p22.1、4q25 等位点与晚期非小细胞肺癌预后相关（表 11-2）。

表 11-2 与肺癌预后有关的 SNPs 位点

染色体	SNPs	基因	肿瘤类型	参考文献
2q24.3	rs10176669 rs4438452	*STK39*	早期非小细胞肺癌	Huang et al.
2q34	rs2371030	*CPS1*	晚期非小细胞肺癌	Lee et al.
2q37.1	rs1656402	*EIF4E2*	晚期非小细胞肺癌	Sato et al.
3p21-p14	rs2107561	*PTPRG*	Ⅰ~Ⅳ期肺腺癌	Galvan et al.
3p22.1	rs7629386	*CTNNB1*	晚期非小细胞肺癌	Hu et al.
4p15.1	rs10517215	*PCDH7*	早期非小细胞肺癌	Huang et al.
4p16.1	rs10937823	*SORCS2*	晚期非小细胞肺癌	Wu et al.
4q25	rs11098063 rs11568927	*EGF*	晚期非小细胞肺癌	Lee et al.
4q26	rs10023113	*CAMK2D*	早期非小细胞肺癌	Tang et al.
5p14.1	rs969088	*CDH9*	晚期非小细胞肺癌	Hu et al.
5q23.1	rs6882451 rs1826692 rs6595026		Ⅰ~Ⅳ期肺腺癌	Galvan et al.
6q16	rs6901416	*EPHA7*	非小细胞肺癌 非吸烟患者	Wu et al.
7q31.31	rs41997	*CFTR* *WNT2* *ST7*	晚期非小细胞肺癌	Hu et al.
9p21.3	rs12000445	*ELAVL2*	晚期非小细胞肺癌	Hu et al.
9p22.1	rs1571228	*FAM154A*	晚期非小细胞肺癌	Lee et al.
11p15.1	rs10766739	*NELL1*	非小细胞肺癌 非吸烟患者	Wu et al.
11q22	rs10895256 rs1820453	*YAP1*	小细胞肺癌	Wu et al.
11q22.3	rs716274	*DYNC2H1*	小细胞肺癌	Wu et al.
12q23.3	rs1878022	*CMKLR1*	晚期非小细胞肺癌	Wu et al.
14q24.3	rs3850370	*SKIIP* *ALKBH1* *NRXN3*	晚期非小细胞肺癌	Hu et al.
16p13.3	rs12446308	*RBFOX1*	早期非小细胞肺癌	Huang et al.
20q13.12	rs13041757	*EYA2*	早期非小细胞肺癌	Huang et al.
21q22.2	rs1209950 rs9981861	*ETS2* *DSCAM*	晚期非小细胞肺癌	Sato et al.

（表格来源：Bosse Y，Amos C I. A decode of GWAS results in lung cancer[J]. Cancer Epidemiol Biomarkers Prev,2018，27（4）:363-379.）

(二)化疗敏感性相关的SNP

非小细胞肺癌占所有肺癌的80%～85%,其病程进展快,易复发转移,由于早期诊断率较低,多数患者发现时已经是晚期,因此以化疗为主的综合性治疗成为晚期非小细胞肺癌的主要治疗方法。目前临床上对于肺癌的化疗方案主要以铂类为主的药物联合化疗,铂类药物作用机制是DNA形成链内或者链间交联反应,阻断DNA的复制,从而使有丝分裂停滞。DNA修复系统相关基因的多态性可能影响DNA损伤修复功能,进而影响铂类药物引起的DNA损伤修复过程。目前发现多种DNA损伤修复基因SNP与铂类药物化疗预后存在关联性。

在小细胞肺癌中,7个位点与铂类药物化疗相关,其中6q24.3、20p12.2、22p11.23为铂类药物敏感性相关的重要位点。非小细胞肺癌中,21q22.3与铂类药物化疗引起的肝毒性相关。核糖核苷酸还原酶M1(ribonucleotidereductase M1,*RRM1*)多态性与肺癌吉西他滨化疗敏感性相关。目前对化疗敏感性相关的SNP的研究较少,未来寻找相关有益的SNP指标,期望能更好地选择不同治疗方案的优势人群,真正实现肺癌患者的精准个体化化疗。

参考文献

[1] BOSSE Y,AMOS C I. A decade of GWAS results in lung cancer[J]. Cancer Epidemiol Biomarkers Prev,2018,27(4):363-379.

[2] WEI R,DEVILBISS F T,LIU W. Genetic polymorphism,telomere biology and non-small lung cancer risk[J]. J Genet Genomics,2015,42(10):549-561.

[3] LIU C,CUI H,GU D,et al. Genetic polymorphisms and lung cancer risk:Evidence from meta-analyses and genome-wide association studies[J]. Lung Cancer,2017,113:18-29.

[4] DONG J,HU Z,WU C,et al. Association analyses identify multiple new lung cancer susceptibility loci and their interactions with smoking in the Chinese population[J]. Nat Genet,2012,44(8):895-899.

[5] KIM J H,PARK K,YIM S H,et al. Genome-wide association study of lung cancer in Korean non-smoking women[J]. J Korean Med Sci,2013,28(6):840-847.

[6] CHU M,ZHANG R,ZHAO Y,et al. A genome-wide gene-gene interaction analysis identifies an epistatic gene pair for lung cancer susceptibility in Han Chinese[J]. Carcinogenesis,2014,35(3):572-577.

[7] MCKAY J D,HUNG R J,GABORIEAU V,et al. Lung cancer susceptibility locus at 5p15.33[J]. Nat Genet,2008,40(12):1404-1406.

[8] WANG Y,MCKAY J D,RAFNAR T,et al. Rare variants of large effect in BRCA2 and CHEK2 affect risk of lung cancer[J]. Nat Genet,2014,46(7):736-741.

[9] MIKI D,KUBO M,TAKAHASHI A,et al. Variation in TP63 is associated with lung adenocarcinoma susceptibility in Japanese and Korean populations[J]. Nat Genet,2010,42(10):893-896.

［10］HU Z，WU C，SHI Y，et al. A genome-wide association study identifies two new lung cancer susceptibility loci at 13q12. 12 and 22q12. 2 in Han Chinese［J］. Nat Genet, 2011,43(8):792-796.

［11］SHIRAISHI K，KUNITOH H，DAIGO Y，et al. A genome-wide association study identifies two new susceptibility loci for lung adenocarcinoma in the Japanese population［J］. Nat Genet,2012,44(8):900-903.

［12］LAN Q，HSIUNG C A，MATSUO K，et al. Genome-wide association analysis identifies new lung cancer susceptibility loci in never-smoking women in Asia［J］. Nat Genet, 2012,44(12):1330-1335.

［13］YOON K A，PARK J H，HAN J，et al. A genome-wide association study reveals susceptibility variants for non-small cell lung cancer in the Korean population［J］. Hum Mol Genet,2010,19(24):4948-4954.

［14］POIRIER J G，BRENNAN P，MCKAY J D，et al. Informed genome-wide association analysis with family history as a secondary phenotype identifies novel loci of lung cancer［J］. Genet Epidemiol,2015,39(3):197-206.

［15］BRENNER D R，AMOS C I，BRHANE Y，et al. Identification of lung cancer histology-specific variants applying Bayesian framework variant prioritization approaches within the TRICL and ILCCO consortia［J］. Carcinogenesis,2015,36(11):1314-1326.

［16］WANG Y，BRODERICK P，WEBB E，et al. Common 5p15. 33 and 6p21. 33 variants influence lung cancer risk［J］. Nat Genet,2008,40(12):1407-1409.

［17］BRODERICK P，WANG Y，VIJAYAKRISHNAN J，et al. Deciphering the impact of common genetic variation on lung cancer risk：a genome-wide association study［J］. Cancer Res,2009,69(16):6633-6641.

［18］HUNG R J，MCKAY J D，GABORIEAU V，et al. A susceptibility locus for lung cancer maps to nicotinic acetylcholine receptor subunit genes on 15q25［J］. Nature, 2008, 452(7187):633-637.

［19］WANG M，LIU H，LIU Z，et al. Genetic variant in DNA repair gene GTF2H4 is associated with lung cancer risk：a large-scale analysis of six published GWAS datasets in the TRICL consortium［J］. Carcinogenesis,2016,37(9):888-896.

［20］JIN G，MA H，WU C，et al. Genetic variants at 6p21. 1 and 7p15. 3 are associated with risk of multiple cancers in Han Chinese［J］. Am J Hum Genet,2012,91(5):928-934.

［21］WANG Z，SEOW W J，SHIRAISHI K，et al. Meta-analysis of genome-wide association studies identifies multiple lung cancer susceptibility loci in never-smoking Asian women［J］. Hum Mol Genet,2016,25(3):620-629.

［22］MCKAY J D，HUNG R J，HAN Y，et al. Large-scale association analysis identifies new lung cancer susceptibility loci and heterogeneity in genetic susceptibility across histological subtypes［J］. Nat Genet,2017,49(7):1126-1132.

［23］SHI J，CHATTERJEE N，ROTUNNO M，et al. Inherited variation at chromosome

12p13. 33, including RAD52, influences the risk of squamous cell lung carcinoma[J]. Cancer Discov,2012,2(2):131-139.

[24]DONG J, JIN G, WU C, et al. Genome-wide association study identifies a novel susceptibility locus at 12q23. 1 for lung squamous cell carcinoma in han chinese[J]. PLoS Genet,2013,9(1):e1003190.

[25]HUNG R J,ULRICH C M,GOODE E L,et al. Cross cancer genomic investigation of inflammation pathway for five common cancers:lung,ovary,prostate,breast,and colorectal cancer[J]. J Natl Cancer Inst,2015,107(11):djv246.

[26]FEHRINGER G,KRAFT P,PHAROAH P D,et al. Cross-cancer genome-wide analysis of lung, ovary, breast, prostate, and colorectal cancer reveals novel pleiotropic associations[J]. Cancer Res,2016,76(17):5103-5114.

[27]LI Y,SHEU C C,YE Y,et al. Genetic variants and risk of lung cancer in never smokers:a genome-wide association study[J]. Lancet Oncol,2010,11(4):321-330.

[28]TIMOFEEVA M N,HUNG R J,RAFNAR T,et al. Influence of common genetic variation on lung cancer risk:meta-analysis of 14900 cases and 29485 controls[J]. Hum Mol Genet,2012,21(22):4980-4995.

[29]LIU P,VIKIS H G,WANG D,et al. Familial aggregation of common sequence variants on 15q24-25. 1 in lung cancer[J]. J Natl Cancer Inst,2008,100(18):1326-1330.

[30]AMOS C I,WU X,BRODERICK P,et al. Genome-wide association scan of tag SNPs identifies a susceptibility locus for lung cancer at 15q25. 1[J]. Nat Genet,2008,40(5):616-622.

[31]AHN M J,WON H H,LEE J,et al. The 18p11. 22 locus is associated with never smoker non-small cell lung cancer susceptibility in Korean populations[J]. Hum Genet,2012,131(3):365-372.

[32]LI Y, HUANG J, AMOS C I. Genetic association analysis of complex diseases incorporating intermediate phenotype information[J]. PLoS One,2012,7(10):e46612.

[33]JIN G,ZHU M,YIN R,et al. Low-frequency coding variants at 6p21. 33 and 20q11. 21 are associated with lung cancer risk in Chinese populations[J]. Am J Hum Genet,2015,96(5):832-840.

[34]ZHANG J, ZHAO T, XU C, et al. Genetic susceptibility of lung cancer in Chinese population:An overview of systematic reviews and meta-analyses[J]. J Evid Based Med,2017,10(3):207-211.

[35]CHEN Z,XU L,YE X,et al. Polymorphisms of microRNA sequences or binding sites and lung cancer:a meta-analysis and systematic review[J]. PLoS One,2013,8(4):e61008.

[36]GUO J,JIN M,ZHANG M,et al. A genetic variant in miR-196a2 increased digestive system cancer risks:a meta-analysis of 15 case-control studies[J]. PLoS One,2012,7(1):e30585.

[37]WANG Z,CAO Y,JIANG C,et al. Lack of association of two common polymorphisms

rs2910164 and rs11614913 with susceptibility to hepatocellular carcinoma：A meta–analysis［J］. PLoS One,2012,7(6)：e40039.

［38］DAI Z M,LV J R,LIU K,et al. The role of microRNA–608 polymorphism on the susceptibility and survival of cancer：a meta–analysis［J］. Aging (Albany NY),2018,10(6)：1402–1414.

［39］GUO L,WEN J,HAN J,et al. Expression quantitative trait loci in long non–coding RNA ZNRD1–AS1 influence cervical cancer development［J］. Am J Cancer Res,2015,5(7)：2301–2307.

［40］HU L,CHEN S H,LV Q L,et al. Clinical significance of long non–coding RNA CASC8 rs10505477 polymorphism in lung cancer susceptibility,platinum–based chemotherapy response,and toxicity［J］. Int J Environ Res Public Health,2016,13(6)：545.

［41］LIU C,CHEN L,YOU Z,et al. Association between lncRNA H19 polymorphisms and cancer susceptibility based on a meta–analysis from 25 studies［J］. Gene,2020,729：144317.

［42］HUANG Y T,HEIST R S,CHIRIEAC L R,et al. Genome–wide analysis of survival in early–stage non–small–cell lung cancer［J］. J Clin Oncol,2009,27(16)：2660–2667.

［43］SATO Y,YAMAMOTO N,KUNITOH H,et al. Genome–wide association study on overall survival of advanced non–small cell lung cancer patients treated with carboplatin and paclitaxel［J］. J Thorac Oncol,2011,6(1)：132–138.

［44］HU L,WU C,ZHAO X,et al. Genome–wide association study of prognosis in advanced non–small cell lung cancer patients receiving platinum–based chemotherapy［J］. Clin Cancer Res,2012,18(19)：5507–5514.

［45］WU C,XU B,YUAN P,et al. Genome–wide interrogation identifies YAP1 variants associated with survival of small–cell lung cancer patients［J］. Cancer Res,2010,70(23)：9721–9729.

［46］LEE Y,YOON K A,JOO J,et al. Prognostic implications of genetic variants in advanced non–small cell lung cancer：a genome–wide association study［J］. Carcinogenesis,2013,34(2)：307–313.

［47］TANG S,PAN Y,WANG Y,et al. Genome–wide association study of survival in early–stage non–small cell lung cancer［J］. Ann Surg Oncol,2015,22(2)：630–635.

［48］WU X,YE Y,ROSELL R,et al. Genome–wide association study of survival in non–small cell lung cancer patients receiving platinum–based chemotherapy［J］. J Natl Cancer Inst,2011,103(10)：817–825.

［49］GALVAN A,COLOMBO F,FRULLANTI E,et al. Germline polymorphisms and survival of lung adenocarcinoma patients：a genome–wide study in two European patient series［J］. Int J Cancer,2015,136(5)：E262–271.

［50］WU X,WANG L,YE Y,et al. Genome–wide association study of genetic predictors of overall survival for non–small cell lung cancer in never smokers［J］. Cancer Res,2013,

73(13):4028-4038.

[51]LI D,WEI L,XU B,et al. Association of GWAS-identified lung cancer susceptibility loci with survival length in patients with small-cell lung cancer treated with platinum-based chemotherapy[J]. PLoS One,2014,9(11):e113574.

[52]WU C,XU B,YUAN P,et al. Genome-wide examination of genetic variants associated with response to platinum-based chemotherapy in patients with small-cell lung cancer[J]. Pharmacogenet Genomics,2010,20(6):389-395.

[53]OH I J,BAN H J,KIM K S,et al. Response to gemcitabine-platinum chemotherapy by single nucleotide polymorphisms of RRM1 and ERCC1 genes in patients with non-small-cell lung cancer[J]. Thorac Cancer,2012,3(1):19-26.

[54]ZHU C M,LIAN X Y,BI Y H,et al. Prognostic value of ribonucleotide reductase subunit M1(RRM1)in non-small cell lung cancer:A meta-analysis[J]. Clin Chim Acta,2018,485:67-73.

第十二章　良恶性肺结节鉴别标志物

随着低剂量螺旋CT(Low-dose spiral CT,LDCT)应用,肺结节可被有效检出,但是需要长期随访和不断检测才能够鉴别肺结节的良恶性,这为患者带来了经济压力和心理负担。循环肿瘤标志物因其相较于病理组织学检查的无创性,同时具有一定的临床指导性,且价格较低等特点,常常被用作良恶性肺结节的鉴别诊断研究。随着检测技术和数据挖掘技术的不断发展,一些新兴的循环标志物及组合不断被研究和探索。本文旨在对良恶性肺结节鉴别相关的新型循环标志物及组合研究进行探讨。

第一节　肺结节的概况

一、肺结节的定义

影像学表现为直径≤3 cm的局灶性、类圆形、密度增高的实性或亚实性肺部阴影称为肺结节,可为孤立性或多发性,不伴有肺不张、肺门淋巴结肿大和胸腔积液。孤立性肺结节为边界清楚、密度增高、直径≤3 cm且周围被含气肺组织包绕的软组织阴影,多无明显症状。多发性肺结节常表现为单一肺结节伴有一个或多个小结节,一般认为>10个的弥漫性肺结节多为恶性肿瘤转移或良性病变(感染或非感染因素导致的炎症性疾病)所致。局部病灶直径>3 cm者称为肺肿块,肺癌的可能性相对较大。

二、肺结节的分类

(一)数量分类

单个病灶定义为孤立性肺结节,2个及以上的病灶定义为多发性肺结节。

(二)病灶大小分类

肺结节中直径<5 mm者定义为微小结节,直径为5~10 mm者定义为小结节。

(三)密度分类

按密度可分为实性肺结节和亚实性肺结节,后者又包含纯磨玻璃结节和部分实性结节。

(1)实性肺结节:肺内圆形或类圆形密度增高影,病变密度足以掩盖其中走行的血管和支气管影。

（2）亚实性肺结节：含磨玻璃密度的肺结节均称为亚实性肺结节，其中磨玻璃病变指CT显示边界清楚或不清楚的肺内密度增高影，但病变密度不足以掩盖其中走行的血管和支气管影。亚实性肺结节中包括纯磨玻璃结节，磨玻璃密度和实性密度均有的混杂性结节，即部分实性结节。

三、良恶性肺结节的鉴别诊断

（一）临床信息

采集与鉴别诊断相关的信息，如年龄、吸烟史、慢性肺部疾病史、个人及家族肿瘤史，为鉴别良恶性肺结节提供重要参考意见。

（二）影像学检查

2011年，美国国家肺癌筛查试验（National Lung Screening Trial，NLST）的随机对照研究结果显示，与X射线胸片相比，采用胸部低剂量CT对高危人群进行筛查可使肺癌的病死率降低20%，鉴于上述研究结果，我国推荐肺癌高危人群应每年进行低剂量螺旋CT筛查，以早期诊断肺癌。与肺部X射线相比，胸部CT扫描可提供更多关于肺结节位置、大小、密度、边缘及内部特征等信息，尤其是薄层（≤1 mm层厚）的胸部CT可更好地评价肺结节的形态特征。

（三）肿瘤标志物

目前尚无特异性生物学标志物用于良恶性肺结节的临床诊断，但目前临床上常用于辅助鉴别良恶性肺结节的肿瘤标志物主要有下列几种。

（1）胃泌素释放肽前体（Pro-GRP）：可作为小细胞肺癌的诊断和鉴别诊断的首选标志物。

（2）神经特异性烯醇化酶（NSE）：用于小细胞肺癌的诊断和治疗反应监测。

（3）癌胚抗原（CEA）：目前血清中CEA的检查主要用于判断肺腺癌复发、预后以及肺癌治疗过程中的疗效观察。

（4）细胞角蛋白片段19（CYFRA21-1）：对肺鳞癌的诊断有一定的参考意义。

（5）鳞状细胞癌抗原（SCC）：对肺鳞癌疗效监测和预后判断有一定价值。如果在随访阶段发现上述肿瘤标志物有进行性增高，需要警惕早期肺癌。

（四）功能显像

对于不能定性的直径>8 mm的实性肺结节采用正电子发射计算机断层显像-计算机断层扫描（PET-CT）区分良性或恶性。

（五）非手术活检

（1）气管镜检查：常规气管镜检查是诊断肺癌最常用的方法。

（2）经胸壁肺穿刺活检术（TTNB）：可在CT或超声引导下进行，对周围型肺癌诊断的灵敏度和特异度均较高。

（六）手术活检

（1）胸腔镜检查：适用于无法经气管镜和TTNB等检查方法取得病理标本的肺结节，

尤其是肺部微小结节病变行胸腔镜下病灶切除,即可明确诊断。

(2)纵隔镜检查:作为确诊肺癌和评估淋巴结分期的有效方法,是目前临床评价肺癌患者纵隔淋巴结分期的金标准,可弥补支气管内超声引导下肺活检术(EBUS)的不足。

第二节　良恶性肺结节循环标志物研究进展

低剂量螺旋 CT 虽然能够有效发现肺结节,且有效降低肺癌的病死率,但是 LDCT 检测假阳性率高达 95.0%,需要长期随访和不断检测才能够鉴别良恶性肺结节,为患者带来了经济压力和心理负担。组织病理活检虽是鉴别良恶性肺结节的金标准,但是因其有创性,且花费高,而不易被肺结节患者所接受。PET-CT 虽然能够有效发现肺癌患者,但是花费昂贵、操作复杂,限制了其在肺癌筛查中的应用。循环肿瘤标志物因其无创性,且具有一定的临床指导价值,常常被用作良恶性肺结节的鉴别诊断。随着检测技术和数据挖掘技术的不断发展,一些新兴的循环标志物及组合不断被研究和探索。

一、miRNA

miRNA 为长 15~28 bp 的非编码 RNA,不易被 RNA 酶降解,能够稳定存在于血液中。此外,血浆或血清 miRNA 作为肿瘤标志物在多种癌症中被广泛研究,如肝癌、胃癌、乳腺癌、前列腺癌、胰腺癌和肺癌。目前多采用 qRT-PCR 方法对循环血液中的 miRNA 的表达水平进行检测。

Zhang 等研究发现,良性肺结节患者(benign pulmonary nodules,BPNs)血液 miR-144 表达水平低于肺癌患者,且鉴别诊断两种疾病的 AUC 为 0.792,说明血液 miR-144 可以作为良恶性肺结节的诊断标志物。

Wang 等研究表明,非小细胞肺癌患者血清 miR-1244 的表达水平明显高于 BPNs 患者,AUC=0.861,结果提示血清 miR-1244 可能是筛查非小细胞肺癌的生物标志物。

Xi 等共检测 10 种血浆 miRNA:miR-21、miR-210、miR-17、miR-146a、miR-200b、miR-182、miR-221、miR-205、miR-7、miR-145 在鉴别诊断非小细胞肺癌和 BPNs 中的价值。这 10 种 miRNAs 对早期非小细胞肺癌的诊断均具有较高的灵敏度(54.8%~83.3%)和特异度(60.0%~86.7%)。Fan 等发现 miR-15b/miR-146-3p、miR-20a-5p/miR-146-3p、miR-19a-3p/miR-146-3p、miR-92a-3p/miR-146-3p 和 miR-16-5p/miR-146-3p 比率在非小细胞肺癌组高于 BPNs(AUC=0.720~0.850)。

然而,疾病的鉴定效果往往受到数量单一的限制。鉴于这种局限性,许多研究结合多种 miRNAs 对 BPNs 和恶性肺结节(malignant pulmonary nodules,MPNs)进行鉴别诊断。Li 等人发现两种血清 miRNAs(miR-21-5p 和 miR-574-5p)联合应用可以有效区分 MPNs 和 BPNs(AUC=0.797)。Shen 等人发现 MPNs 血浆中 miR-21 和 miR-210 的表达水平明显高于 BPNs,而血浆 miR-486-5p 在 MPNs 中的表达水平明显低于 BPNs。基于这 3 种 miRNAs 建立的 Logistic 回归模型,对 MPNs 和 BPNs 具有良好鉴别诊断能力,

AUC、灵敏度和特异度分别为 0.855、75.0%、85.0%。

比较肺癌患者($n=34$)、BPNs($n=30$)和健康吸烟者($n=32$)的血浆中的 miRNA 发现,肺癌患者中 miR-21 和 miR-155 的表达水平明显高于对照组(健康者和 BPNs),而肺癌患者血浆 miR-145 水平明显低于对照组。联合应用 3 种 miRNA(miR-21、miR-155、miR-145)构建的诊断模型,对良恶性肺结节具有良好的鉴别诊断效能(AUC=0.841,灵敏度=76.5%,特异度=80.0%)。Lin 等通过应用 miRNA 芯片检测了良恶性肺结节患者血浆中的 miRNA 表达($n=135$),并通过 ddPCR 验证了 11 个血浆 miRNA 的表达,这些 miRNA 在 BPNs 和 MPNs 中均有显著差异。其中,miR-126、miR-210、miR-205-5p 构成 miRNA 分类器,可识别 MPNs 和 BPNs,是非常有应用前景的标志物组合(AUC=0.870,灵敏度=81.2%,特异度=86.4%)。

二、自身抗体

多项研究证明,肿瘤患者血清含有肿瘤相关抗原自身抗体(TAAbs),可与称为肿瘤相关抗原(TAAs)的一组独特的自体细胞抗原发生反应。肿瘤发生的早期阶段,B 细胞可以产生高亲和力成熟的自身抗体来应对 TAAs,单个 B 细胞中可产生抗体 5 000 ~ 20 000 个/min。通过 B 细胞产生自身抗体,其对 TAAs 的反应能有效放大肿瘤信号,可以满足生物标志物的高灵敏度和特异度(图 12-1)。同时,血清 TAAbs 的持久性和稳定性优于目前使用的其他潜在蛋白标志物。此外,TAAs 相关自身抗体不像其他多肽一样易受蛋白水解作用,具有较长寿命;且 TAAbs 具有成熟的检测手段,如 ELISA。

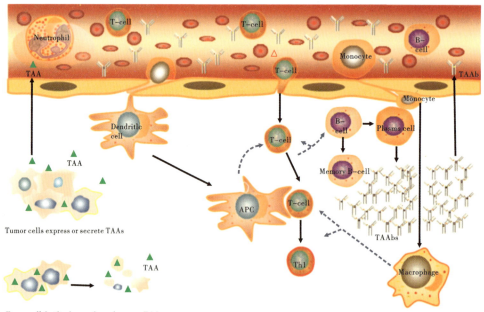

图 12-1　肿瘤相关自身抗体产生的过程

Tumor cells express or secrete TAAs:肿瘤细胞表达或分泌 TAAs;Tumor cell death releases the endogenous TAAs:肿瘤细胞死亡释放内源性 TAAs。

研究表明,在肿瘤临床诊断前数年即可观察到自身抗体的存在,自身抗体已在多种肿瘤中被发现且在肿瘤诊断中的价值已得到广泛认可。

　　在 MPNs 和 BPNs 的鉴别诊断中,抗肿瘤相关抗原 NY-ESO-1 自身抗体和 3 种血清蛋白-肝细胞生长因子(HGF)、C 反应蛋白(CRP)和催乳素在 MPN 患者血清中显著升高,且 4 种标志物构建的诊断模型对良恶性肺结节具有良好的鉴别诊断效果,灵敏度和特异度分别为 87.0%、98.3%。

　　另外,有研究应用自身抗原的蛋白芯片,针对 25 种与非小细胞肺癌相关的血清自身抗体进行检测。该芯片在非小细胞肺癌($n=125$)和 BPNs($n=125$)血清中进行检测,并开发出了一种分类算法来区分两组疾病($c-index=0.691$)。此外,Lastwika 等利用蛋白芯片鉴定了 10 个 B 细胞自身抗体,并在良恶性肺结节鉴别诊断中进行了进一步的验证。结合 4 种自身抗体(FCGR2A、EPB41L3、LINGO1、S100A7L2)可有效检测 MPNs,在最长直径 8~20 mm 的肺结节亚群中具有较高的诊断效能($AUC=0.737$,灵敏度 $=33.3\%$,特异度 $=90.0\%$)。在一项鉴别肺腺癌与 BPNs 的研究中,建立了抗 keratin 8、type Ⅱ(KRT8)、TTC14、Kruppel-like factor 8(KLF8)、BRAF、tousled like kinase 1(TLK1)自身抗体分类器,并应用灵敏度和特异度对其鉴别诊断效能进行评价,发现其能够有效鉴别良恶性肺结节,灵敏度和特异度分别为 30.0%、88.0%。在我国,7 种血清 TAAbs(MAGE A1、SOX2、P53、GAGE 7、PGP 9.5、GAGE、GBU4-5)获得中国国家药品监督管理局批准,用于肺癌与健康对照之间的鉴别诊断,同时针对直径为 8 mm 或 8~12 mm 的结节,其对良恶性肺结节的阳性预测率(positive predictive value,PPV)为 90.0%。

三、蛋白

　　目前,多种血清蛋白如 CEA、CA125、NSE、CYRFA21-1、ProGRP、SCC 等在临床肺癌诊断中得到了广泛应用,且检测手段成熟,如 ELISA。在 MPNs 和 BPNs 的鉴别诊断中,血清蛋白也发挥了重要作用。研究表明,血清 CYFR21-1 和 CEA 可用于鉴别诊断良恶性肺结节,其诊断 AUC、PPV、阴性预测值(negative predictive value, NPV)分别为 0.863、80.0%、84.2%。CEA、CA125、CA153、CA19-9 用于诊断恶性孤立性肺结节,其灵敏度和特异度分别为 36.0%~86.0%、50.0%~95.0%。CYFRA21-1、CA125、CA199、CA174、SCC、CA153 可以有效区分 MPNs 和 BPNs,灵敏度和特异度分别为 12.9%~65.6%、88.7%~100.0%。为提高诊断效率,联合应用 CYFRA21-1、SCC 或 CYFRA21-1、CA125、SCC、CA153,灵敏度和特异度分别为 72.0%、88.7% 和 87.1%、78.9%。

　　由于炎症与肺结节的产生存在相关性,因此炎症因子在肺结节的临床鉴别中具有一定的诊断价值。Daly 等人建立了包含白细胞介素-6(IL-6)、IL-10、IL-1 受体拮抗剂(IL-1ra)、sIL-2Rα、肿瘤坏死因子-α(TNF-α)、基细胞衍生因子(SDF)-1(α+β)和巨噬细胞炎症蛋白 α(MIP-1α))在内的诊断分类器,该分类器可有效区分 MPNs 和 BPNs,灵敏度为 95.0%,特异度为 23.3%,NPV 为 93.8%。其不仅能够减少不必要的后续影像学检测或侵入性操作,还能够有效降低医疗成本和患者的心理负担。另有研究证实,MPNs 患者血清中巨噬细胞因子-1(MIC-1)的表达水平明显高于 BPNs 患者,诊断 AUC、灵敏度和特异度分别为 0.904、56.3%、92.7%。MIC-1 识别 MPNs 的敏感度优于 CA125 和 CEA，提示血清 MIC-1 水平可作为 MPNs 的诊断标志物。除此之外，Kupert 等发现肺癌患者血浆中 II A 类分泌磷脂酶 A2(sPLA2-II a)水平显著高于 BPNs，在鉴别早期肺癌和 BPNs 过程中表现出良好的灵敏度和特异度，分别为 48.0% 和 86.0%。其单独应用于 T2 期肺癌和 BPNs 的鉴别诊断，灵敏度达 67.0%。这一发现提示血浆 sPLA2-II a 是一个潜在的生物标志物，可以帮助鉴别良恶性肺结节。

血管生成因子在肿瘤发生过程中起着重要作用。研究表明，MPNs 血清中肝素结合表皮生长因子(heparin-binding epidermal growth factor, HB-EGF)、表皮生长因子(epidermal growth factor, EGF)、VEGF-A、VEGF-C、VEGF-D 含量与 BPNs 血清中含量存在显著差异，同时卵泡抑素、胎盘生长因子(placental growth factor, PLGF)和骨形态生成蛋白-9[bone morphogenetic protein (BMP)-9]在良恶性肺结节患者血清中的表达水平也存在差异。上述结果表明，血管生成因子作为新的生物标志物可以用于 MPNs 和 BPNs 的鉴别诊断。与 BPNs 相比，非小细胞肺癌患者血清 VEGF 显著升高，研究通过 AUC、灵敏度和特异度分别评价了其良好的诊断效能。除此之外，该研究还表明作为早期非小细胞肺癌的生物标志物，VEGF 的诊断效能明显优于 CEA、CA125 和 CYFRA21-1，联合应用 VEGF、CEA、CA125 和 CYFRA21-1，显示良好的鉴别诊断效能，AUC=0.913。血管生成素(angiogenin, Ang)，即新型内皮因子，包括 Ang-1、Ang-2、Ang-3、Ang-4，其中，血清 Ang-2 在包括肺癌在内的多种肿瘤中上调。由于 Ang-2 和 VEGA 在肿瘤组织中共定位，研究人员同时检测了 MPNs 和 BPNs 患者血清中 Ang-2 和 VEGF 的水平，发现 MPNs 患者血清中 Ang-2 和 VEGF 明显高于 BPNs 患者。设置适当的截断值，Ang-2 可以有效地区分 MPNs 和 BPNs，灵敏度和特异度分别为 69.5% 和 92.5%。

胰岛素样生长因子(IGF)在肿瘤细胞的增殖、分化、凋亡和生长发育中发挥重要作用。研究人员发现 IGF-1、IGF-2、胰岛素样生长因子高亲和力蛋白-3[insulin growth factor high affinity protein (IGFBP)-3]、IGFBP-5 在 BPNs 患者血清中的表达水平明显高于 I 期非小细胞肺癌。据此，研究者创建新的分类器[IL-6、IL-10、IL-1ra、SDF-1(α+β)、IGFBP-4、GFBP-5、IGF-2]，其 AUC、灵敏度、特异度及准确率分别为 0.625、100.0%、16.4%、37.0%。接下来，研究小组进行了一项随访研究，将该分类器整合到与血管生成相关的生物标志物中，以提高分类器的准确性，进而构建了一个含 10 种标记物的分类器[IL-6、IL-10、IL-1ra、TNF-α、(SDF)-1(α+β)、IGFBP-5、IGFBP-4、IGF-2、HB-EGF、HGF]，在良恶性肺结节鉴别诊断中作用优于先前的分类器，其 AUC、灵敏度、特异度及准确率分别为 0.640、95.0%、44.3%、55.6%。可溶性受体 NF-κB 配体(sRANKL)和骨保护素(osteoprotegerin)属于 TNF 超家族成员，在肺癌的发病机制中发挥着重要作用。研究表明，非小细胞肺癌患者血清 RANKL 和 sRANKL/OPG 水平明显高于 BPNs 和健康对照组，两者联合应用展现出良好的诊断效能，说明两者可能是 BPNs 和 MPNs 鉴别诊断的潜在生物标志物。

性激素在肿瘤发生中起重要作用。与 BPNs 相比，MPNs 患者的 3 种性激素(睾酮、雌二醇和孕酮)水平显著下调，说明性激素可能具有鉴别良恶性肺结节的临床潜力，但诊断效率有待进一步明确。一项回顾性、多中心病例对照研究使用多反应监测质谱测定 5 种诊断蛋白和6种标准化蛋白,并进一步应用验证性独立盲法分析,该蛋白质组分类器提供了一系列BPNs的概率估计,帮助无创鉴别诊断良恶性肺结节患者(AUC=0.615)。

综上所述,由于诊断技术的完善,多种血清蛋白可作为诊断标志物参与良恶性肺结节的鉴别诊断,虽然一些传统蛋白具有良好的诊断效率,但同时联合应用多种血清蛋白可提高诊断灵敏度,并确保其特异度。

四、其他

补体系统作为自然免疫系统的重要组成部分,在入侵病原微生物的识别和清除方面发挥着重要作用。有研究发现,补体系统的过度激活或功能障碍与肿瘤发生有关。研究人员评估了血浆补体C4d对良恶性肺结节的诊断潜力,发现MPNs中C4d水平高于BPNs。在一组不确定性质的肺结节亚组(最长直径8~30 mm)队列中,该试验可有效识别MPNs,其诊断AUC为0.680。因此,C4d测量可作为诊断不确定肺结节的辅助手段。肺癌患者与BPNs患者比较,外周血单核细胞(PBMC)AKAP4 mRNA的诊断AUC为0.983。结果证实了PBMC mRNA对鉴别肺癌和BPNs的诊断价值。

循环肿瘤细胞(CTCs)是从原发灶或转移灶转移到外周血中的肿瘤细胞,可以直接反映肿瘤的特征。因此,CTCs一直被用作肿瘤诊断的重要生物标志物。据报道,分离5例磨砂玻璃结节(GGNs)患者的CTCs,通过NGS分析测定其基因突变位点,从中检测到44个癌症相关基因存在突变,其中包括KIT、SMARCB1和TP53,结果提示,高危肺结节患者进行CTCs分析可能是一种有前景的肺癌筛查方法。

代谢物是表现在信号通路中的终末产物,能有效反映疾病状态,可采集诊断前、诊断后肺癌患者和BPNs患者的血清样本,并使用非靶向GC-TOFMS代谢组学进行分析。PE(36：2)在鉴别肺癌与良性孤立性肺结节患者时显示出较高的准确性(诊断前为83.0%,诊断时为71.0%)。同时,结果显示了早期代谢改变可能有效区分良恶性肺结节。

此外,血清质谱可以识别特定疾病状态及其进展相关的生理变化。研究发现,I期非小细胞肺癌或BPNs患者的血清通过血清质量分析进行回顾性鉴别分析,质谱分析可区分I期肺癌和BPNs,灵敏度为80.0%。

五、联合应用LDCT特征、临床信息和血液生物标志物构建诊断模型

众所周知,LDCT是发现肺结节的有效方法。因此,结合LDCT特征和生物标志物可能有利于更加有效地识别肺结节。一项研究基于多变量Logistic回归分析,开发了一种包含2种miRNAs(miR-205-5p、miR-126)和1种影像学特征(PN直径)的分类器,可以有效识别BPNs和MPNs,其诊断AUC、灵敏度和特异度为0.950、89.9%、90.9%。Yang等通过应用Logistic回归,创建了基于血清生物标志物(ProGRP、CEA、SCC、CYFRA21-1)、相关临床信息、高危因素和LDCT的良恶性肺结节风险模型。同时招募715名参与者来验证风险模型的诊断价值,与美国胸外科医师协会的肺结节风险模型相比,该风险模型的表现更好,AUC和准确率分别为0.915和82.2%。然而,该风险模型在应用于肺癌高危

人群筛查之前,还需要在更大范围的样本中进行验证。Xiao 通过单因素分析和 Logistic 回归模型,确定血清 CEA、CYFRA21-1、年龄、实变瘤率、分叶化和钙化是肺癌独立危险因素。结果表明,筛查"高危"非实性肺结节有减少侵入性手术的临床潜力(AUC = 0.894,灵敏度 = 87.6%,特异度 = 69.7%)。采用多反应监测质谱法检测 8 ~ 30 mm 肺结节(n = 685)患者的 2 种血浆蛋白(LG3BP、C163A),并结合临床特征形成综合分类器,同时检测分类器鉴别诊断良恶性肺结节的 AUC、灵敏度、特异度以及 NPV 分别为 0.760、97.0%、44.0%、98.0%。因此,这 2 种血浆蛋白可能作为一种新的生物标志物模型将 BPNs 与 MPNs 进行区分。

六、总结与展望

综上所述,血液生物标志物已经用于 BPNs 和 MPNs 的鉴别诊断,包括自身抗体、蛋白、miRNA 等。随着精准医疗的发展,筛查手段也越来越丰富。多组学检测在医学研究和临床实践中得到了广泛的应用,尤其是在生物标志物的探索方面,并逐渐将各类生物标志物的应用结合起来,以达到更高的检测效率来区分 MPNs 和 BPNs。然而,生物标记物从发现到临床应用的进程受到很多因素的限制,例如重复性差、样本量小、假阳性率高、缺乏长期随访等。此外,生物标志物在临床研究中还需要经过 4 个阶段:分析验证、临床验证、临床价值证明、监管审批。而上述研究大多还需进一步验证才能应用于临床,这也将为今后的研究提供更广阔的空间。另外,我们相信,机器学习等新方法以及精准医疗方法的出现,将改变肿瘤生物标志物的开发方式,并将为良恶性肺结节的鉴别诊断提供更精确的分类方法。

参考文献

[1] MONTANI F, MARZI M J, DEZI F, et al. Mir-test: A blood test for lung cancer early detection[J]. Cancer Research, 2015, 107(6): djv063.

[2] ZHANG G, AN H, FANG X. MicroRNA-144 regulates proliferation, invasion, and apoptosis of cells in malignant solitary pulmonary nodule via zinc finger e-box-binding homeobox 1[J]. Int J Clin Exp Pathol, 2015, 8(5): 5960-5967.

[3] WANG W Z, LI W L, DING M J, et al. Identification of miRNAs as non-invasive biomarkers for early diagnosis of lung cancers[J]. Tumor Biology, 2016, 37(12): 16287-16293.

[4] XI K X, ZHANG X W, YU X Y, et al. The role of plasma miRNAs in the diagnosis of pulmonary nodules[J]. J Thorac Dis, 2018, 10(7): 4032-4041.

[5] FAN L, SHA J, TENG J, et al. Evaluation ofserum paired microRNA ratios for differential diagnosis of non-small cell lung cancer and benign pulmonary diseases[J]. Mol Diagn Ther, 2018, 22(4): 493-502.

[6] LI X, ZHANG Q, JIN X, et al. Combining serum miRNAs, CEA, and CYFRA21-1 with

imaging and clinical features to distinguish benign and malignant pulmonary nodules：a pilot study：Xianfeng Li et al.：combining biomarker, imaging, and clinical features to distinguish pulmonary nodules[J]. World J Surg Oncol,2017,15(1):107.

[7]SHEN J,LIU Z,TODD N W,et al. Diagnosis of lung cancer in individuals with solitary pulmonary nodules by plasma microRNA biomarkers[J]. BMC Cancer,2011,11(1):374.

[8]TANG D,SHEN Y,WANG M,et al. Identification of plasma microRNAs as novel noninvasive biomarkers for early detection of lung cancer[J]. Eur J Cancer Prev,2013,22(6):540-548.

[9]LIN Y L,LENG Q X,JIANG Z R,et al. A classifier integrating plasma biomarkers and radiological characteristics for distinguishing malignant from benign pulmonary nodules[J]. Int J Cancer,2017,141(6):1240-1248.

[10]SIMONS M, RAPOSO G. Exosomes—vesicular carriers for intercellular communication[J]. Curr Opin Cell Biol,2009,21(4):575-581.

[11]MATHIVANAN S,JI H,SIMPSON R J. Exosomes：extracellular organelles important in intercellular communication[J]. J Proteomics,2010,73(10):1907-1920.

[12]GROSS J C, CHAUDHARY V, BARTSCHERER K, et al. Active Wnt proteins are secreted on exosomes[J]. Nature Cell Biology,2012,14(10):1036-1045.

[13]SATO-KUWABARA Y,MELO S A,SOARES F A,et al. The fusion of two worlds：Non-coding RNAs and extracellular vesicles—diagnostic and therapeutic implications (Review)[J]. Int J Oncol,2015,46(1):17-27.

[14]CHIAM K, WANG T, WATSON D I, et al. Circulating serum exosomal miRNAs as potential biomarkers for esophageal adenocarcinoma[J]. J Gastrointest Surg, 2015, 19(7):1208-1215.

[15]MICHAEL A,BAJRACHARYA S D,YUEN P S T,et al. Exosomes from human saliva as a source of microRNA biomarkers[J]. Oral Diseases,2010,16(1):34-38.

[16]CHENG L,SUN X,SCICLUNA B J,et al. Characterization and deep sequencing analysis of exosomal and non-exosomal miRNA in human urine[J]. Kidney International,2014,86(2):433-444.

[17]YANG F,NING Z,MA L,et al. Exosomal miRNAs and miRNA dysregulation in cancer-associated fibroblasts[J]. Molecular Cancer,2017,16(1):148.

[18]CAZZOLI R,BUTTITTA F,DI NICOLA M,et al. MicroRNAs derived from circulating exosomes as noninvasive biomarkers for screening and diagnosing lung cancer[J]. Journal of Thoracic Oncology,2013,8(9):1156-1162.

[19]GRUNNET M,SORENSEN J B. Carcinoembryonic antigen (CEA) as tumor marker in lung cancer[J]. Lung Cancer,2012,76(2):138-143.

[20]HOLDENRIEDER S,WEHNL B,HETTWER K,et al. Carcinoembryonic antigen and cytokeratin-19 fragments for assessment of therapy response in non-small cell lung cancer：A systematic review and meta-analysis[J]. Br J Cancer,2017,116(8):1037-1045.

［21］WU L X,LI X F,CHEN H F,et al. Combined detection of CEA and CA125 for the diagnosis for lung cancer:A meta-analysis［J］. Cell Mol Biol (Noisy-le-grand),2018, 64(15):67-70.

［22］WOJCIK E,KULPA J K. Pro-gastrin-releasing peptide (ProGRP) as a biomarker in small-cell lung cancer diagnosis,monitoring and evaluation of treatment response［J］. Lung Cancer-Targets and Therapy,2017,8:231-239.

［23］YANG G J,XIAO Z Q,TANG C L,et al. Recent advances in biosensor for detection of lung cancer biomarkers［J］. Biosens Bioelectron,2019,141(C):111416-111416.

［24］BEKCI T T,SENOL T,MADEN E. The efficacy of serum carcinoembryonic antigen (CEA),cancer antigen 125 (CA125),carbohydrate antigen 19 - 9 (CA19 - 9), carbohydrate antigen 15-3 (CA15-3),alpha-fetoprotein (AFP) and human chorionic gonadotropin (hCG) levels in determining the malignancy of solitary pulmonary nodules［J］. J Int Med Res,2009,37(2):438-445.

［25］WANG W,LIU M,WANG J,et al. Analysis of the discriminative methods for diagnosis of benign and malignant solitary pulmonary nodules based on serum markers［J］. Oncol Res Treat,2014,37(12):740-746.

［26］BIRSE C E,TOMIC J L,PASS H I,et al. Clinical validation of a blood-based classifier for diagnostic evaluation of asymptomatic individuals with pulmonary nodules［J］. Clin Proteomics,2017,14(1):25.

［27］DALY S,RINEWALT D,FHIED C,et al. Development andvalidation of a plasma biomarker panel for discerning clinical significance of Indeterminate pulmonary nodules［J］. Journal of Thoracic Oncology,2013,8(1):31-36.

［28］XU C H,XUE J S,ZHANG X W,et al. The value of macrophage inhibitory cytokine-1 level in differentiating benign from malignant solitary pulmonary nodules［J］. Clinical Respiratory Journal,2018,12(4):1473-1478.

［29］KUPERT E,ANDERSON M,LIU Y,et al. Plasma secretory phospholipase A2 - Ⅱa as a potential biomarker for lung cancer in patients with solitary pulmonary nodules［J］. BMC Cancer,2011,11(1):513.

［30］JIANG J L,YAN M L,MEHTA J L,et al. Angiogenesis is a link between atherosclerosis and tumorigenesis:Role of LOX-1［J］. Cardiovascular Drugs and Therapy,2011,25(5): 461-468.

［31］VASUDEV N S,REYNOLDS A R. Anti-angiogenic therapy for cancer:current progress, unresolved questions and future directions［J］. Angiogenesis,2014,17(3):471-494.

［32］SEDER C W,KUBASIAK J C,PITHADIA R,et al. Angiogenesis biomarkers may be useful in the management of patients with indeterminate pulmonary nodules［J］. Ann Thorac Surg,2015,100(2):429-436.

［33］LAI Y,WANG X,ZENG T,et al. Serum VEGF levels in the early diagnosis and severity assessment of non-small cell lung cancer［J］. J Cancer,2018,9(9):1538-1547.

[34] FAGIANI E, CHRISTOFORI G. Angiopoietins in angiogenesis[J]. Cancer Lett, 2013, 328(1):18-26.

[35] ENGIN H, USTUNDAG Y, OZEL TEKIN I, et al. Plasma concentrations of Ang-1, Ang-2 and Tie-2 in gastric cancer[J]. Eur Cytokine Netw, 2012, 23(1):21-24.

[36] CHEN Y, WU Y, ZHANG X, et al. Angiopoietin-2 (Ang-2) is a useful serum tumor marker for liver cancer in the Chinese population[J]. Clin Chim Acta, 2018, 478:18-27.

[37] TOMIC T T, GUSTAVSSON H, WANG W, et al. Castration resistant prostate cancer is associated with increased blood vessel stabilization and elevated levels of VEGF and Ang-2[J]. Prostate, 2012, 72(7):705-712.

[38] COELHO A L, GOMES M P, CATARINO R J, et al. CSF-1 and Ang-2 serum levels-prognostic and diagnostic partners in non-small cell lung cancer[J]. ESMO Open, 2018, 3(5):e000349.

[39] XU C H, WANG W, WANG Y C, et al. Serumangiopoietin-2 as a clinical marker for lung cancer in patients with solitary pulmonary nodules[J]. Ann Clin Lab Sci, 2016, 46(1):60-64.

[40] PANG H, YUE X Y. MiR-205 serves as a prognostic factor and suppresses proliferation and invasion by targeting insulin-like growth factor receptor 1 in human cervical cancer[J]. Tumor Biology, 2017, 39(6):1-11.

[41] GENNIGENS C, MENETRIER-CAUX C, DROZ J P. Insulin-like growth factor (IGF) family and prostate cancer[J]. Critical Reviews in Oncology Hematology, 2006, 58(2):124-145.

[42] KUBASIAK J C, SEDER C W, PITHADIA R, et al. Value of circulating insulin-like growth factor-associated proteins for the detection of stage I non-small cell lung cancer[J]. J Thorac Cardiovasc Surg, 2015, 149(3):727-734 e721-723; discussion 734.

[43] LU C J, SUN C, JIN H. Serum sRANKL and sRANKL/OPG ratio:novel biomarkers in non-small cell lung cancer[J]. Oncol Lett, 2016, 11(3):2261-2265.

[44] FOLKERD E J, DOWSETT M. Influence of sex hormones on cancer progression[J]. Journal of Clinical Oncology, 2010, 28(26):4038-4044.

[45] GU T, WEN Z M, XU S F, et al. Decreased levels of circulating sex hormones as a biomarker of lung cancer in male patients with solitary pulmonary nodules[J]. African Health Sciences, 2014, 14(2):356-363.

[46] VACHANI A, PASS H I, ROM W N, et al. Validation of amultiprotein plasma classifier to identify benign lung nodules[J]. Journal of Thoracic Oncology, 2015, 10(4):629-637.

[47] SOLASSOL J, MAUDELONDE T, MANGE A, et al. Clinical relevance of autoantibody detection in lung cancer[J]. J Thorac Oncol, 2011, 6(5):955-962.

[48] DAI L P, TSAY J C J, LI J T, et al. Autoantibodies against tumor-associated antigens in

the early detection of lung cancer[J]. Lung Cancer,2016,99:172-179.

[49]MA S,WANG W,XIA B,et al. Multiplexedserum biomarkers for the detection of lung cancer[J]. EBioMedicine,2016,11(C):210-218.

[50]CAMPA M J,GOTTLIN E B,HERNDON J E,et al. Rethinking autoantibody signature panels for cancer diagnosis[J]. Journal of Thoracic Oncology,2017,12(6):1011-1014.

[51]LASTWIKA K J,KARGL J,ZHANG Y,et al. Tumor-derived autoantibodies identify malignant pulmonary nodules [J]. Am J Respir Crit Care Med, 2019, 199 (10): 1257-1266.

[52]WANG J,SHIVAKUMAR S,BARKER K,et al. Comparativestudy of autoantibody responses between lung adenocarcinoma and benign pulmonary nodules[J]. Journal of Thoracic Oncology,2016,11(3):334-345.

[53]REN S X,ZHANG S C,JIANG T,et al. Early detection of lung cancer by using an autoantibody panel in Chinese population[J]. Oncoimmunology,2018,7(2):e1384108.

[54]LINDAHL G,SJOBRING U,JOHNSSON E. Human complement regulators:A major target for pathogenic microorganisms[J]. Curr Opin Immunol,2000,12(1):44-51.

[55]BAJIC G,DEGN S E,THIEL S,et al. Complement activation,regulation,and molecular basis for complement-related diseases[J]. EMBO J,2015,34(22):2735-2757.

[56]HSU Y F,AJONA D,CORRALES L,et al. Complement activation mediates cetuximab inhibition of non-small cell lung cancer tumor growth in vivo[J]. Molecular Cancer, 2010,9:139.

[57]NABIZADEH J A,MANTHEY H D,STEYN F J,et al. The complement C3a receptor contributes to melanoma tumorigenesis by inhibiting neutrophil and CD4$^+$ T cell responses[J]. Journal of Immunology,2016,196(11):4783-4792.

[58]ZHANG R, LIU Q, LI T, et al. Role of the complement system in the tumor microenvironment[J]. Cancer Cell Int,2019,19(1):300.

[59]AJONA D,OKROJ M,PAJARES M J,et al. Complement C4d-specific antibodies for the diagnosis of lung cancer[J]. Oncotarget,2018,9(5):6346-6355.

[60]GUMIREDDY K,LI A,CHANG D H,et al. AKAP4 is a circulating biomarker for non-small cell lung cancer[J]. Oncotarget,2015,6(19):17637-17647.

[61] BIDARD F C, PROUDHON C, PIERGA J Y. Circulating tumor cells in breast cancer[J]. Mol Oncol,2016,10(3):418-430.

[62]ZHOU J,MA X,BI F,et al. Clinical significance of circulating tumor cells in gastric cancer patients[J]. Oncotarget,2017,8(15):25713-25720.

[63]HE Y T,SHI J,SHI G F,et al. Using the new cell collector to capture circulating tumor cells from blood in different groups of pulmonary disease:A cohort study[J]. Sci Rep, 2017,7(1):9542.

[64]FAHRMANN J F,GRAPOV D,DEFELICE B C,et al. Serum phosphatidylethanolamine levels distinguish benign from malignant solitary pulmonary nodules and represent a

potential diagnostic biomarker for lung cancer[J]. Cancer Biomarkers,2016,16(4):609-617.

[65]HANAS J S,PEYTON M D,LERNER M R,et al. Distinguishing patients with stage Ⅰ lung cancer versus control individuals using serum mass profiling[J]. Cancer Invest, 2014,32(4):136-143.

[66]HANAS J S,PEYTON M D,LERNER M R,et al. Distinguishing patients with stage Ⅰ lung cancer versus control individuals using serum mass profiling[J]. Cancer Invest, 2014,32(4):136-143.

[67]YANG D W,ZHANG X J,POWELL C A,et al. Probability of cancer in high-risk patients predicted by the protein-based lung cancer biomarker panel in China:LCBP study[J]. Cancer,2018,124(2):262-270.

[68]XIAO F,YU Q,ZHANG Z,et al. Establishment and verification of a novel predictive model of malignancyfor non-solid pulmonary nodules[J]. Chinese journal of lung cancer, 2019,22(1):26-33.

[69]SILVESTRI G A,TANNER N T,KEARNEY P,et al. Assessment of plasma proteomics biomarker's ability to distinguish benign from malignant lung nodules:Results of the PANOPTIC(Pulmonary Nodule Plasma Proteomic Classifier) Trial[J]. Chest,2018, 154(3):491-500.

[70]VARGAS A J,HARRIS C C. Biomarker development in the precision medicine era:Lung cancer as a case study[J]. Nature Reviews Cancer,2016,16(8):525-537.

[71]DUFFY M J,STURGEON C M,SOLETORMOS G,et al. Validation of new cancer biomarkers:A position statement from the European group on tumor markers[J]. Clin Chem,2015,61(6):809-820.